"十二五"职业教育国家规划教材
经全国职业教育教材审定委员会审定

BINGLIXUE YU BINGLISHENGLIXUE

病理学与病理生理学

(第2版)

徐军全　王蓬文　主编

高等教育出版社·北京

内容提要

本书为“十二五”职业教育国家规划教材。

本书编写以“强化培养目标，淡化学科意识，加强人的整体观念”为指导思想，将疾病时机体的异常结构和功能有机地整合在一起，在章节安排、内容取舍方面做了大量尝试和探索。全书分17章。为了便于学习，每章配有学习目标、本章小结和练习与思考，多数章设有病例讨论。内容实用、简洁，图文并茂，文字精炼，概念清楚，注重基础和临床联系。配有彩色插图及精心绘制的线条图和模式图；书中主要名词有中英文对照；每章配有相关链接和拓展提高，对相应内容进行扩展。

本书可作为培养护理、助产专业应用性和技能型人才的教学用书，也可作为医院临床工作者的参考用书。

图书在版编目（CIP）数据

病理学与病理生理学 / 徐军全，王蓬文主编 .--2版 .-- 北京：高等教育出版社，2015.7
ISBN 978-7-04-042852-0

Ⅰ.①病… Ⅱ.①徐…②王… Ⅲ.①病理学－高等职业教育－教材②病理生理学－高等职业教育－教材 Ⅳ.①R36

中国版本图书馆CIP数据核字（2015）第106006号

策划编辑 夏 宇　责任编辑 肖 娴　封面设计 李小璐　版式设计 于 婕
插图绘制 郝 林　责任校对 胡美萍　责任印制 刘思涵

出版发行	高等教育出版社	咨询电话	400-810-0598
社　　址	北京市西城区德外大街4号	网　　址	http://www.hep.edu.cn
邮政编码	100120		http://www.hep.com.cn
印　　刷	北京人卫印刷厂	网上订购	http://www.landraco.com
开　　本	787mm×1092mm 1/16		http://www.landraco.com.cn
印　　张	15.5	版　　次	2009年3月第1版
插　　页	5		2015年7月第2版
字　　数	370千字	印　　次	2015年7月第1次印刷
购书热线	010-58581118	定　　价	29.80元

本书如有缺页、倒页、脱页等质量问题，请到所购图书销售部门联系调换

物 料 号　42852-00

《病理学与病理生理学》（第 2 版）编写人员

主　　编　徐军全　王蓬文

副主编　陈基善　邢国荣　刘　红

编　　者（以姓氏汉语拼音为序）

包　莉（襄阳职业技术学院医学院）
陈基善（永州职业技术学院医学院）
陈维亚（杭州师范学院医学院）
杜　斌（雅安职业技术学院）
李素琴（安阳护理职业学院）
刘　红（雅安职业技术学院）
刘　硕（首都医科大学燕京医学院）
任亚丽（济源职业技术学院）
宋维芳（山西医科大学汾阳学院）
王蓬文（北京中医药大学第一临床医学院）
邢国荣（襄阳职业技术学院医学院）
徐军全（山西医科大学汾阳学院）
徐义荣（山西医科大学汾阳学院）
余宗林（达州职业技术学院）

出版说明

教材是教学过程的重要载体，加强教材建设是深化职业教育教学改革的有效途径，推进人才培养模式改革的重要条件，也是推动中高职协调发展的基础性工程，对促进现代职业教育体系建设，切实提高职业教育人才培养质量具有十分重要的作用。

为了认真贯彻《教育部关于"十二五"职业教育教材建设的若干意见》(教职成〔2012〕9号)，2012年12月，教育部职业教育与成人教育司启动了"十二五"职业教育国家规划教材(高等职业教育部分)的选题立项工作。作为全国最大的职业教育教材出版基地，我社按照"统筹规划，优化结构，锤炼精品，鼓励创新"的原则，完成了立项选题的论证遴选与申报工作。在教育部职业教育与成人教育司随后组织的选题评审中，由我社申报的1 338种选题被确定为"十二五"职业教育国家规划教材立项选题。现在，这批选题相继完成了编写工作，并由全国职业教育教材审定委员会审定通过后，陆续出版。

这批规划教材中，部分为修订版，其前身多为普通高等教育"十一五"国家级规划教材(高职高专)或普通高等教育"十五"国家级规划教材(高职高专)，在高等职业教育教学改革进程中不断吐故纳新，在长期的教学实践中接受检验并修改完善，是"锤炼精品"的基础与传承创新的硕果；部分为新编教材，反映了近年来高职院校教学内容与课程体系改革的成果，并对接新的职业标准和新的产业需求，反映新知识、新技术、新工艺和新方法，具有鲜明的时代特色和职教特色。无论是修订版，还是新编版，我社都将发挥自身在数字化教学资源建设方面的优势，为规划教材开发配备数字化教学资源，实现教材的一体化服务。

这批规划教材立项之时，也是国家职业教育专业教学资源库建设项目及国家精品资源共享课建设项目深入开展之际，而专业、课程、教材之间的紧密联系，无疑为融通教改项目、整合优质资源、打造精品力作奠定了基础。我社作为国家专业教学资源库平台建设和资源运营机构及国家精品开放课程项目组织实施单位，将建设成果以系列教材的形式成功申报立项，并在审定通过后陆续推出。这两个系列的规划教材，具有作者队伍强大、教改基础深厚、示范效应显著、配套资源丰富、纸质教材与在线资源一体化设计的鲜明特点，将是职业教育信息化条件下，扩展教学手段和范围，推动教学方式方法变革的重要媒介与典型代表。

教学改革无止境，精品教材永追求。我社将在今后一到两年内，集中优势力量，全力以赴，出版好、推广好这批规划教材，力促优质教材进校园、精品资源进课堂，从而更好地服务于高等职业教育教学改革，更好地服务于现代职教体系建设，更好地服务于青年成才。

高等教育出版社

2015年3月

前　言

本书是“十二五”职业教育国家规划教材，是为培养国家技能型紧缺人才而开发的具有职业教育特色的护理专业教材，是涵盖人文社会科学课程、基础医学课程和护理专业课程的系列教材之一。

21世纪护理人员将成为初级卫生保健、健康教育的主要力量及医生和其他保健人员的合作者。角色的转换在客观上要求护理工作者不仅要有宽厚的基础医学知识，还要了解一定的医学发展前沿信息和相关的研究技能。“建特色课程，育创新人才”已经成为护理专业课程建设的主要目标，故课程要紧紧围绕培养目标，更新教育思想和理念，以开展素质教育为先导，着重于学生创新能力、实践能力的培养。本着强化培养目标、淡化学科意识、加强人的整体观念的指导思想，我们借鉴国内外教材在教学内容整合方面的经验，将发生疾病时机体的异常结构和功能有机地整合在一起。

本书编写原则为“必需、够用、实用、好用”，并与护士执业资格考试相结合，突出应用性、实践性。在坚持“三基”（基本理论、基本知识、基本技能）、“三特”（特定对象、特定要求、特定限制）和“五性”（思想性、科学性、启发性、先进性、实用性）的同时，紧紧围绕知识、能力、素质综合发展的培养目标，注重教材的整体优化，体现高职教育特色（实践性、开放性、职业性），将现代教法与学法、理论与实践紧密结合，注重编写形式创新，符合国际化趋势；编写形式上兼顾整体优化与形式多样化，体现了一定创新性。教材注重适应学生知识水平，引导学生思考，培养创造性思维及主动学习的能力，既反映教育教学改革的成果，又为促进和推动教学改革服务，具有较强的实用性。

本书的编写特色包括：① 病例讨论：旨在密切结合临床，通过病例分析，提高学生综合分析问题和解决问题的能力；② 相关链接和拓展提高：旨在加强学科内部和学科之间的知识融合，拓展知识面，培养学生创造性思维和综合分析能力；③ 章小结：通过对各章的学习内容以及重点和难点简明扼要的介绍，有利于学生快速、系统地了解和掌握该章内容；④ 练习与思考：便于学生随时对已学知识的掌握程度进行检验；⑤图片：令学习不再枯燥无味，使难以记忆和抽象的问题形象化，可以调动学生的学习兴趣，提高教学效果。

徐军全

2015年2月

目　录

绪　论

病理学与病理生理学是研究疾病的病因、发病及机体在疾病过程中的功能、代谢和形态结构的改变,并探讨其发生发展与转归规律和机制的学科。其任务是阐明疾病的本质,为临床对疾病进行诊治与护理提供理论和实验基础。

在医护教育中,病理学与病理生理学是重要的基础主干课程,也是由基础过渡到临床的桥梁课程。

一、内容

疾病种类繁多,不同的疾病除具有一些相同的变化和共同的发病规律外,又有各自特殊的变化和特殊的发生发展规律,据此,病理学与病理生理学的学习内容分为总论和各论两部分。

(一) 总论

总论是研究各种疾病发生、发展的共同规律。包括疾病概论和各器官系统都可出现的一些常见病理和病理生理过程,如炎症、水电解质代谢失调和肿瘤等,在本书第二至十二章讲述。

(二) 各论

各论是研究各器官或系统疾病的特殊规律,如心血管、呼吸、消化等系统常见疾病与病理过程,在本书第十三至十七章讲述。

总论与各论之间有着密切关系,总论是各论的基础,各论又加深、巩固和丰富了总论所学的知识。

二、地位

(一) 桥梁医学

病理学与病理生理学以机体正常功能、形态为基础,临床疾病的诊治又以病理学与病理生理学为理论基础,所以,病理学与病理生理学是基础医学与临床医学之间的桥梁。

(二) 审判医学

病理学与病理生理学为医学诊断中具有权威性的一级诊断,是直接观察病变做出的诊断,具有直观性、客观性和准确性,在解决医疗纠纷和法医学上起着独特的作用。

三、研究对象或材料

（一）人体材料

1. 尸体剖检(autopsy)　是应用解剖学的方法对新鲜的尸体进行解剖,简称尸检。可以明确疾病的诊断,查明死亡的原因;发现新的疾病,确定传染病、地方病、中毒;另外,可以大量积累教学、科研资料。尸检是研究疾病的极其重要的方法和手段。一个国家尸检率的高低往往可以反映其文明程度,不少发达国家的尸检率高达90%以上。我国的尸检率还很低,十分不利于我国医学科学的发展。

2. 活体组织检查(biopsy)　是从患者活体采取病变组织进行检查。例如,用切除、钳取、针吸、涂片等方法,对患者局部取材进行病理检查,以确定诊断,称为活体组织检查(特别是对肿瘤良恶性的诊断)。

3. 细胞学检查(cytology)　即脱落细胞学或涂抹细胞学检查。

4. 临床研究与流行病学调查(clinical research and epidemiological investigation)　在不损害患者利益的前提下,临床研究也是常用的研究疾病的必要手段;病因学研究则常借助于流行病学调查。

（二）实验室材料

1. 实验动物——复制人类疾病模型　是通过在动物身上复制人类疾病的模型,进行某些疾病与病理过程的实验研究。动物实验可以为人类疾病的研究提供重要参考,但动物实验所得结论不能直接运用于人体。

2. 人工培养的活体标本——器官、组织或细胞　是离体进行病理学与病理生理学研究的方法,其针对性强,周期短,条件易于控制,但不具备在体时的微环境。

四、研究方法

（一）大体观察

大体观察(解剖学方法)是运用肉眼或放大镜去观察病变组织或器官的大小、形状、质量、色泽、质地等。如肾盂积水压迫所致肾萎缩、肿瘤。

（二）组织学和细胞学观察

组织学和细胞学观察是将组织制成几微米厚的切片,或将脱落细胞制成涂片,染色后置显微镜下观察。是最常用的诊断结构与功能疾病的手段之一。一般将大体和镜下观察结合起来诊断疾病。

（三）超微结构观察

超微结构观察是运用电子显微镜观察细胞、组织,在亚细胞和大分子水平研究组织、细胞内部及表面的变化。

（四）组织化学和细胞化学观察

1. 一般组织化学和细胞化学观察　观察细胞内某些化学成分(蛋白质、酶、糖原等)的变化。

2. 免疫组织化学和细胞化学观察　观察特异的抗原、抗体反应。利用标志物(marker)原位观察待检物存在与否、所在部位及含量。

（五）生物信号记录及生化检验

研究患病机体的功能与代谢改变,需要用特定的生物信号记录系统及生化检验来实现。

（六）其他方法

其他方法包括图像分析、分子生物学技术、流式细胞术等。

五、学习要求

1. 运用动态、发展的观点认识疾病　任何疾病在发生、发展过程中的不同阶段,其病理变化及临床表现各不相同。

2. 注意局部与整体的关系　人体是一个有机的整体,全身各个系统和器官是相互联系、密切相关的,通过神经体液的调节,以维持正常的生命活动。所以局部病变常常影响全身,而全身的疾病也可引起局部病变。

3. 注意功能、代谢与形态三者之间的关系　在疾病过程中,机体常发生功能、代谢和形态三方面的改变。代谢改变是功能和形态改变的基础,功能改变往往又可导致形态改变,形态改变必然影响功能和代谢的改变。

4. 注意理论与实践相联系　病理学与病理生理学是实践性和理论性较强的学科,学习时要注意理论联系实践:① 重视理论联系实验,实验内容包括观察大体标本、组织切片、动物实验等,通过实验以印证理论,并加深对理论的理解;② 注意理论联系临床,积极参加临床病理讨论,学会运用所学病理学知识去正确地认识和理解有关疾病的临床表现,加强对临床症状与病变关系的理解,为后继课程的学习及今后从事临床工作奠定理论基础。

（王蓬文　徐军全）

第一章 疾病概论

【学习目标】

掌握：

1. 基本概念。
2. 疾病过程中的因果交替规律及损伤与抗损伤反应。

熟悉：

1. 病因和条件在疾病发生中所起的作用。
2. 常见病因及分类。

第一节 健康与疾病的概念

健康与疾病是生命过程中的两种对应的形式，医护人员的根本任务就是防治疾病和增进健康。健康与疾病的概念不仅是医学问题，同时也是社会问题。不同的社会文化背景下，健康与疾病的概念也不尽相同。

一、健康

目前普遍采用世界卫生组织（World Health Organization，WHO）对健康所下的定义，即“健康不仅是没有疾病或病痛，而且是一种躯体上、精神上和社会上的完好状态”。也就是说，健康不仅要拥有健全的体魄，还需要有良好的心理状态和社会适应能力，一个健康的人必须具有在其本人所处的环境中进行有效活动和工作的能力。

健康概念所指的良好状态，针对不同时期、地区、群体、个体和年龄的人群，有着不同的内涵和标准。随着经济发展和社会进步，健康概念也将不断被赋予新的内容。需要强调的是，健康不是体格健全的同义词。因为各项“生理指标”正常的人，未必有良好的心理状态和社会适应能力。

二、疾病

一般认为，疾病（disease）是指机体在一定条件下受病因损害作用后，由于自稳调节失调而发生的异常生命活动过程。由于病因的损害作用，体内可出现一系列的损伤与抗损伤反应，进而引起机体功能、代谢和形态结构的改变，机体与外环境间的协调失衡，临床上出现相应的症状与体征。

不同疾病过程中存在着一些共同的、系列的功能、代谢和形态结构的异常变化称为病理过程。如炎症、水肿、发热和休克等。发展极慢的病理过程或病理过程的结局也称为病理状态，如风湿热心脏瓣膜炎症后的瘢痕和粘连等。

三、亚健康

介于健康与疾病之间的状态称为亚健康(sub-health),是人体处于健康和疾病之间的过渡阶段,又称为第三状态,它既可以恢复到健康状态,也可以发展成为各种疾病。WHO的一项全球性调查表明,真正健康的人仅占5%,患有疾病的人占20%,而75%的人处于亚健康状态。提高对亚健康状态的认识,有助于促进健康和预防疾病。随着医学模式的转变,亚健康的概念已越来越受到人们的关注。

【相关链接】

医学模式

医学模式是指从总体上认识健康和疾病以及相互转化的哲学观点。当前,我们正处于从“生物医学模式”向“生物-心理-社会医学模式”转变的时期。生物医学模式的核心是疾病,关注的是看病、找病、治病;而生物-心理-社会医学模式是以健康为核心,关注的是人的健康。这就要求我们不仅以生物学指标,即在器官、细胞或生物分子水平上找到可测量的形态或化学变化,作为判断健康和疾病的最终参数,还要从心理学、社会学的角度综合考虑一个人的健康问题。

第二节 疾病的原因和条件

与疾病的发生发展有关的因素很多,根据其作用可分为致病原因(病因)和致病条件。

一、疾病发生的原因

致病原因简称病因,是指引起疾病并决定该疾病特异性的因素。任何疾病都是由一定的病因引起,没有病因的疾病是不存在的,有些疾病的病因暂时不明确,往往称为“原发性”或“特发性”。常见的病因有以下几类。

(一)生物性因素

常见的生物性致病因素是病原微生物(细菌、病毒、立克次体、螺旋体、衣原体和真菌等)和寄生虫。生物性因素侵入机体致病常常构成一个特定的传染过程,有特定的侵入途径、特定的损害部位。其致病作用主要与其侵入机体的数量、侵袭力、毒力等有关,同时与机体对病原体的感受性及免疫防御能力有关。

(二)理化性因素

物理性因素包括机械力、温度(包括高温、低温)、大气压、噪声和电离辐射等。化学性因素包括强酸、强碱、重金属盐类化学毒物和一些药物等。有些化学毒物和某些药物常常对组织器官有特定的选择性作用,例如,CCl_4主要引起肝细胞损伤,巴比妥类药物中毒累及神经系统。

（三）营养性因素

一切维持生命正常活动所必需的物质缺乏或过量均可导致疾病，包括氧气、水、无机盐、蛋白质、糖类、脂肪、维生素及微量元素等。

（四）遗传性因素

基因突变或染色体畸变均可致病。如血友病、地中海贫血、家族性腺瘤息肉病是由基因突变引起的疾病，先天愚型、两性畸形是由染色体畸变引起。

遗传性因素致病包括直接致病和遗传易感性两种情况，遗传易感性是指个体由遗传所获得的易患某种疾病（如精神分裂症、原发性高血压、冠状动脉粥样硬化性心脏病等）的倾向性。

（五）先天性因素

先天性因素是指能够损害正在发育胎儿的有害因素，而不一定是遗传物质的改变。例如先天性心脏病，可由妊娠早期孕妇感染风疹病毒影响到胎儿心脏的正常发育而引起，并无遗传物质的改变。

（六）免疫性因素

机体免疫系统功能状态是某些疾病产生的重要因素，许多疾病的发生发展也与免疫反应密切相关。常见的由免疫性因素导致的疾病有：① 变态反应性疾病：指免疫系统对外来抗原刺激发生异常强烈的反应，从而导致组织细胞的损伤和生理功能障碍，又称为超敏反应，如青霉素引起的过敏性休克，花粉、粉尘等导致的支气管哮喘、荨麻疹等；② 自身免疫性疾病：指机体对自身抗原发生免疫反应而引起自身组织的损害，如系统性红斑狼疮、溃疡性结肠炎等；③ 免疫缺陷病：指由于免疫系统的先天发育不足或后天受损而引起的临床综合征。

（七）精神、心理、社会、文化因素

精神、心理、社会、文化因素包括社会经济条件、受教育程度、生活方式、劳动环境、风俗习惯、个人卫生、人际关系和处世态度等，可通过对大脑皮质与皮质下结构相互协调活动的影响，导致疾病的产生，如过度喜悦、悲伤或抑郁等均可导致心绞痛的发作。

二、疾病发生的条件

在致病原因作用的基础上，影响（促进或阻抑）疾病发生发展的非特异性因素称为疾病的条件。疾病的条件虽然不能直接引起疾病，但可影响病原微生物的攻击能力以及机体的抵抗力而促进疾病的发生。以结核病为例，营养不良、长期劳累、居住条件恶劣、长期抑郁都可削弱机体的抵抗力，此时少量的结核分枝杆菌进入机体就可导致结核病的发生；反之，改变上述条件，使机体对病原微生物的抵抗力增强，即使有结核分枝杆菌侵入，也可不发生结核病。

年龄和性别也会影响某些疾病的发生。小儿和老年人易患呼吸道感染和消化管感染，女性易患癔症、泌尿道感染、胆石症和甲状腺功能亢进症，男性易患动脉粥样硬化、胃癌等疾病。

疾病的原因与条件是相对某一特定的疾病而言的，对于不同的疾病，某种疾病的原因可成

为另一种疾病的条件。例如寒冷是冻伤的原因，是感冒的条件。

第三节　疾病发生与发展的一般规律和机制

一、损伤与抗损伤规律

在大多数情况下，疾病是机体抗损伤反应与病因导致的损伤作斗争的过程。原始病因可直接引起机体的损伤，也可以在以后的连锁反应中引起继发性损伤。机体对抗这些损伤的各种反应，包括各种生理性防御适应性反应和代偿作用，统称为抗损伤反应。损伤与抗损伤反应之间相互依存又相互斗争，推动很多疾病的不断发展演变。

损伤与抗损伤反应贯穿于疾病的全过程，两者的力量对比常常决定着疾病发展的方向。如损伤成为矛盾变化的主要方向，疾病就会发生和恶化；如抗损伤成为矛盾变化的主要方向，则疾病会出现好转或痊愈。以创伤为例，血管破裂、失血、组织破坏与缺氧等导致损伤性表现；而动脉血压下降和疼痛引起的反射性交感神经兴奋及血管收缩，则有助于维持动脉血压，保证心脑血氧供应，故属于抗损伤反应。但如果创伤损害严重，持续长时间血管收缩则加重组织缺血、缺氧，可引起组织细胞的坏死和器官衰竭，使抗损伤反应转变为损害因素，因而损伤与抗损伤之间没有严格的界限，既有双重作用，又可相互转化。

另外，虽然损伤与抗损伤反应的斗争是大多数疾病的共同规律，但少数疾病，如红绿色盲、唇裂、腭裂、多指等患者，很难找出令人信服的损伤与抗损伤的斗争。

二、因果交替规律

在疾病的发生发展中，原始病因通过对机体的损伤性作用而引起一定的结果，这种结果又可成为新的原因，引起新的变化，由此推动疾病过程不断延续发展。

在因果转换链中，向利于疾病恢复的方向发展，就形成良性循环，最后可使疾病痊愈。如果在因果交替规律中形成连锁环式运动，每循环一次都使病情不断恶化，则称为恶性循环。仍以创伤为例，可以有以下因果交替过程：

外伤⟶大出血⟶心输出量↓⟶动脉血压↓⟶组织缺氧
↑（回心血量↓→心输出量↓）　　　　　　　　↓
回心血量↓←微循环淤血

正确认识疾病发生发展过程中的因果交替规律，及时采取有效措施，切断因果交替中的恶性循环并导入良性循环，是医护人员的重要职责。

三、局部和整体的关系

机体在神经-体液的调控下，使全身各部分保持着密切的关系。在疾病过程中，局部与整体互相影响、互相制约。局部的病变可以通过神经和体液的途径影响整体，而机体的全身功能状态也可以通过这些途径影响局部病变的发展和经过。护理工作中要善于用局部病变解释整体反应，也要学会从整体反应中了解局部病变的情况。

以局部的上呼吸道感染为例,它在局部引起充血、水肿等炎性反应,但是局部病变可以通过神经-体液途径影响全身,从而引起末梢血白细胞升高、发热、寒战等全身性表现;而血液中白细胞的增多又有利于局部病变的消退,表现出整体对局部的影响。有的人时常发生上呼吸道感染,如仔细追查,很可能查到导致免疫功能障碍的全身性疾病,也是整体对局部影响的表现。

四、疾病发生的基本机制

疾病发生的基本机制包括神经机制、体液机制、细胞机制和分子机制等多个方面。其中,神经机制和体液机制常同时发生,共同参与,故常称为神经-体液机制。该机制是指疾病过程中病因直接或间接地作用于机体的神经和体液系统,影响神经递质和体液性因子的合成、释放和分解,引起相应组织器官功能、代谢协调性的破坏,从而导致疾病的发生。

致病因素作用于机体后,可直接或间接导致某些细胞结构损伤及功能代谢障碍,进而引起机体的疾病,称为疾病发生的细胞机制。

现代分子生物学的飞速发展,使我们对机体疾病时形态、功能和代谢变化的认识和对疾病本质的认识进入了一个新的阶段。各种致病因素,无论是通过何种途径致病,在其致病过程中都会以各种形式表现出分子水平上的大分子多聚体与小分子的异常。从分子水平研究疾病发生的机制即疾病发生的分子机制。所谓的分子病是指由于 DNA 变异引起的一类以蛋白质异常为特征的疾病,主要包括:① 酶缺陷所致的疾病。② 血浆蛋白和细胞结构蛋白缺陷所致的疾病。③ 受体病。④ 膜转运障碍所致的疾病等。

第四节 疾病的经过与转归

疾病是一个过程,有其发生、发展的规律,疾病发展到一定阶段后终将结束,这就是疾病的转归。典型的疾病发展过程分为以下 4 个阶段。

一、潜伏期

潜伏期是指致病因素作用于人体到出现最初症状之前的阶段。各疾病的潜伏期长短不一,短者几小时,长者达数年。在潜伏期间,机体调动各种防御因素与致病因素作斗争,如防御功能战胜病因则疾病停止发展,否则就进入前驱期。了解各种疾病的潜伏期,有利于临床诊断和确定传染病的隔离期。

二、前驱期

前驱期是指疾病从出现最初症状到出现典型症状前的阶段。其持续时间可以从几小时到几天不等。前驱期症状常为非特异性的,如出现全身不适、软弱无力、畏寒、头痛、食欲减退和四肢酸痛等症状。医护人员熟悉和重视此期特点,有助于早期诊断和早期治疗。

三、症状明显期

症状明显期为疾病典型症状出现的时期,是疾病高潮时期。临床上常以此期的典型症状和体征作为诊断的依据。

四、转归期

转归期是疾病的最终阶段,疾病的转归有以下3种。

(一) 完全康复

完全康复(complete recovery)是指疾病时所发生的损伤性变化完全消失,机体的自稳调节恢复正常,机体的功能、代谢、形态完全恢复,社会行为和社会适应能力恢复正常。这是疾病最常见的结局,有些疾病还可获得终身性免疫。

(二) 不完全康复

不完全康复(incomplete recovery)是指疾病时的损伤性变化得到控制,主要症状、体征已消失,但基本病理变化尚未完全消失,依靠机体代偿功能维持内环境的稳定,有时可留有后遗症。如果不适当地增加机体的负荷,可以使代偿失调,疾病重新出现。

(三) 死亡

死亡(death)是生命的终结,分生理性死亡和病理性死亡。传统的死亡概念认为死亡是一个过程,包括濒死期、临床死亡期与生物学死亡期。其中,临床死亡的标志是心搏、呼吸的停止。近年来,由于医学科学的进步,复苏技术的普及与提高,器官移植的开展以及社会伦理学和法学的需要,对死亡概念的认识正在经历一个重要转变,把传统的以心脏死亡为标准的观念转变到以脑死亡为标准的观念上。脑死亡是指机体作为一个整体的功能永久性停止,一般以枕骨大孔以上全脑死亡作为脑死亡的标准。

临床上判断脑死亡的主要依据为:① 不可逆性深昏迷,对外界刺激完全无反应;② 自主呼吸消失,施行人工呼吸15 min后仍未恢复;③ 脑神经反射(角膜反射、瞳孔对光反射、咳嗽反射、吞咽反射等)消失;④ 脑电波消失;⑤ 脑血液循环完全停止(由脑血管造影或其他方法证实)。

【拓展提高】

临终关怀与安乐死

临终关怀是指为临终患者及其家属提供医疗、护理、心理、社会等方面的全方位服务与照顾。其目的在于使患者能在充满人性温情的氛围中,安详、宁静、无痛苦且有尊严地离开人世,达到更理性、更平静地接受死亡。安乐死是指患有不治之症的患者在垂危状态下,为了免除其精神和躯体上的极端痛苦,用医学方法使患者在无痛苦中结束生命的过程。临终关怀和安乐死概念的提出体现了人类文明的进步,但安乐死因涉及众多的医学、社会学和伦理学问题,许多国家(包括我国)尚未通过立法施行。

本章小结

1. 健康不仅是没有疾病或病痛,而且是一种躯体上、精神上和社会上的完好状态。疾病是指机体在一定条件下受病因损害作用后,由于自稳调节失衡而发生的异常生命活动过程。介于健康与疾病之间的状态称为亚健康。

2. 根据其作用可将致病因素分为致病原因(病因)和致病条件。疾病发生与发展的一般规律有损伤与抗损伤、因果交替、局部和整体相互作用等。

3. 疾病发生的基本机制包括神经机制、体液机制、细胞机制和分子机制等多个方面。

4. 典型的疾病发展过程分为潜伏期、前驱期、症状明显期和转归期。

5. 脑死亡是指机体作为一个整体的功能永久性停止,一般以枕骨大孔以上全脑死亡作为脑死亡的标准。

练习与思考

1. 名词解释:疾病　健康　脑死亡
2. 举例说明引起疾病发生的原因有哪些?
3. 疾病过程的一般规律有哪些?

(徐军全　邢国荣)

第二章　细胞和组织的适应、损伤与修复

【学习目标】

掌握：

1. 基本概念。
2. 变性和坏死的类型及病理变化。
3. 肉芽组织的结构与功能。

熟悉：

1. 萎缩的类型及病理变化。
2. 各种组织的再生能力。
3. 创伤愈合的类型及特点。

了解：

1. 损伤的原因和发生机制。
2. 化生的常见类型及意义。

细胞和组织的适应与损伤是疾病最基本的病理变化，机体的细胞和组织经常不断地接受内、外环境各种不同刺激因子的作用，并通过自身的反应和调节机制对刺激做出适应。当刺激超过了一定的限度时，细胞和组织就要受到不同程度的损伤。损伤的细胞与组织可以通过再生等方式来修补恢复。

细胞和组织是否受损及受损的程度，一方面取决于上述损伤因子的种类、强度和持续时间，另一方面还取决于受累细胞与组织的种类和分化状态。一般来说，在发育过程中结构和功能精细复杂的细胞对环境的适应能力较差，对损伤的易感性大。

第一节　细胞和组织的适应

当细胞的内环境发生改变，或在轻微的各种致损伤因素持久作用下，可通过其自身的代谢、功能和结构改变加以调整，这个过程称为适应（adaptation）。其形态学上表现为萎缩、肥大、增生和化生。

一、萎缩

萎缩(atrophy)是指发育正常的器官、组织或细胞的体积缩小。不仅实质细胞体积变小，而且细胞的数目也减少，同时伴有代谢的减弱和功能的降低。萎缩以骨骼肌、心肌、中枢神经系统以及生殖器官最为明显。

(一) 类型

萎缩可分为两大类，即生理性萎缩和病理性萎缩。

1. 生理性萎缩　与年龄有关，如青春期胸腺的萎缩，绝经期后卵巢、子宫、乳腺发生萎缩。老年人几乎所有器官和组织均出现不同程度的萎缩，即老年性萎缩。

2. 病理性萎缩　有全身性萎缩和局部器官、组织的萎缩。常见的病理性萎缩有以下几种。

(1) 营养不良性萎缩　① 全身性营养不良性萎缩：摄入太少或消耗太多可引起全身性萎缩。见于消化管慢性梗阻、长期饥饿或慢性消耗性疾病(如恶性肿瘤晚期患者)。一般脂肪和肌肉组织首先发生萎缩，其次为肝、脾、肾等器官，心肌和脑的萎缩发生最晚。② 局部性营养不良性萎缩：由于局部动脉血液供应减少引起，如脑动脉粥样硬化引起脑萎缩，冠状动脉粥样硬化引起心肌萎缩。

(2) 失用性萎缩　由于肢体、器官、组织长期不活动，功能减退而引起的萎缩。如下肢骨折后，经固定的肢体长期不活动，引起部分肌肉和骨骼发生萎缩。

(3) 压迫性萎缩　器官组织长期受压，被压迫组织由于血供减少导致营养缺乏，或由于局部组织受压导致功能活动减少引起萎缩。如尿路结石堵塞输尿管，引起尿液潴留，长期压迫肾实质，导致肾实质萎缩、变薄(彩图 2-1)。

(4) 神经性萎缩　是由于神经元或神经纤维损伤所致。例如脊髓灰质炎(小儿麻痹症)，脊髓前角运动神经细胞变性、坏死，下肢的肌肉和骨骼失去了神经的调节而先后萎缩，钙盐减少，变得疏松，肢体可以变短变细。

(5) 内分泌性萎缩　由于内分泌功能失调，可引起严重萎缩。内分泌功能低下所致内分泌性萎缩，如西蒙兹病(Simmonds disease)使垂体受损，垂体的功能低下，引起甲状腺、肾上腺、性腺等器官的萎缩。

(二) 病理变化

1. 肉眼　萎缩的器官体积缩小，质量减轻，颜色加深，被膜出现皱缩。萎缩主要是实质细胞受累，间质结缔组织反而增生，因此萎缩器官质地变硬，被膜增厚。心脏萎缩时，心脏体积缩小，质量减轻，呈现深褐色，心壁变薄，冠状动脉呈蛇行状弯曲。脑萎缩时，可见脑回变窄，脑沟加深加宽。

2. 光镜　萎缩的器官和组织表现为实质细胞体积缩小和(或)数量减少，间质(如结缔组织、脂肪组织)有不同程度的增生。在萎缩的心肌细胞、肝细胞及肾上腺细胞内可出现脂褐素颗粒的沉积(彩图 2-2)。

3. 结局及临床意义　萎缩一般是可复性的，当原因消除后，萎缩的器官、组织、细胞仍可逐渐恢复正常。若病变继续加重,萎缩的细胞可通过凋亡而逐渐消失。如严重右心功能不全时,长期慢性肝淤血,肝细胞可出现萎缩直至最后消失。

二、肥大

细胞、组织和器官体积增大称为肥大(hypertrophy)。常见的类型有:代偿性肥大(高血压心肌)和内分泌性肥大(妊娠子宫)。

三、增生

实质细胞数目增多,造成组织、器官体积增大称为增生(hyperplasia)。常见的类型有:再生性增生(贫血骨髓再生,肝细胞破坏后再生)、过再生性增生(慢性胃炎,上皮、腺体再生)和内分泌障碍性增生(地方性甲状腺肿)。

四、化生

由一种已经分化成熟的组织转变成另外一种相似性质的分化成熟的组织称为化生(metaplasia)。化生的细胞并不是由原来的成熟细胞直接转变而来,而是由该处具有分裂能力的未分化细胞向另一方向分化而成。化生只能在同类组织的范围内出现,如柱状上皮可化生为鳞状上皮但不能化生为结缔组织成分。常见的化生类型有上皮组织化生和间叶组织化生。

1. 上皮组织化生

(1) 鳞状上皮化生　慢性支气管炎时,支气管假复层纤毛柱状上皮受到慢性炎症损害,修复、再生时,可转变成鳞状上皮。这种转变是可复性的。如长期存在可发生癌变。

(2) 肠上皮化生　慢性萎缩性胃炎时,胃黏膜上皮转变成肠型黏膜上皮(内含大量杯状细胞)。

2. 间叶组织化生　纤维结缔组织转变成骨、软骨、脂肪组织。骨化性肌炎时,结缔组织可化生为骨组织或软骨组织。

化生的组织增加了对某些刺激的抵抗力,但丧失了原有组织的功能。例如,慢性支气管炎发生鳞状上皮化生,上皮增厚,使抵抗力增强,但失去纤毛,使防御功能下降。有的化生经久不愈还可能发生恶变,如支气管的鳞状上皮化生可发展为鳞状细胞癌,胃黏膜大肠型上皮化生发展为胃癌。有些化生无适应性意义(肿瘤中出现的化生)。

第二节　细胞和组织的损伤

致病因子的作用超出了机体的适应范围,会引起细胞和组织的损伤,轻者细胞发生可逆性损伤——变性,重者细胞发生不可逆性损伤——细胞死亡。

一、变性

变性(degeneration)是细胞物质代谢障碍引起的细胞或细胞间质内出现一些异常物质或原有正常物质的数量显著增多。

变性的种类很多,常见的变性有:细胞水肿、脂肪变性、玻璃样变性和病理性钙化。

（一）细胞水肿

细胞水肿(cellular swelling)又称为水变性(hydropic degeneration)，是最常见的一种轻度细胞变性，是几乎所有细胞损伤最初的形态学表现。主要见于代谢活跃的细胞，如肝细胞、肾小管上皮细胞和心肌细胞。

1. 病因与发病　引起细胞水肿的原因很多，如感染（如肝炎）、中毒（如磷、砷等）、缺氧、烧伤等疾病均可引起。其发生机制是线粒体产能机制受到损伤，ATP 产生减少，细胞膜的钠-钾泵机制障碍，导致细胞内钠和水的增加所致。

2. 病理变化　肉眼，发生细胞水肿的脏器体积增大，被膜紧张，切面隆起，边缘外翻，失去正常的光泽，苍白混浊。光镜，早期细胞肿大，胞质内出现许多微细的淡红色颗粒(彩图 2-3)。晚期或严重的细胞水肿，整个细胞膨大如气球，故又称为气球样变。例如病毒性肝炎时，肝细胞明显肿胀，胞质显得十分疏松、呈空网状，有时隐约可见空泡。

3. 结局　细胞水肿是可复性病变，当病因消除后，细胞可恢复正常，脏器恢复原状。但如引起细胞水肿的病因加剧，可导致细胞发生坏死。

（二）脂肪变性

非脂肪细胞的胞质中出现脂滴或脂滴明显增多，称为脂肪变性(fatty degeneration)。在石蜡切片中，脂滴因被脂溶剂所溶解，故表现为空泡状。苏丹Ⅲ将脂肪染成橘红色，锇酸将其染成黑色。

脂肪变性常见于代谢旺盛的心、肝、肾实质细胞。

引起脂肪变性的原因有：严重感染，长期贫血或缺氧，四氯化碳、氯仿、磷等化学毒物的中毒，以及营养不良等。

1. 肝细胞脂肪变性　脂蛋白的合成发生障碍、中性脂肪合成过多和脂肪酸氧化受损均可使肝细胞含脂肪量增多。

肉眼　肝增大，色变黄，触之有油腻感。

镜下　早期在核周围出现小的脂肪空泡，以后空泡逐渐变大，散布于整个胞质中，严重者融合成一大空泡，将核挤到一边，与脂肪细胞相似(彩图 2-4)。

分布与其病因有一定关系。

【相关链接】

肝脂肪变性

肝淤血时，小叶中央区缺氧较重，首先发生脂肪变性。若长期淤血，中央区的肝细胞大多萎缩、消失，小叶周边区肝细胞也因缺氧发生脂肪变性。中毒时，小叶周边区更易感受，首先发生脂肪变性。严重的肝细胞脂肪变性，肝细胞逐渐坏死，纤维组织增生，可发展为肝硬化。

2. 心肌细胞脂肪变性　多见于贫血、缺氧、中毒（磷、砷等）和感染（白喉、痢疾等）。

肉眼　心肌脂肪变性最显著的部位为乳头肌和心内膜下的心肌，使心内膜下的心肌呈现红黄相间的条纹，如虎皮样外观，称为“虎斑心”。但心肌脂肪变性严重时（如白喉或严重贫血)，心肌出现严重弥漫性脂肪变性，则全部心肌都呈灰黄色，看不出斑纹。

镜下　心肌细胞脂肪变性，胞质中出现脂肪空泡，呈串珠状排列。

3. 肾脂肪变性　在严重贫血、缺氧、中毒和一些肾疾病时，肾小管上皮细胞可发生脂肪变性。主要是由于基底膜受损，通透性增高，血浆中大量脂蛋白随尿漏入肾近端小管管腔，被肾近端小管上皮细胞吸收。另外，肾近端小管上皮细胞受损，结构脂肪分解，形成脂滴。

肉眼　肾严重脂肪变性时，肾体积增大，被膜紧张，呈浅黄色。

镜下　近端小管上皮细胞胞质内出现多数脂滴，严重时远端小管的上皮细胞胞质内也发生脂肪变性。

（三）玻璃样变性

玻璃样变性（hyaline degeneration）又称为透明变性，是细胞或间质中出现均质性粉红染的玻璃样、半透明的蛋白质蓄积物。可以发生在细胞内、血管壁或结缔组织。

1. 细胞内玻璃样变　可累及细胞的一部分或整个细胞。如肾小球肾炎或其他疾病伴有明显蛋白尿时，可见肾近端小管上皮细胞胞质内出现许多大小不等的圆形、红染小滴。酒精中毒时，肝细胞核周胞质内亦可出现不甚规则的红染玻璃样物质。

2. 血管壁玻璃样变　常发生于高血压时的肾、脑、脾及视网膜的细动脉。由于细动脉持续痉挛，使内膜通透性增强，血浆蛋白渗入内膜，在内皮细胞下凝固成均匀红染无结构的物质。使管壁增厚、变硬，管腔变狭，甚至闭塞（彩图 2-5）。

3. 结缔组织玻璃样变　常发生在增生的纤维结缔组织。例如，创伤愈合的瘢痕，纤维化的肾小球，以及动脉粥样硬化的纤维斑块。

肉眼　发生玻璃样变的结缔组织呈灰白色，均质半透明，较硬韧。

镜下　胶原纤维增粗并互相融合成梁状、带状或片状的半透明均质物，纤维细胞明显减少。

（四）病理性钙化

病理性钙化（pathologic calcification）是指骨和牙齿之外的其他部位组织内有固态的钙盐沉积。

肉眼　白色石灰样坚硬的颗粒或团块。

镜下　HE 染色切片中钙盐呈蓝色颗粒状，开始颗粒微细，以后可聚成不规则的较大颗粒。

病理性钙化主要分为营养不良性钙化和转移性钙化两种类型。

1. 营养不良性钙化（dystrophic calcification）　是较为常见的钙化，指变性、坏死组织和异物的钙盐沉着，如结核坏死灶、脂肪坏死灶、动脉粥样硬化斑块的变性坏死区、坏死的寄生虫体、虫卵和其他异物的钙化。

2. 转移性钙化（metastatic calcification）　是由于全身性钙磷代谢障碍，血钙和（或）血磷增高，钙盐沉积在未受损的骨和牙齿以外组织中。

【拓展提高】

转移性钙化

当甲状旁腺功能亢进或骨肿瘤造成骨组织严重破坏时，大量骨钙进入血液，血钙增高，最后沉积在肾小管、肺泡及胃黏膜等处形成转移性钙化，而骨组织内因大量钙质脱失可发生骨质疏松或纤维性骨炎。

二、细胞死亡

细胞因受内外因素作用而出现代谢停止、结构破坏和功能丧失等不可逆性变化，即为细胞死亡（cell death），包括坏死和凋亡两大类。

（一）坏死

坏死（necrosis）是指活体的局部组织、细胞的死亡。由于坏死发生于活体内，坏死组织周围可以引起炎症反应。一般情况下，坏死是由变性逐渐发展而来（渐进性坏死）；也可由于致病因素极为强烈，坏死很快发生。

1. 坏死的病理变化　坏死组织又称为失活组织，常有以下特点：① 颜色苍白、混浊，失去原有组织的光泽；② 失去原有组织的弹性，捏起或切断后回缩不良；③ 失去血液供应，摸不到动脉搏动，针刺或清创切开时无新鲜血液流出；④ 失去感觉和运动功能。坏死组织不仅不能复活，还是细菌生长繁殖的良好培养基，可引起机体强烈的炎症反应和排斥反应。因此，为防止感染，促进愈合，在治疗中必须将坏死组织及时彻底清除。细胞死亡几小时后，光镜下才可见坏死细胞呈现自溶性变化，其中细胞核的变化是细胞坏死的主要形态学标志。

（1）细胞核的变化　① 核固缩（pyknosis）：由于核脱水使核染色质浓缩，染色加深，核体积缩小；② 核碎裂（karyorrhexis）：核染色质崩解为小碎片，核膜破裂，染色质碎片分散在胞质中；③ 核溶解（karyolysis）：在脱氧核糖核酸酶的作用下，染色质 DNA 分解，核失去对碱性染料的亲和力，染色变淡，只能见到核的轮廓，以后核便完全消失。

（2）细胞质的变化　由于细胞质内溶酶体的作用，胞质内结构崩解，发生自溶。另外，由于胞质内嗜碱性物质核糖体减少或丧失，对酸性染料伊红的结合力增加，坏死细胞的胞质红染（即嗜酸性）。有的实质细胞坏死后，胞膜破裂，整个细胞迅速溶解、消失。

（3）间质的改变　实质细胞坏死后的一段时间内，间质常无改变，以后在各种溶解酶的作用下，发生基质崩解，胶原纤维肿胀、断裂或液化，此时坏死的实质细胞与间质融合成一片模糊的颗粒状无结构的红染物质。

2. 坏死的类型

（1）凝固性坏死（coagulation necrosis）　坏死组织由于失水变干，蛋白质发生凝固，变为灰白色比较干燥坚实的凝固体，称为凝固性坏死。凝固性坏死常见于心、肾、脾等器官。肉眼，开始阶段，由于周围组织液的进入而明显肿胀、透明度降低，组织纹理变模糊。以后坏死灶逐渐变硬，呈土黄色。坏死灶周围常出现一充血出血带，与健康组织有明显的分界。镜下，早期坏死灶细胞已呈坏死改变，细胞核固缩、碎裂、溶解。胞质呈嗜酸性染色，但组织结构的轮廓仍然保存。例如肾贫血性梗死早期，虽然细胞已呈坏死改变，但肾小球、肾小管以及血管等轮廓仍可辨认。凝固性坏死的特殊类型为干酪样坏死。

干酪样坏死（caseous necrosis）：由结核分枝杆菌引起的坏死，坏死组织分解比较彻底，镜下不见组织轮廓，只见一些无定形的细颗粒状物质。由于坏死组织分解较彻底，加上含有较多的脂质（主要来自结核分枝杆菌），故颜色带黄，质地松软，状似干酪，故名干酪样坏死。

（2）液化性坏死（liquefaction necrosis）　组织坏死后因酶性分解液化而呈液状和形成坏

死灶,常发生于含可凝固的蛋白质少和脂质多(如脑和脊髓)或产生蛋白酶多(如胰腺)的组织。化脓性炎症时,凝固性坏死灶内因含多量中性粒细胞,当其破坏后释出水解酶将坏死组织溶解形成脓肿,而变为液化性坏死。液化性坏死的特殊类型为脂肪坏死。

脂肪坏死(fat necrosis):包括酶解性和创伤性两大类。酶解性脂肪坏死常在胰腺炎时发生,胰腺炎时,胰腺组织受损,胰酶外逸并被激活,从而引起胰腺自身消化和胰周围及腹腔的脂肪组织被胰脂酶所分解,其中的脂肪酸与组织中的钙结合形成钙皂,表现为不透明的灰白色斑点或斑块。创伤性脂肪坏死常发生于乳腺及皮下脂肪组织,往往由于外伤致脂肪细胞破裂,脂肪外溢引起炎症反应,故常在乳房内形成肿块。镜下观可见含大量吞噬脂滴的巨噬细胞(泡沫细胞)、多核异物巨细胞以及其他炎症细胞。

(3)坏疽(gangrene) 大片组织坏死后继发腐败菌感染,分解产生硫化氢,与血红蛋白分解出来的铁相结合,形成黑色的硫化铁,使坏死组织变黑呈现颜色改变,称为坏疽。坏疽可分为以下3种。

1)干性坏疽(dry gangrene):多发生于四肢末端。例如,四肢动脉粥样硬化、血栓闭塞性脉管炎和冻伤等疾病,由于动脉阻塞而静脉比较通畅,故坏死的肢体的水分含量少,加上水分蒸发快,病变部分干固皱缩,呈黑褐色,与正常组织之间有明显的炎症分界线(彩图2-6)。感染一般较轻。

2)湿性坏疽(moist gangrene):多发生于与外界相通的内脏(如阑尾、肺、子宫等),也可发生于四肢(在其动脉闭塞的同时有静脉的回流受阻,伴有淤血、水肿)。由于此时坏死组织水分含量多,适合腐败菌生长,故腐败菌感染严重,产生的毒素吸收入血可引起严重的中毒症状。局部明显肿胀,呈深蓝、暗绿或污黑色。病变发展快,炎症比较弥漫,故坏死组织与健康组织之间的分界线不明显。

3)气性坏疽(gas gangrene):是湿性坏疽的一种特殊类型,主要见于严重的深达肌肉的开放性创伤,因合并产气的腐败性细菌(如产气荚膜杆菌等)感染,在损伤的组织中产生大量气体,压之有捻发音。坏疽迅速沿肌束蔓延,血管内常有广泛血栓形成。患者出现严重的中毒性休克症状,极度衰弱,常致死亡。

(4)纤维素样坏死(fibrinoid necrosis) 曾称为纤维素样变性,常发生于结缔组织及血管壁,原来的组织结构消失,病灶呈小灶状,边界不清的颗粒或小条、小块状无结构物质。折光性强,强嗜酸性,镜下颇像纤维素。常见于一些自身免疫反应,如急性风湿病、系统性红斑狼疮及肾小球肾炎等。

3. 坏死的结局 坏死组织本身已不能恢复,而成为机体内的异物,并和其他异物一样,刺激机体发生反应。坏死物质可被清除,通过邻近健康组织的再生来修复。

(1)溶解吸收 坏死组织本身及浸润的中性粒细胞均含有蛋白溶解酶,可将坏死组织分解成碎片或完全液化。液化的坏死组织由淋巴管或小血管吸收运走,小碎片由巨噬细胞吞噬消化、溶解,留下的组织缺损则由周围正常组织增生修复。

(2)分离排出 在较大的坏死灶周围,出现明显的炎症反应——充血、白细胞浸润,白细胞释放蛋白溶解酶加速坏死灶边缘部坏死组织的溶解吸收,使坏死组织与健康组织分离。坏死灶如位于皮肤和黏膜,坏死组织脱落后在该处留下组织缺损,称为溃疡(ulcer)。肾、肺等内脏的坏死物质液化后,可经相应管道(输尿管或气管)排出,在该处留下一个空腔,称为空洞

(cavity)。

(3) 机化(organization) 肉芽组织取代坏死组织(或其他异物)的过程,称为机化。坏死组织不易完全溶解吸收,又未能分离排出,则由新生的毛细血管及成纤维细胞等组成的肉芽组织长入,逐渐加以溶解、吸收和取代,最后变为纤维瘢痕。

(4) 包裹(encapsulation) 如果坏死灶较大,又不易吸收机化(例如干酪样坏死常常由于难于溶解而不易吸收机化),则由新生的纤维组织将坏死组织包裹,使病变局限化。

(5) 钙化 坏死组织中可出现钙盐的沉积,形成继发的营养不良性钙化。

(二) 凋亡

凋亡(apoptosis)是指由体内外因素触发细胞内预存的死亡程序而导致的细胞死亡过程。其特征是细胞首先变圆,与邻近细胞脱离,细胞核及胞质浓缩,DNA 断裂成碎片,核膜破裂,内质网扩张,胞膜内陷将细胞内容物包被成一些囊状小泡,称为凋亡小体,凋亡小体可被周围细胞吞噬。由于没有溶酶体和细胞膜破裂所导致的细胞内容物外泄,故不引起炎症反应。细胞凋亡的发生与基因调节有关,是细胞有序的自杀性死亡过程,也有人称为程序性细胞死亡(programmed cell death,PCD)。凋亡可以是生理性的,也可以是病理性的。

第三节 损伤的修复

组织和细胞损伤后,机体对损伤组织进行修补和恢复的过程,称为修复(repair)。修复后可完全或部分恢复原有组织的结构和功能。修复过程常有两种形式:① 由损伤周围的同种细胞进行增生修复,称为再生;② 由纤维结缔组织进行修复,称为纤维性修复。两种修复形式可同时存在于损伤区。修复包括结构和功能两个方面,本节重点介绍结构修复。

一、再生

组织缺损后由其邻近同种健康的细胞分裂增生来完成修复的过程称为再生(regeneration)。

(一) 再生的类型

1. 生理性再生 在生理状态下,许多细胞不断损失,又不断由同种细胞增生加以补充,称为生理性再生。如皮肤角化细胞、血细胞、子宫内膜等周期性衰老和脱落,不断获得同种细胞新生补充。再生组织结构和功能与原组织完全相同,属于完全再生。

2. 病理性再生 是在病理状态下,组织、细胞缺损后所发生的再生。① 完全再生是再生组织结构、功能与原组织完全相同,如单个细胞损伤后的再生。② 不完全再生是缺损组织不能由结构和功能完全相同的组织修补,而由肉芽组织来代替,称为不完全再生。如心肌梗死。

(二) 组织细胞的再生能力

一般分化程度低的组织比分化程度高的组织再生能力强,易损伤的(皮肤和黏膜)、经常更新的（血细胞）的组织再生能力强。

1. 不稳定细胞（labile cells） 这类细胞再生能力强，不断增生以代替衰老死亡的细胞。如表皮细胞，呼吸道、消化管黏膜上皮细胞，淋巴、造血细胞等。

2. 稳定细胞（stable cells） 有潜在再生能力，当组织遭到明显破坏时，有较强的再生能力。如肝、胰、内分泌腺、平滑肌和骨等。

3. 永久细胞（permanent cells） 属于此类细胞的有神经元（不分裂，无再生能力）、骨骼肌、心肌（再生能力弱，基本以瘢痕修复）。

（三）各种组织的再生过程

1. 上皮组织的再生

（1）被覆上皮的再生 鳞状上皮缺损后，由创口边缘或底部的基底细胞分裂增生，先形成单层上皮，以后增生分化为鳞状上皮；单层柱状上皮（如胃肠黏膜上皮）缺损后，由邻近的基底部细胞分裂增生，新生的上皮细胞初为立方形，以后增高变为柱状。

（2）腺上皮的再生 腺上皮的再生根据损伤状态不同而异，如果仅有腺上皮细胞的缺损而腺体的基底膜未遭破坏，可由残存细胞分裂补充，而完全恢复原来腺体的结构和功能。如腺上皮细胞和基底膜均遭破坏，则难以再生而进行纤维性修复。

2. 纤维组织的再生 纤维组织损伤后由成纤维细胞分裂、增生来修复。成纤维细胞可由静止状态的纤维细胞转变而来，也可由未分化的间叶细胞分化而来。成纤维细胞有很强的合成胶原蛋白的功能，当其停止分裂后，开始合成并分泌前胶原蛋白，在细胞周围形成胶原纤维，自身则成熟为纤维细胞。

3. 血管的再生 毛细血管多以出芽的方式再生。在损伤的刺激下，毛细血管内皮细胞分裂增生形成突起的幼芽，随后内皮细胞向外移动并增生形成一条实心细胞索，在血流的冲击下，逐渐出现管腔，形成新生的毛细血管，进而彼此吻合形成毛细血管网。新生的毛细血管还会进行后续的改建，有的管壁增厚形成小静脉或小动脉。大血管离断后则需手术吻合。

4. 神经纤维的再生 神经纤维离断后，如果神经细胞仍存活，断离端相距小于 2.5 cm，断离端无感染或异物，神经纤维可以完全再生。首先断离端远侧及近侧轴突崩解、吸收，然后两端的神经膜细胞增生将断端连接起来，最后近端轴突逐渐向远端生长，穿过神经膜细胞带到达末梢，多余的神经膜细胞溶解消失。此过程常需数月以上才能完成。若断离端相距大于 2.5 cm，或者两断端之间有感染、有异物或其他组织嵌入，或者失去远端，再生的轴突均不能达到远端，而与增生的结缔组织混杂在一起并卷曲成团，形成创伤性神经瘤，临床上常出现顽固性疼痛。

二、纤维性修复

各种疾病或创伤造成的组织损伤，不能完全再生时，则通过肉芽组织增生，溶解、吸收损伤局部的坏死组织及其他异物，并填补组织缺损，以后肉芽组织逐渐转化成以胶原纤维为主的瘢痕组织，这种修复过程称纤维性修复，也称为瘢痕性修复。

（一）肉芽组织

肉芽组织（granulation tissue）是由新生的毛细血管及增生的成纤维细胞构成的幼稚的结缔组织，常伴有炎性细胞浸润。

1. 肉芽组织的形态结构　肉眼观，在开放性创伤表面，肉芽组织呈鲜红色、颗粒状、质软似鲜嫩的肉芽，故名肉芽组织。镜下观，肉芽组织由新生的毛细血管（内皮细胞肥大，毛细血管大都与创面垂直生长）、成纤维细胞（大、椭圆，有星状突起，胞质嗜碱）和各类炎细胞（中性粒细胞、淋巴细胞、巨噬细胞等）组成（彩图 2-7）。

2. 肉芽组织的功能和结局　肉芽组织在损伤的修复过程中发挥着重要作用：① 抗感染保护创面。② 填补伤口及其他缺损。③ 机化血凝块、坏死组织及其他异物。

肉芽组织形成后，毛细血管闭塞、减少，成纤维细胞成熟为纤维细胞，胶原纤维大量增多且渐玻璃样变，最后成熟为纤维结缔组织并且转入老化阶段的瘢痕组织（彩图 2-8）。

（二）瘢痕组织

瘢痕组织（scar tissue）是肉芽组织经改建成熟形成的纤维结缔组织。

1. 瘢痕组织的形态结构　肉眼观，瘢痕组织呈灰白色半透明状，质地坚韧，缺乏弹性。镜下观，瘢痕组织由大量平行或交错排列的胶原纤维束组成，后期胶原纤维束发生玻璃样变性呈均质红染，其间有少量纤维细胞。

2. 瘢痕组织对机体的影响

（1）对机体有利的一面　① 能将创伤断端紧密连接起来，并能填补缺损，保持组织器官的完整性；② 大量胶原纤维使其抗拉力比肉芽组织强，可保持组织器官的坚固性。

（2）对机体不利的一面　① 瘢痕收缩使器官变形及功能障碍，如发生在关节附近可引起关节挛缩、活动受限，发生在消化管、泌尿道等有腔器官可引起管腔狭窄；② 器官之间或器官与体腔壁之间瘢痕性粘连可影响器官功能；③ 瘢痕体质的患者因瘢痕增生过度，可形成突出于皮肤表面的瘢痕疙瘩。

三、创伤愈合

创伤愈合（wound healing）是指机体遭受外力作用，组织出现离断或缺损后的愈复过程。本书主要介绍皮肤及软组织的创伤愈合。

（一）创伤愈合的基本过程

1. 伤口的早期变化　伤口局部有不同程度的坏死和血管断裂出血，继之局部红肿，发生炎症反应。镜下小血管扩张、充血、浆液和白细胞渗出（白细胞清除细菌及坏死组织）。伤口内的血液和渗出液中的纤维蛋白原凝固，覆盖保护伤口。

2. 伤口收缩　伤口向中心移动，伤口缩小，创面缩小。此为伤口边缘新生肌成纤维细胞拉力所致，与胶原纤维无关。

3. 肉芽及瘢痕形成　第 3 天伤口底部长出肉芽组织，机化血凝块，填平伤口，肉芽组织逐渐变成瘢痕组织，创缘较牢固地结合，以后由于胶原酶分解胶原，瘢痕可变小、变软。

4. 表皮及其他组织的再生。

（二）创伤愈合的类型

1. Ⅰ期愈合　见于组织缺损少、创缘整齐、无感染的伤口，如手术切口。其特点为：愈合时间短（2～3周），完全愈合，瘢痕小（线状）。

2. Ⅱ期愈合　见于组织缺损大、创缘不整、有感染的伤口。其特点为：愈合时间长，感染被控制，坏死组织基本清除后才再生，瘢痕大。

3. 痂下愈合　伤口表面血液、渗出液及坏死物干燥后形成黑褐色的硬痂，上皮的再生在痂下进行，再生完成后痂皮脱落。痂皮干燥，不利于细菌生长，可保护伤口；但如果痂下渗出过多，不利于引流，则使感染加重。

四、影响细胞、组织再生与修复的因素

虽然细胞、组织的再生能力是在进化过程中获得的，但仍受全身及局部因素的影响。

（一）全身因素

1. 年龄　儿童、青少年的组织再生能力强，愈合快；老年人因血管硬化、血液供应减少等，组织再生能力差，愈合慢。

2. 营养　严重蛋白质缺乏，维生素C、锌缺乏引起胶原合成减少，则伤口愈合延迟。

3. 药物　大剂量肾上腺皮质激素能抑制炎症反应、肉芽组织增生和胶原合成，可使伤口愈合延缓。因此，在创伤愈合过程中，要避免大量使用这类药物。

（二）局部因素

1. 感染与异物　感染组织坏死渗出多，伤口张力大，不易愈合，只有感染被控制后才能进行修复。此外，坏死组织及其他异物（如泥沙、金属碎屑等）也会妨碍伤口愈合，故应先行清创术后才能缝合伤口。

2. 局部血液供应　局部血液循环，能提供氧和营养，吸收坏死组织，控制局部感染。因此，局部血流供应良好时，创伤愈合快；反之则伤口愈合迟缓。例如，下肢动脉粥样硬化或静脉曲张，由于局部血液循环障碍，该处伤口愈合迟缓。

3. 神经支配　神经的营养和支配对组织再生有一定的作用。局部神经性营养不良可影响组织的再生，如瘫痪肢体的伤口不易愈合。

4. 电离辐射　可通过破坏细胞、损伤小血管、抑制组织再生而延缓愈合。

病例讨论

病例一：患者，女，65岁，患高血压20余年，经X线透视发现心脏体积增大，B超显示左心室心肌肥大，左心室壁增厚，可达1.3 cm，乳头肌、肉柱增粗。诊断为高血压性心脏病。

讨论：1. 患者左心室心肌肥大属于哪种类型肥大？

　　2. 患者全身细动脉会发生什么病变？

病例二：患者，男，28岁，1周前右臀部被枪弹击伤，自行处理。近日来局部压痛，患肢肿

胀,发热,全身不适,遂到医院求医。检查发现伤处肿胀,皮肤发黑与正常皮肤界限不清,伴恶臭;手摸患处有捻发感。随即作清创,取出弹头,并积极进行抗感染治疗。但病情继续恶化,全身情况渐差,最终医治无效死亡。

讨论:1. 本例尸检在右臀部可能会见到哪些病变?给出病理诊断。

2. 造成此病变的原因和机制是什么?

本章小结

1. 机体的组织器官具有适应能力,在刺激因子作用下可发生萎缩、肥大、增生和化生。

2. 各种刺激因子损伤细胞膜系统、线粒体氧化系统、蛋白质合成系统及细胞遗传装置,使细胞发生了可复性(变性)和不可复性(死亡)损伤。细胞水肿以钠泵受损、细胞内水钠潴留为特点。脂肪变性以肝、心肌、肾小管上皮内出现脂滴为特点。玻璃样变性和病理性钙化的病因发病较复杂。

3. 细胞死亡不但发生在病理状态下,也可发生在生理状态下,如机体的表皮、血细胞均发生程序性死亡。这种细胞死亡称之为凋亡,凋亡也可以发生在病理状态下,但不引起炎症反应,形成凋亡小体,由周围健康细胞吞噬。坏死是指活体组织内细胞和组织死亡发生的一系列形态学改变,主要表现为核浓缩、核碎裂、核溶解。坏死有凝固性坏死、液化性坏死、坏疽、纤维素样坏死等类型。组织坏死引起炎症反应,可将坏死物溶解吸收、机化、包裹。

4. 坏死造成的组织缺损(糜烂、溃疡、空洞、窦道、瘘管),由邻近健康的细胞再生进行修复。不同的组织再生能力不同,恒定细胞,如神经细胞、心肌细胞、骨骼肌细胞,缺乏再生能力;而不稳定细胞,如表皮细胞、黏膜腺上皮,有较强的再生能力;稳定细胞,如肝细胞、肾小血管和成纤维细胞构成的肉芽组织在机体的修复中具有重要意义。大多数器官的修复都有肉芽组织参加,但大量纤维组织增生会导致器官纤维化,如肝硬化、肺纤维化。

5. 创伤愈合分Ⅰ期、Ⅱ期愈合和痂下愈合三类,修复受全身和局部各种因素的影响。

练习与思考

1. 名词解释:化生　变性　机化　坏疽

2. 什么叫做化生?临床上常见的化生有哪些?

3. 简述肉芽组织的病变特点、功能和结局。

4. 适应在形态学上有何主要表现?其分类如何?举例说明。肥大、增生、化生对机体有何意义?

5. 常见变性有哪些?各有何病变特点?

6. 简述坏死的病变特点、分类及结局。

7. 简述Ⅰ期愈合与Ⅱ期愈合的区别。

(王蓬文　邢国荣)

第三章 局部血液循环障碍

【学习目标】

掌握：

1. 基本概念。
2. 肝淤血、肺淤血的镜下特点。
3. 血栓的类型及其形成过程。
4. 缺血-再灌注损伤的原因及影响因素。
5. 弥散性血管内凝血时机体的功能、代谢变化与临床表现。
6. 休克的发生机制及机体的功能、代谢变化。

熟悉：

1. 血栓形成的条件、结局及对机体的影响。
2. 栓塞的类型，梗死的类型及病变特点。
3. 缺血-再灌注损伤的发生机制。
4. 弥散性血管内凝血的发病机制及各期特点。
5. 休克的原因和分类。

了解：

1. 栓子运行的途径。
2. 缺血-再灌注损伤、弥散性血管内凝血和休克的防治原则。

新陈代谢是生命的基本特征之一，新陈代谢的顺利进行有赖于正常的血液循环。因此，正常的血液循环是保持机体内环境稳定、各器官新陈代谢和功能活动正常进行的基本条件。

血液循环障碍分为全身性和局部性两类。全身性血液循环障碍是整个心血管系统功能失调[如心力衰竭、休克、弥散性血管内凝血(disseminated intravascular coagulation，DIC)等]的结果；局部血液循环障碍则是个别器官或局部组织的血液循环异常，可表现为局部循环血量异常(如充血、缺血和梗死)、血管内容物的改变(如血栓形成、栓塞)、心血管壁完整性损伤(如出血、水肿)。本章讨论的内容包括充血、出血、血栓形成、栓塞、梗死、缺血-再灌注损伤。

第一节 局部血量变化

局部组织或器官的血管内血液量增多的状态称为充血(hyperemia)，可分为动脉性充血和静脉性充血。局部组织或器官的血管内血液量减少的现象称为缺血(ischemia)。本节仅介绍充血。

一、动脉性充血

动脉性充血(arterial hyperemia)是指细动脉扩张致组织或器官内动脉输入血量增多。在生理和病理情况下,均可出现动脉性充血。

(一)类型

1. 生理性充血　为适应组织、器官生理活动的需要而发生的充血,如进食后的消化管充血,运动时的骨骼肌充血。

2. 病理性充血　是指在损伤或疾病状态下发生的充血,常见的有炎性充血和减压后充血。

(1) 炎性充血　炎症初期,致炎因子引起的轴突反射和炎症介质的释放,使炎区组织内细动脉扩张所致的充血。

(2) 减压后充血　是指长期受压的动脉,在压力骤然减轻或解除后,发生反射性扩张而引发的充血。如一次大量抽放腹水,导致腹腔脏器细动脉因减压而扩张、充血,严重时可引起晕厥。

(二)病理变化

动脉性充血的组织或器官体积轻度增大,颜色鲜红,温度升高。镜下可见扩张的细动脉和毛细血管内充满血液。

(三)对机体的影响

动脉性充血原因除去后即可恢复,一般对机体影响不大。炎性充血与血液成分渗出,为炎症中的防御反应;颅内充血可引起头痛、头晕;若脑血管已有病变,充血可诱发脑血管破裂性出血。

二、静脉性充血

静脉性充血(venous hyperemia)是静脉内血液回流受阻,血液淤积在小静脉和毛细血管内。静脉性充血又称为淤血(congestion)。

(一)原因

1. 静脉受压　静脉因受外力压迫,使管腔狭窄甚至闭塞,血液回流受阻,引起相应部位的组织或器官淤血。如肝硬化时,肝内血管系统被压迫和改建,门静脉血回流受阻,导致胃肠道和脾淤血。

2. 静脉腔阻塞　静脉血栓形成或静脉炎所致管腔完全或不完全性阻塞,若侧支循环没有充分建立则会引起淤血。

3. 心力衰竭　当心脏泵血功能衰竭时,心输出量减少,心腔内血液滞留,压力升高,妨碍静脉回流,逐渐引起静脉系统淤血。左心衰竭时,引起肺循环淤血;右心衰竭时,引起体循环淤血。

（二）病理变化

由于血液淤滞在小静脉和毛细血管内，淤血组织和器官体积增大，被膜紧张，切面湿润多血。淤血时因血流缓慢，血液中氧合血红蛋白减少，当脱氧血红蛋白大于 50 g/L 时，局部组织呈暗红色，体表皮肤和黏膜呈现紫蓝色，称为发绀（cyanosis）。淤血区组织代谢降低，产热减少，又因毛细血管扩张使散热增加而致体表温度降低。镜下可见淤血区小静脉和毛细血管扩张，充满血液。

（三）后果

淤血对机体的影响取决于淤血的范围、程度、速度和侧支循环建立是否完善等因素。全身性淤血影响许多重要器官（如肾、肝、肺等）的功能，可出现相应的功能障碍。局部性淤血则主要导致局部器官的功能障碍。慢性淤血，由于局部组织氧和营养物质供应不足，以及代谢产物堆积，可引起以下几种后果（图 3-1）：① 淤血性水肿或出血：因毛细血管内流体静压升高及缺氧引起的微血管壁通透性增高，血浆液体成分漏出到组织间隙或浆膜腔，引起组织间隙体液量增多或浆膜腔积液。当微血管严重损伤时，红细胞也可漏出，形成淤血性出血。② 淤血性硬化：慢性淤血时，组织缺氧及细胞崩解产物的刺激，可引起纤维组织增生和网状纤维胶原化，使组织或器官逐渐变硬。③ 实质细胞萎缩、变性和坏死：这是由于淤血引起实质细胞缺氧和营养物质供给不足所致。

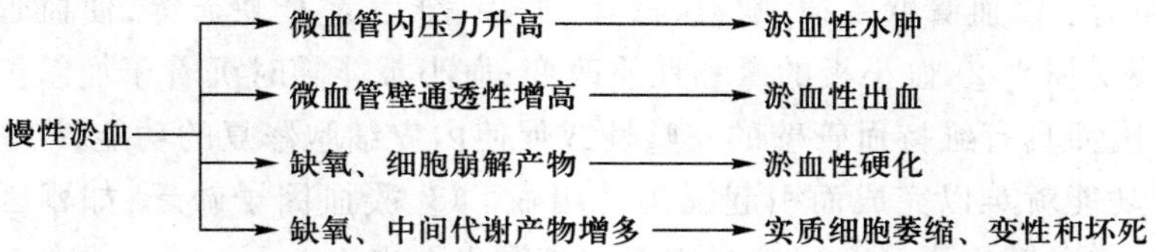

图 3-1 慢性淤血的后果

（四）重要器官的淤血

临床上重要而常见的器官淤血为肺淤血和肝淤血，分述如下。

1. 慢性肺淤血　多因左心衰竭，使肺静脉血液回流受阻所致。镜下观，肺泡壁毛细血管高度扩张充血，严重时肺泡腔内有水肿液、巨噬细胞、红细胞及心衰细胞（heart failure cells）。当巨噬细胞吞噬了红细胞后，红细胞崩解，血红蛋白被分解成棕黄色的含铁血黄素存留在巨噬细胞胞质内，由于慢性肺淤血常由左心衰竭所致，故将胞质内含有含铁血黄素颗粒的巨噬细胞称为心衰细胞（彩图 3-1）。长期淤血导致肺间质纤维组织增生及网状纤维胶原化，使整个肺组织质地变硬，加之大量含铁血黄素沉积，肺呈棕褐色，故称之为肺褐色硬化。临床上患者出现呼吸困难、发绀，咳出多量粉红色泡沫痰。

2. 慢性肝淤血　常见于右心衰竭，病变的主要特征为肝小叶中央静脉及其附近的肝窦扩张充血，中央静脉附近的肝细胞渐进性萎缩或消失，小叶周边肝细胞脂肪变性（彩图 3-2）。这种肝脂肪变性和淤血交错互存的镜下特征，使肝表面和切面呈红黄相间的花纹，状如槟榔的切面,故有"槟榔肝"(nutmeg liver)之称。持久性的肝淤血致使肝内纤维组织增生,随着肝细胞损伤加重,网状纤维支架塌陷,继之胶原化,最终逐渐形成淤血性肝硬化。

第二节 出 血

血液从心脏、血管内逸出,称为出血(hemorrhage)。血液若流入组织间隙或体腔内,称为内出血;流出到体外,称为外出血。

一、类型

出血可分为破裂性出血和漏出性出血。

(一) 破裂性出血

破裂性出血由心脏或血管破裂所致。多起因于机械性创伤;也可因心、血管自身病损,如心肌梗死、动脉瘤或动脉粥样硬化斑的破裂;或组织病变侵蚀血管而破裂,如结核病干酪样坏死、胃十二指肠溃疡、恶性肿瘤组织坏死等。

(二) 漏出性出血

毛细血管和微静脉通透性增高,以红细胞为主的血液成分从血管内逸出,称为漏出性出血。常见原因可有:① 血管壁受损:缺氧、毒素、炎症、维生素 C 缺乏等,使血管壁内皮细胞间隙增大或基底膜受损。② 血小板的量和性质改变:血小板能随时沉着于血管壁以填补内皮细胞留下的空隙,因而具有维持血管壁的完整性或促使内皮细胞修复的功能,当血小板太少或功能缺陷时,这些功能就难以完成而引起漏出性出血。③ 凝血因子缺乏:如Ⅷ因子缺乏所致的血友病;肝病时,多种凝血因子合成障碍亦可引起漏出性出血。

二、病理变化

眼下观,皮下出血可见出血点或瘀斑。浆膜腔出血可见积血或血凝块。外出血因发生部位不同而异,如鼻出血、咯血、呕血、便血、尿血等。镜下,组织中有红细胞或含铁血黄素。

三、后果

出血对机体的影响视出血的量、速度和部位而异。如迅速丧失总血量的 20%~25%,足以引起休克;广泛性漏出性出血,亦可导致休克。心脏破裂出血、脑出血、肺大出血,常危及生命。某些漏出性出血因丧失血量少且缓慢,对机体影响较小。少量而长期持续的出血,常导致贫血,严重时亦可危及生命。

第三节 血 栓 形 成

在活体心脏和血管内,血液成分形成固体质块的过程,称为血栓形成(thrombosis)。所形成的固体质块称为血栓(thrombus)。

生理状态下，血液总是呈液态在心血管内周而复始地循环，一旦血管破裂，能迅速地在局部凝固，防止出血，血液的这种状态和功能有赖于凝血系统和抗凝血系统的动态平衡。如果某些病因触发了凝血过程，使其平衡失调，就会导致血栓形成。

一、血栓形成的条件与机制

血栓形成涉及心血管内皮、血流状态和血液凝固性改变这三个方面。血栓形成是一个复杂的过程，往往是各种因素共同作用的结果，也可能由某一种因素起主导作用。

（一）心血管内膜损伤

心血管内膜炎、动脉粥样硬化、心肌梗死，均可导致内膜损伤，暴露出内膜下的胶原纤维，血小板与胶原纤维接触、聚集、被激活。① 激活的血小板释放腺苷二磷酸（ADP）并合成血栓素 A_2（TXA_2），促使更多的血小板聚集，从而引发血栓形成；② 内皮下裸露的胶原纤维激活Ⅻ因子，启动内源性凝血系统；③ 释放组织因子，启动外源性凝血系统；④ 内膜损伤减弱了前列环素及其他抗凝物质的合成，有利于血栓形成。

【相关链接】

正常心血管内皮细胞的抗凝血作用

① 完整的内皮细胞将血小板、凝血因子与内皮下胶原隔开；② 合成前列环素（prostacyclin，PGI_2）、一氧化氮（NO）和 ADP 酶等，抗血小板聚集；③ 细胞膜表面被覆了肝素样物质，具有强烈的抗凝血作用；④ 合成血管性假血友病因子（von Willebrand factor，vWF），促使血小板与血管紧密黏附；⑤ 合成组织型纤溶酶原激活物（tissue-type plasminogen activator，tPA），能促进纤维蛋白降解。

（二）血流状态的改变

血流状态的改变系指血流速度和血流方向的改变。正常时血液在血管内流动是分层的。红细胞、白细胞在血流中的中轴部；血小板位于其外围，构成轴流；血管周边则为黏度较低的血浆，构成边流。这种流态的意义在于，血小板难以与血管壁接触和被激活，也可使血液的黏度不至于增高。当血流缓慢或涡流形成时，轴流变大或消失，血小板得以和血管壁接触，同时血液的黏滞性增加，容易导致血栓形成。血流缓慢时局部的凝血因子容易蓄积并活化，从而启动凝血过程。血液涡流产生的离心力和血流缓慢都会损伤内皮细胞，使内皮细胞产生的 PGI_2 和 tPA 等物质减少，从而抗血小板聚集和降解纤维蛋白能力降低，也易导致血栓形成。由于下肢静脉血流比上肢缓慢，血栓形成远比上肢多见，如久病卧床和心力衰竭患者下肢深静脉或盆腔静脉容易形成血栓。心脏和动脉在某些病理情况下（如动脉瘤和二尖瓣狭窄时高度扩张的左心房）也会出现血流缓慢和涡流而形成血栓。

（三）血液凝固性增高

血液凝固性增高指血液较正常时易于发生凝固的状态。一方面，与血小板的量增多、功能异常及凝血因子增多有关；另一方面，与血液黏度增高有关。如 DIC 时，大量促凝物质释放使凝血因子被激活，循环血液中出现纤维蛋白单体复合物，并且存在血小板大量活化与聚集；高脂血症易发生血栓形成，这可能与患者纤溶活性受到抑制，血中纤维蛋白原增多有关；慢性缺氧使红细胞增多，血液黏滞度增高，同时血小板聚集性增强，也易发生血栓形成。

二、血栓形成的过程与血栓的形态

任何部位血栓的形成都始于内膜表面的血小板黏附与聚集，这是血栓形成的第一步，以后如何发展及其基本形态则取决于血栓发生的部位和血液流速。通常根据血栓形成的过程（图3-2）可将血栓分为4种类型。

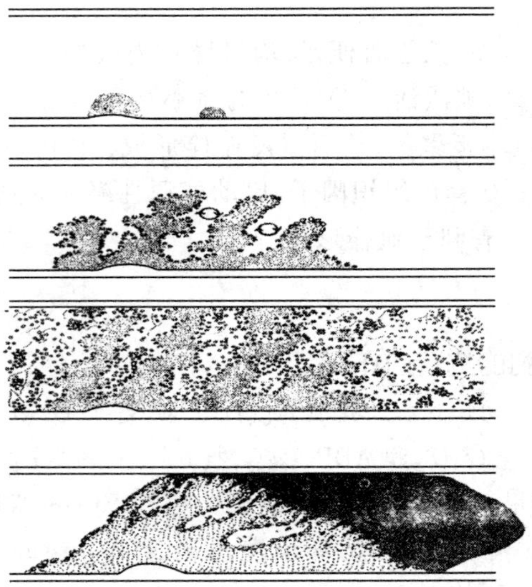

图3-2 血栓形成过程

（一）白色血栓

白色血栓（pale thrombus）肉眼观呈灰白色，质实，与心血管壁附着较牢固。镜下可见由血小板构成珊瑚状小梁，小梁周围有中性粒细胞附着，小梁间夹杂少量纤维蛋白网，网眼中网罗了少许红细胞。白色血栓可单独形成，主要发生于心瓣膜和动脉内膜。心瓣膜上形成的白色血栓外观常呈疣状，称为赘生物。在静脉内白色血栓可进一步延伸、增长而发展为延续性血栓，此时白色血栓成为延续性血栓的起始部，称为血栓头。白色血栓的主要成分是血小板。

（二）混合血栓

混合血栓（mixed thrombus）肉眼观，表面粗糙、干燥，呈灰白与红褐色相间的条纹状。镜下可见许多珊瑚状血小板小梁，被激活的纤维蛋白呈细网状横张于小梁间，其间网罗有大量的白细胞和红细胞。混合血栓常发生在静脉，是在白色血栓的基础上形成的。当血流经过白色血栓时，下游发生涡流，使血小板反复析出和聚集，逐渐形成分支状的血小板小梁。血小板小梁之间血流缓慢，甚或停滞，局部凝血因子浓度增高并被激活，血液发生凝固而形成混合血栓。单一的混合血栓见于二尖瓣狭窄时扩大的左心房内和动脉瘤内。静脉内的混合血栓构成延续性血栓的体部，称为血栓体。

（三）红色血栓

红色血栓（red thrombus）主要发生于静脉，是由混合血栓不断延伸、增大，直至阻塞血管，局部血流停止，血液发生凝固而成。红色血栓构成延续性血栓的尾部，称为血栓尾。新鲜的红色血栓肉眼观呈红色，湿润，有一定的弹性；随后，因水分被吸收而失去弹性，干燥易碎，易脱落。

（四）透明血栓

透明血栓（hyaline thrombus）见于休克、DIC，发生在微循环内，需显微镜才能见到，故又称微血栓。其构成的成分主要为纤维蛋白，又称为纤维蛋白性血栓。

三、血栓的结局

（一）溶解吸收

在血栓形成的同时，纤维蛋白溶解酶系统也被激活。另外，血栓内中性粒细胞崩解，释放溶蛋白酶，可将小的血栓完全溶解、吸收。较大的血栓在溶解、软化的过程中，可部分或全部脱落形成血栓栓子，引起栓塞。

（二）机化

由血管壁长出肉芽组织逐渐取代血栓的过程称为血栓机化。较大血栓若完全机化需 2 周左右。在机化的基础上，血栓内部产生裂隙，新生的内皮细胞被覆在裂隙表面，形成新的相互沟通的通道，使血流得以部分通过，这种现象称为血栓再通（recanalization）。

（三）钙化

没有被完全机化的血栓内有钙盐沉积，称为血栓钙化。钙化的静脉血栓称为静脉石（phlebolith）。

四、血栓对机体的影响

某些病变侵蚀血管可能发生破裂性出血，若血管内发生血栓形成，可避免破裂性出血，这是对机体有利的一面；但大多数情况下血栓形成对机体是不利的。

（一）阻塞血管

动脉血栓可引起血管腔不完全性阻塞，使局部组织缺血而萎缩、功能降低，也可引起血管腔完全堵塞；当侧支循环尚未有效建立时，则引起组织缺血性坏死，如冠状动脉血栓形成引起的心肌梗死、脑动脉血栓形成引起的脑梗死等。静脉血栓形成引起阻塞后，可导致淤血、水肿。

（二）栓塞

血栓全部或部分脱落后，会形成栓子，随血流运行，引起栓塞。

（三）心瓣膜病

心瓣膜上的血栓反复发生机化，可使瓣膜增厚、变硬、粘连及卷曲，最终导致心瓣膜病。

（四）出血与休克

广泛性微血栓形成后，可机械性阻断血流，同时消耗大量的凝血因子，引起全身性出血甚至休克。

第四节 栓　　塞

不溶于血液的异常物质随血流运行，阻塞血管腔的现象称为栓塞（embolism）。阻塞血管腔的物质称为栓子（embolus）。栓子可以是固态的，也可以是液态的或气态的。

一、栓子的运行途径

栓子的运行途径一般与血流方向一致。① 来自体循环静脉和右心的栓子，最终栓塞肺动脉主干或其各级分支；② 来自左心和体循环动脉的栓子，最终栓塞的部位是口径与其相当的体循环动脉系统的分支；③ 来自门静脉系统的栓子，栓塞肝内门静脉分支（图3-3）。

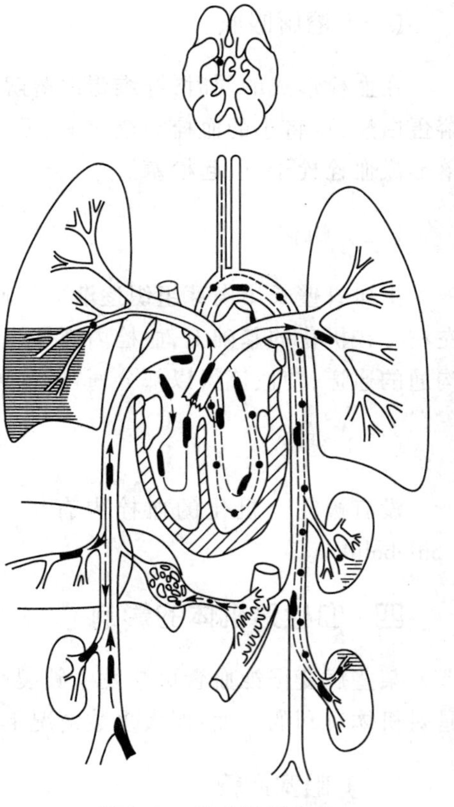
图 3-3　栓子运行途径

但也有少数栓塞例外，房间隔或室间隔缺损的患者，心腔内的栓子由压力高的心腔通过缺损进入压力低的心腔，再随动脉血流栓塞相应的分支，形成交叉性栓塞。患者胸内压、腹内压骤增时，下腔静脉的栓子逆血流而行，栓塞下腔静脉所属分支，形成逆行性栓塞。

二、栓塞的类型及其对机体的影响

（一）血栓栓塞

由血栓或血栓的一部分脱落所引起栓塞称为血栓栓塞（thromboembolism），是最常见的栓塞。

1. 肺动脉栓塞　栓子大多数来自下肢深静脉血栓脱落。因肺组织有双重循环，若肺动脉小分支栓塞，有支气管动脉可供血液，所以一般不会引起严重后果。若栓塞前已有肺淤血，一旦发生肺动脉分支栓塞，侧支循环不能充分代偿，则导致出血性梗死。当肺动脉分支广泛栓塞或肺动脉主干及大分支栓塞时，则引起肺动脉血流阻塞，血栓刺激动脉内膜引起神经反射，血栓释出 TXA_2和 5-羟色胺（5-HT）使肺动脉、支气管动脉、冠状动脉和支气管痉挛，同时肺缺血和左心输出量降低，患者出现呼吸困难、发绀和休克，多因急性呼吸、循环衰竭而猝死。

2. 体循环动脉栓塞　栓子多来源于左心的附壁血栓脱落，少数来自动脉系统的附壁血栓脱落。体循环动脉栓塞的后果视栓塞部位的动脉供血状况而定。体循环动脉栓塞可发生在全身各处，以脑、肾、脾和下肢常见，因这些器官侧支循环不丰富，栓塞后常导致梗死。梗死后的组织、器官若有腐败菌感染，则形成坏疽。侧支循环丰富的组织、器官（如上肢、甲状腺等）发生栓塞后，很少出现梗死。

（二）脂肪栓塞

脂肪栓塞（fat embolism）是指在血液中出现不溶解的脂肪滴引起的栓塞。常见的原因是长骨骨折或脂肪组织严重挫伤，因脂肪细胞破裂，释放出脂肪滴进入破裂的静脉口，随血液回流至右心，主要导致肺栓塞。若大量脂肪滴进入肺循环形成广泛栓塞时，则引起急性呼吸循环衰竭，甚至猝死。较小脂肪滴可经肺毛细血管到达体循环动脉引起栓塞，其中脑栓塞后果最严重，可造成脑梗死、脑水肿及脑组织点状出血等病变。

（三）气体栓塞

大量空气快速进入血液循环或溶解在血液中的气体游离成气泡所致的栓塞称为气体栓塞（gas embolism）。气体栓塞可分为两种类型。

1. 空气栓塞（air embolism）　多发生于创伤或手术所致头颈部大静脉破裂时，因为这些静脉内呈负压，空气从破裂口进入血液循环；也可见于分娩时，由于子宫强烈收缩，将空气挤进破损的静脉窦内，空气随血流抵达右心，受心脏搏动时血流的冲击而与血液混合形成泡沫状血液，因气泡具有很大的可压缩性，能随心脏的舒缩改变自身体积的大小，充斥在右心腔和肺动脉口，妨碍静脉血液回流和肺动脉血液输出，严重影响心脏的泵血功能，可导致患者猝死。

2. 减压病（decompression sickness）　也称氮气栓塞，是指溶解于血液内的氮气在环境气压骤降时，很快游离而形成气泡所引起的栓塞。常见于从深水作业迅速上升到水面，由于气压骤减，原溶解在血液中的氮、氧、二氧化碳快速游离，形成气泡。氧、二氧化碳会重新溶解，而氮气很难溶解，引起心、脑、肺、肠等各器官栓塞，局部组织缺血而坏死。组织间隙中的氮气泡会引起关节和肌肉疼痛。

（四）羊水栓塞

羊水栓塞（amniotic fluid embolism）是指分娩过程中羊水进入母体血液循环引起的栓塞。主要导致肺循环栓塞，并可引起休克和 DIC。可能是因为子宫收缩过强、胎儿迟迟不能娩出、羊膜破裂等因素，羊水进入子宫壁开放的静脉窦内，引起肺循环栓塞。羊水中胎毛、胎脂、角化上皮及胎粪可直接引起肺动脉栓塞；羊水内还含有丰富的凝血活酶，可引起 DIC。临床表现为产妇突发进行性呼吸困难、发绀和休克，2/3 的患者可在 1 h 内因急性呼吸循环衰竭而死亡。

（五）其他栓塞

其他栓塞如瘤细胞栓塞，可以形成转移瘤。细菌团、寄生虫卵等也可引起栓塞。

第五节 梗 死

梗死(infarct)是指因动脉阻塞、侧支循环不能及时建立而引起的局部组织缺血性坏死。局部组织缺血性坏死发生的时间，因该组织对缺血、缺氧的耐受性而定，一般认为，脑组织在血流中断 5 min 以上发生不可逆变化，心肌缺血 30 min 后多为不可逆性病理改变，其他组织对缺血的耐受时间均比脑和心肌长。

一、原因

凡能引起血管腔阻塞，导致局部组织血液循环中断和缺血的因素均可引起梗死。主要有以下 4 方面。

（一）血栓形成

血栓形成是梗死的最常见原因。冠状动脉和脑动脉粥样硬化合并血栓形成，可分别引起心肌梗死和脑梗死。

（二）动脉栓塞

动脉栓塞多为血栓栓塞。脾、肾和肺的梗死中，由血栓栓塞引起者多于血栓形成。

（三）血管受压闭塞

血管受压闭塞多见于肠扭转、肠套叠、嵌顿性肠疝及肠粘连等引起的肠梗阻。由于梗阻，肠腔内压力不断增高，首先出现静脉回流受阻，继而动脉血运受阻而致坏死。

（四）动脉痉挛

常在已有动脉狭窄病变的前提下，继发动脉强烈痉挛，组织缺血坏死。如冠状动脉粥样硬化并强烈痉挛，可引发心肌梗死。

二、病理变化与类型

梗死是因缺血引起的一种坏死，所以梗死的病理变化除有坏死的基本病变特点外，还与其发生的部位、该器官的血管分布、梗死区含血量的多少有关。

（一）病理变化

梗死属坏死的一种类型，不同器官的梗死可有不同的形态特点。由于多数器官的血管呈锥状分布，如脾、肾和肺，故其梗死灶也呈锥状，切面呈扇形或楔形，其尖端朝向该器官门部的血管阻塞处。心冠状动脉分支不规则,心肌梗死呈不规则的地图样外观。肠梗死呈节段性。脑梗死呈液状,属于液化性坏死。其他梗死多为凝固性坏死。

（二）类型

根据梗死区含血量的多少,可将梗死分为两种类型。

1. 贫血性梗死(anemic infarct) 常发生于心、脾、肾等。这些器官组织结构比较致密,侧支循环不丰富,梗死区域含血量减少,呈灰白色,故称为贫血性梗死或白色梗死(white infarct)。梗死灶周围组织有一明显的充血出血带。镜下观,与凝固性坏死相同,早期可见该组织轮廓,晚期呈红染均质状(彩图 3-3)。

2. 出血性梗死(hemorrhagic infarct) 多发生于肠和肺,因肠、肺组织结构疏松,具有双重循环或血管侧支循环丰富,特别是在动脉阻塞之前已有较严重的组织淤血。梗死区域有明显出血现象,呈暗红色。

三、结局及对机体的影响

梗死发生后的 1~2 天,病灶周围肉芽组织生长并逐渐向梗死灶内长入,较少的病灶可完全被肉芽组织取代,最后变成瘢痕(机化);较大的病灶不能完全机化,则由肉芽组织加以包裹,然后肉芽组织变成纤维膜,未被机化的坏死组织可钙化。脑梗死灶常液化成囊腔,周围由增生的神经胶质纤维包绕,最后形成胶质瘢痕。

梗死对机体的影响则取决于梗死的器官、梗死区的大小和部位。如小范围的肾梗死仅出现肾区疼痛和血尿,对肾功能无明显影响;脾梗死时出现左季肋区疼痛;肺梗死时出现胸痛与咯血,较大范围的梗死可引起呼吸困难;脑梗死可引起相应部位的功能障碍或致患者死亡;心肌梗死可致心脏功能障碍或猝死;肠梗死引起剧烈腹痛、呕吐及弥漫性腹膜炎;下肢梗死若发生坏疽,可出现毒血症、败血症等。

第六节 缺血-再灌注损伤

许多原因可造成组织血液灌流量减少,缺血达一定时间、一定程度会引起组织细胞的损伤,此乃缺血性损伤。使缺血器官或组织重新得到血液供应,是防止损伤、使组织细胞存活下来的必要措施。然而,近年来大量的临床及动物实验证明,有些情况下,经过一定时间缺血的组织器官,在得到血液再灌注时却出现了损伤进一步加重的现象,甚至发生了不可逆的损伤性变化。这种血液再灌注后缺血性损伤进一步加重的现象称为缺血-再灌注损伤(ischemia-reperfusion injury)。缺血-再灌注损伤涉及许多疾病的发病机制,同时也与许多现代治疗方法的疗效密切相关。熟悉缺血-再灌注损伤的机制,既要尽早恢复缺血组织的血流,又要尽可能地防止或减轻缺血-再灌注损伤的发生,是临床医疗与护理工作中需要高度关注的问题。

一、发生原因及影响因素

缺血-再灌注损伤是否发生取决于发生原因及其影响因素两方面的作用。

（一）发生原因

任何在组织或器官缺血基础上的重新恢复血液灌注的过程都可能成为缺血-再灌注损伤的发病原因。常见的有以下几方面。

1. 组织器官缺血后恢复血液供应　休克时微循环的疏通、冠状动脉痉挛的缓解、心搏骤停后的复苏等。

2. 一些医疗技术的应用　如动脉旁路移植术、溶栓疗法、心脏外科体外循环术、器官移植及断肢再植术等。

（二）影响因素

许多因素可以影响缺血-再灌注损伤的发生及其严重程度，常见的有以下因素。

1. 缺血时间　缺血时间长短与再灌注损伤的是否发生及严重程度有关。缺血时间过短或过长都不易发生再灌注损伤，而且不同的动物、不同的器官，发生再灌注损伤所需的缺血时间也不一致，小动物相对较短，大动物则相对较长。

2. 组织器官的性质　对氧需求量高的组织器官，如心、脑等，容易发生再灌注损伤；缺血后侧支循环容易形成者，不易发生再灌注损伤。

3. 再灌注条件　实验证明，用低压、低温（25 ℃）、低 pH、低钠、低钙、高钾和高镁液灌流，可使再灌注损伤减轻；反之，则加重再灌注损伤。

二、发生机制

目前，缺血-再灌注损伤的发生机制尚未得到彻底阐明，一般认为可能与以下因素有关。

（一）自由基的作用

1. 自由基的概念　自由基（free radical）是对外层电子轨道上含有的不配对电子的原子、原子团和分子的总称。自由基的共同特点是化学性质极为活泼（平均寿命约 1 ms），极易与其他物质反应以得到一个电子或失去一个电子而产生新的自由基。生理情况下，自由基参与体内许多酶系统的反应，由于细胞内存在的抗氧化物质可以及时清除自由基，对机体并无有害影响。病理情况下，由于自由基生成过多或机体抗氧化能力不足，则可使自由基在组织中堆积，导致细胞膜、DNA、RNA 及蛋白质的氧化及交联，从而造成组织、细胞的损伤。

【拓展提高】

与人体有关的自由基

自由基的种类很多，与人体有关的自由基主要包括：① 氧自由基：由氧诱发的自由基称为氧自由基，包括超氧阴离子自由基（$O_2^-\cdot$）、羟自由基（$\cdot OH$）。H_2O_2和单线态氧（$^1O_2$）虽不是自由基，但它们的氧化作用也很强，与氧自由基一起统称为"活性氧"（reactive oxygen）。在生理状态下，98%的氧分子通过线粒体细胞色素氧化酶系统接受 4 个电子还原成水，同时释放能量，仅 1%～2%的氧接受一个电子还原成 $O_2^-\cdot$，或再接受一个电子生成 H_2O_2。② 脂性自由基：是氧自由基与多价不饱和脂肪酸作用后生成的中间代谢产物，如烷自由基（L·）、烷氧自由基

(LO·)、烷过氧自由基(LOO·)等。

2. 缺血-再灌注时氧自由基生成增多的机制 再灌注时主要通过以下途径激发产生氧自由基。

(1) 黄嘌呤氧化酶的形成增多 缺血导致组织中黄嘌呤氧化酶增多,同时 ATP 分解,并依次分解生成 ADP、AMP、次黄嘌呤;再灌注时次黄嘌呤经黄嘌呤氧化酶代谢产生氧自由基。

(2) 中性粒细胞 中性粒细胞摄入的 O_2 有 70%在还原型烟酰胺腺嘌呤二核苷酸磷酸(NADPH)氧化酶和还原型烟酰胺腺嘌呤二核苷酸(NADH)氧化酶的催化下,接受电子形成氧自由基,用于杀灭病原微生物及外来异物。缺血可导致中性粒细胞在组织中聚集并激活,再灌注时组织重新获得氧气供应,进而产生的大量自由基造成细胞进一步损伤。

(3) 线粒体 缺血缺氧使线粒体功能受损,细胞色素氧化酶系统功能失调,以致进入细胞内的氧单电子还原而使氧自由基形成增多,同时对自由基的清除能力降低。再灌注阶段组织恢复氧气供应,进而产生的自由基也同时增加。

(4) 缺血缺氧 作为应激反应可刺激机体释放大量儿茶酚胺,在其代谢过程中有自由基产生。

总之,缺血导致组织中氧自由基生成增多,缺血一定时间后恢复血液灌注将导致氧自由基生成进一步增多,进而造成组织、细胞的损伤进一步加重。

(二) 钙超载

正常情况下,细胞外液钙浓度约为细胞内液的 1 万倍。这种高浓度差的维持主要取决于细胞膜的 Na^+-Ca^{2+}交换系统和离子泵。各种原因引起的细胞内钙含量异常增多并导致细胞结构损伤和功能代谢障碍的现象称为钙超载。

1. 钙超载的发生机制 研究表明,钙超载主要发生在再灌注期,且主要与钙的细胞内流增加有关。

(1) Na^+-Ca^{2+}交换异常 缺血时,细胞内 Na^+、H^+增多,再灌注时细胞内 Na^+、H^+可直接、间接激活 Na^+-Ca^{2+}交换蛋白引起钙超载。

(2) 细胞膜通透性增高 由于再灌注时生成大量的自由基使细胞膜脂质过氧化,损伤了细胞的膜结构;胞质 Ca^{2+}浓度升高,也可激活磷脂酶使膜磷脂降解,进一步增加细胞膜的通透性,结果是细胞外液 Ca^{2+}顺浓度梯度大量进入细胞。

(3) 线粒体及肌质网膜损伤 缺血-再灌注时,线粒体膜受到自由基损伤使 ATP 生成减少,钙泵能量供应不足使肌质网摄入 Ca^{2+}减少,促进钙超载的发生。

(4) β 肾上腺素受体兴奋 可通过增加细胞膜 L 型钙通道的开放促进 Ca^{2+}内流,可能也是细胞外 Ca^{2+}进入胞质促进钙超载形成的途径之一。

2. 钙超载引起缺血-再灌注损伤的机制 缺血-再灌注时,钙超载引起组织细胞损伤与下述 5 方面因素有关。

(1) 线粒体功能障碍 再灌注后,胞质内 Ca^{2+}浓度明显增加,使胞质内 Ca^{2+}向线粒体转移。线粒体过多摄入 Ca^{2+},除增加 ATP 消耗外,Ca^{2+}与线粒体内含磷酸根的化合物结合,形成不溶性磷酸钙,干扰线粒体的氧化磷酸化,使 ATP 生成减少。

(2) 激活磷脂酶　Ca^{2+}浓度升高可激活多种磷脂酶,促进膜磷脂分解,使细胞膜及细胞器膜结构均受到损伤。

(3) 影响心肌细胞电生理特性　通过 $Na^{+}-Ca^{2+}$交换形成一过性内向离子流,在心肌动作电位后形成迟后除极,成为引起心律失常的原因之一。

(4) 促进氧自由基生成　钙超载可通过增强 Ca^{2+}依赖性蛋白酶活性,加速黄嘌呤脱氢酶转化为黄嘌呤氧化酶,从而促进缺血-再灌注时氧自由基的生成。

(5) 其他　肌原纤维过度收缩,引起肌原纤维断裂,破坏细胞骨架结构。

(三) 白细胞的作用

缺血-再灌注损伤区域白细胞明显增加,尤其是中性粒细胞。缺血-再灌注导致白细胞激活,释放大量炎症介质、氧自由基、溶酶体酶等引起炎症反应及组织细胞的损伤、自溶和破坏。用去除白细胞的血液进行再灌注,可以减轻再灌注损伤;用补体抑制药减少白细胞浸润,也可减轻缺血-再灌注损伤的程度。这表明,白细胞在缺血-再灌注损伤的发生机制中具有重要作用。

三、防治缺血-再灌注损伤的病理生理基础

1. 尽早恢复血流　尽量减少缺血性损害。

2. 注意再灌注的条件　尽可能低流、低压、低温、低 pH、低钙和低钠。

3. 改善缺血组织的代谢　补充糖酵解底物(如磷酸己糖)有保护缺血组织的作用;外源性 ATP 作用于细胞表面与 ATP 受体结合,或使细胞膜蛋白磷酸化,有利于细胞膜功能的恢复;氢醌、细胞色素 c 可以改善线粒体氧化磷酸化过程。

4. 清除自由基　使用外源性超氧化物歧化酶(superoxide dismutase, SOD)、黄嘌呤氧化酶抑制剂、维生素 E、维生素 C 等自由基清除剂。

5. 减轻钙超载　在再灌注前或再灌注时即刻应用 $Na^{+}-Ca^{2+}$交换及 $Na^{+}-H^{+}$交换抑制剂、钙拮抗剂,可减轻再灌注损伤。

6. 其他　采用内、外源性细胞保护剂(如牛磺酸、金属硫蛋白等),可增强细胞耐受力而起到细胞保护的作用;采用中性粒细胞抗血清或抗粒细胞代谢产物抑制粒细胞激活,可明显地缩小心肌梗死范围;多次短暂缺血预处理可以增强细胞对缺血的耐受性,进而减轻缺血-再灌注损伤。

病例讨论

病例一:男,58 岁。患原发性高血压已十余年。近来常有便秘,5 天前去厕所大便时突然昏倒,并伴大小便失禁和右侧上、下肢麻痹。

病例二:女,60 岁,5 年前已确诊为脑动脉粥样硬化(血管内膜受损),4 天前早晨醒来后自觉头晕并发现右侧上、下肢活动不能自如,且病情逐渐加重,次日上午,右侧上、下肢麻痹。

病例三:女,27 岁,患风湿性心脏病伴亚急性细菌性心内膜炎(二尖瓣有赘生物形成)。当起床下地活动时突感头晕,当即卧床,2 天后出现右侧上、下肢麻痹。

讨论:1. 上述 3 位患者共同特点都有头晕和右侧上、下肢麻痹。请结合解剖学知识,判断

上述患者病变部位可能在何处？

2. 结合所学的局部血液循环知识，根据提供的简要病史，初步考虑 3 位患者的诊断分别是什么？能否提出诊断依据？

本章小结

1. 局部血液循环障碍包括：血量异常——充血和缺血，血管壁完整性或通透性异常——出血和水肿，血液性状和血管内容物的异常——血栓形成、栓塞，缺血引起梗死。

2. 充血分为动脉性充血和静脉性充血。静脉性充血多见，慢性肺淤血和慢性肝淤血临床上常见。

3. 出血分为破裂性出血和漏出性出血。漏出性出血与血管壁受损、血小板减少及功能异常、凝血机制障碍有关。

4. 血栓形成的条件有：① 心脏和血管的内膜损伤。② 血流状态的改变。③ 血液性质的改变。静脉内的延续性血栓顺血流方向形成血栓头（白色血栓）、血栓体（混合血栓）和血栓尾（红色血栓）。血栓可以脱落形成栓子引起栓塞。血栓栓子最常见，其次有脂肪、气体、羊水栓子等。肺动脉栓塞的栓子常来自下肢静脉。

5. 局部组织器官缺血可以发生梗死。血栓形成、血管受压闭塞、动脉痉挛都可引起梗死。以血栓形成引起的梗死最常见。脑梗死、心肌梗死多由动脉粥样硬化继发血栓形成引起。出血性梗死发生于有严重淤血、组织疏松的器官。梗死灶的形状与器官的血管分布有关，如肺、肾、脾的梗死灶可呈锥形，肠梗死灶可呈节段性，心肌梗死的梗死灶呈地图状。

6. 血液再灌注后缺血性损伤进一步加重的现象称为缺血-再灌注损伤。自由基的作用、细胞内钙超载、白细胞的作用是导致缺血-再灌注损伤的重要机制。

练习与思考

1. 名词解释：缺血-再灌注损伤　自由基　钙超载
2. 简述淤血的病理变化及后果。
3. 简述血栓形成对机体有何影响。
4. 分析心血管内膜损伤导致血栓形成的原因。
5. 简述梗死的类型及病变特点。
6. 简述缺血-再灌注损伤的发生机制。

（陈基善　刘　红）

第四章 炎 症

【学习目标】

掌握：

1. 基本概念。
2. 炎症的基本病理变化。
3. 炎症的常见类型及其主要特征。
4. 发热的功能代谢变化。

熟悉：

1. 炎症的原因。
2. 炎症的局部表现、全身反应。
3. 炎症介质在炎症过程中的作用。
4. 发热的发生机制。

了解：

1. 炎症经过及炎症的意义。
2. 炎症的防治原则。

炎症是常见的临床现象，许多疾病都存在炎症性病变。炎症局部表现为红、肿、热、痛和功能障碍。炎症时，患者也常伴有发热，末梢血液中白细胞数目增多，单核吞噬细胞系统及淋巴组织增生等全身反应。

第一节 炎症的概念

炎症是具有血管系统的活体组织针对损伤因子所发生的以防御为主的反应。血管反应是炎症过程的中心环节。炎症过程中，损伤因子直接或间接地引起机体局部组织细胞的各种损伤变化，同时机体的局部和全身也发生一系列复杂反应，以局限和杀灭损伤因子，清除、吸收坏死组织，并通过组织、细胞的再生对损伤加以修复。

炎症的基本病理变化包括变质、渗出和增生。一般炎症的早期以变质和渗出为主，后期以增生为主。三种基本病变相互联系并可相互转化。变质多属损伤性变化，渗出和增生多属防御或修复性变化。

凡能引起组织损伤的因素均可引起炎症，又称为致炎因子，主要包括以下几类。

1. 生物性因子　细菌、病毒、支原体、立克次体、螺旋体、真菌和寄生虫等是常见的引起炎症的病原微生物。其代谢产物和毒素对组织的直接损伤，或其抗原性诱发机体免疫反应引起的组织损伤均可导致炎症。生物性因子引起的炎症常称为感染,是最常见和最重要的一类炎症。

2. 物理性因子　各种物理性因子只要达到一定强度或持续一定时间,均可导致组织损伤而引起炎症。如温度异常引起冻伤或烧、烫伤,辐射会造成放射性损伤,机械力导致创伤。

3. 化学性因子　某些外源性化学物质如强酸、强碱,或机体内产生的内源性化学物质如坏死组织崩解产物,体内有毒代谢产物的蓄积如尿酸、尿素等可导致组织损伤引起炎症。

4. 免疫性因子　免疫反应异常可造成组织细胞的损伤而引起炎症性疾病。如变态反应引起的过敏性鼻炎、荨麻疹、肾小球肾炎,自身免疫反应引起的系统性红斑狼疮和类风湿关节炎等。

致炎因子作用于机体能否引起炎症以及炎症反应的程度,与致炎因子的性质、强度和作用时间有关,并取决于机体的反应性和免疫功能状态。

第二节　炎症介质

炎症介质是指炎症过程中参与或引起炎症反应的化学活性物质,主要由细胞释放或在体液中产生。

一、细胞源性炎症介质

细胞源性的炎症介质多以颗粒形式储存于细胞内,释出细胞后,由非活化状态转变为活化状态,参与各种炎症反应。

1. 血管活性胺　主要包括组胺和5-羟色胺。组胺主要存在于肥大细胞、嗜碱粒细胞的颗粒中,也存在于血小板中。致炎因子可使上述细胞脱颗粒而释放组胺。5-羟色胺主要存在于血小板和肠嗜铬细胞中。组胺和5-羟色胺均可使细动脉扩张,细静脉内皮细胞收缩,血管通透性升高,组胺还对嗜酸粒细胞具有趋化作用。

2. 花生四烯酸的代谢产物　包括前列腺素(PG)和白细胞三烯(LT)。前列腺素具有扩张小血管、增加血管壁通透性以及趋化中性粒细胞、嗜酸粒细胞的作用,并可导致发热和疼痛。白细胞三烯具有增加血管壁通透性和趋化中性粒细胞、嗜酸粒细胞的作用。

【拓展提高】

花生四烯酸

花生四烯酸(AA)为二十碳不饱和脂肪酸,广泛存在于前列腺、脑、肾、肺和肠等器官细胞质膜的磷脂内。在致炎因子或其他炎症介质的作用下,细胞的磷脂酶被激活,使质膜磷脂释放出大量的AA。后者经代谢产生前列腺素和白细胞三烯。激素能稳定细胞膜,减少AA的释放;阿司匹林能抑制AA的进一步代谢,最终使前列腺素和白细胞三烯产生减少,发挥抗炎作用。

此外,来源于细胞的炎症介质还有很多种,如中性粒细胞和单核吞噬细胞释放的溶酶体成分、活性氧代谢产物,激活的淋巴细胞、单核吞噬细胞产生的多种细胞因子,多种细胞均可产生的血小板活化因子等,参与加剧组织损伤、刺激免疫反应、扩张血管、增加血管通透性、杀灭病原微生物等一系列炎症反应,在此不一一赘述。

【拓展提高】

细胞因子

细胞因子根据其功能和靶细胞的不同，可分为5类：① 调节淋巴细胞激活、生长和分化的细胞因子，如白细胞介素-2（IL-2）、IL-4、转化生长因子β（TGF-β）等；② 调节自然免疫的细胞因子，如肿瘤坏死因子α（TNF-α）、IL-1β等；③ 激活吞噬细胞的细胞因子，如γ干扰素（IFN-γ）、TNF-α、TNF-β、IL-5、IL-10等；④ 对不同炎症细胞有趋化作用的化学因子；⑤ 刺激造血，调节不成熟白细胞生长、分化的因子，如IL-3、IL-7、干细胞因子等。

二、血浆源性炎症介质

血浆源性炎症介质包括补体、激肽、凝血和纤维蛋白溶解系统，是互相关联的三类炎症介质。

1. 补体系统　由20种血浆蛋白组成，被激活后产生的多种补体片段具炎症介质作用，其中最主要的是C3a、C5a和C3b。C3a、C5a可促使肥大细胞和血小板释放组胺；C5a能激活花生四烯酸代谢的脂质氧化酶途径，并具有强烈趋化中性粒细胞、单核细胞的作用；此外，C3b具有调理素作用，可增强吞噬细胞的吞噬活性。

2. 激肽系统　Ⅻa因子可使血浆前激肽释放酶转变为激肽释放酶，使激肽原裂解为缓激肽。缓激肽具有扩张小血管、增加血管壁通透性以及较强的致痛作用。激肽释放酶本身还具有化学趋化活性，并能使C5转变成C5a。

3. 凝血和纤维蛋白溶解系统　Ⅻ凝血因子活化后，启动凝血和纤溶过程。凝血过程形成凝血酶和纤维蛋白的同时，释放纤维蛋白多肽；凝血酶可促使白细胞黏着和成纤维细胞增生，纤维蛋白多肽可使血管壁通透性增加，还对白细胞具有趋化作用。纤溶过程产生的纤维蛋白降解产物具有增加血管壁通透性和对白细胞的趋化作用。

炎症介质的产生和释放是炎性渗出的基础。与炎症反应有关的主要炎症介质见表4-1。

表4-1　与各种炎症反应有关的主要炎症介质

作用	主要介质种类
血管扩张	组胺、缓激肽、PG、NO
血管通透性升高	组胺、5-羟色胺、C3a、C5a、缓激肽、活性氧代谢产物
趋化作用	C5a、LT、细菌产物
发热	IL-1、IL-6、TNF、PG
疼痛	PGE_2、缓激肽
组织损伤	氧自由基、溶酶体酶、NO

第三节　炎症局部的基本病理变化

任何原因引起的炎症、任何部位发生的炎症，炎症局部的基本病理变化都是相同的，包括变质(degeneration)、渗出(exudation)和增生(proliferation)3 种改变。但是,不同的炎症或炎症的不同阶段,三者的变化程度和组成方式不同。有的炎症以变质性改变为主,有的以渗出性改变为主,有的则以增生性改变为主,有时也可互相转化。

一、变质

炎症局部组织、细胞的变性和坏死称为变质。致炎因子的直接损伤、炎症局部血液循环障碍等原因均可导致组织的变质。实质细胞、间质纤维结缔组织都可发生变质。前者的变质性改变多表现为细胞水肿、脂肪变性、凝固性坏死和液化性坏死等;后者的变质性改变多表现为黏液样变性、纤维蛋白样坏死和崩解液化等。

二、渗出

炎症局部组织血管内的血液成分通过血管壁到达血管外的过程称为渗出。渗出的物质称为渗出物或渗出液(exudate),其中蛋白质含量较高,并含较多细胞成分及细胞碎片,因而外观混浊,细胞含量高,相对密度大于 1.018,有别于因静脉回流受阻、流体静压升高而形成的漏出液(transudate)。

渗出是由于炎症局部血管通透性增高和白细胞主动游出所致,不同于因血管破裂红细胞外溢造成的出血。

炎性渗出过程包括血管反应、液体渗出和细胞渗出。

(一) 血管反应

组织在致炎因子的作用下,微循环顺序发生如下血流动力学改变,称为血管反应。炎症局部血管反应是血液成分渗出的基础(彩图 4-1)。

1. 细动脉短暂收缩　损伤发生后立即出现细动脉短暂收缩,但仅持续几秒钟。其发生机制可能是通过神经反射。炎症介质也能引起动脉收缩。

2. 血管扩张充血　细动脉短暂收缩之后,细动脉和毛细血管继而扩张,局部血流量增多,形成动脉性充血。血管扩张早期亦有神经反射参与,其作用时间短暂;此后持久的血管扩张充血是由炎症介质的作用引起的。

3. 血管通透性升高　血管扩张充血加之炎症介质使得血管通透性升高,造成血浆外渗,血液浓缩,血液黏度增加,血流速度减慢。

(二) 液体渗出

在上述一系列血管反应的基础上,炎症病灶区血管内的液体成分通过血管壁到达血管外的过程称为液体渗出。渗出的液体成分称为渗出液。

渗出液与漏出液的鉴别见表 4-2。

1. 液体渗出的机制

(1) 血管壁通透性增高　引起血管壁通透性增高的因素主要有:① 炎症区域淤血造成的缺氧、酸中毒导致血管内皮细胞的损伤;② 炎症介质作用于血管内皮细胞使之收缩、间隙增宽;③ 致炎因子、白细胞及其释放的水解酶等活性物质对血管和其基膜的直接损伤,均可导致微血管壁通透性增加。

表 4-2　渗出液与漏出液的鉴别

鉴别点	渗出液	漏出液
原因	炎性	非炎症
蛋白质含量	>25 g/L	<25 g/L
蛋白质种类	多种蛋白质	清蛋白
相对密度	>1.018	<1.018
细胞数	$>0.5\times10^9/L$	$<0.1\times10^9/L$
外观	混浊	澄清
凝固	+	-
Rivalta test *	+	-

* Rivalta test 即黏蛋白试验，目的是检查有无有机大分子的存在，加入冰醋酸呈乳白色为(+)。

(2) 微血管内流体静压升高　炎症早期血管扩张、充血及后期的血液淤滞均使微血管内流体静压升高，导致血管内的液体大量渗出。

(3) 组织间液渗透压升高　血管壁通透性增高时血浆物质的不断外渗，加之炎症时局部组织分解代谢增强，使得局部小分子胶体物质和盐的解离增多，最终使炎灶区内胶体渗透压和晶体渗透压都升高，吸引血管内液体向炎症局部渗出。

2. 液体渗出的意义

(1) 有利方面　① 渗出液可稀释毒素及有害物质，减轻其对机体组织细胞的损伤；② 为局部浸润的白细胞带来糖、氧等营养物质，并运走代谢产物；③ 渗出液含有抗体、补体、溶菌酶等物质，可消灭病原体及中和毒素；④ 渗出的纤维蛋白原形成纤维蛋白并交织成网，可局限病原体及其毒素，并有利于白细胞的游走和吞噬，还可作为组织修复的支架；⑤ 渗出物中的病原体及其毒素随淋巴液被携带到局部淋巴结，可刺激机体产生体液免疫和细胞免疫。

(2) 不利方面　液体渗出过多对机体也会造成不良影响。① 大量渗出液可压迫局部组织、器官，加重局部血液循环障碍，影响组织、器官的功能，如心包和胸腔积液可压迫心、肺，严重的喉头水肿可引起窒息等；② 渗出液中的大量纤维蛋白若不能完全被吸收，可发生机化而产生相应病变，如肺肉质变、胸膜粘连和心包粘连等。

(三) 细胞渗出

白细胞游出到血管壁外的过程，称为细胞渗出。白细胞的渗出是一个主动过程，是机体的重要防御反应。渗出到血管外的白细胞称为炎细胞，渗出的炎细胞聚集于炎症病灶区的现象称为炎细胞浸润。白细胞渗出的过程非常复杂，要经过附壁、游出、趋化、识别、吞噬和杀灭等多个步骤。

1. 白细胞的附壁与游出

(1) 白细胞的靠边和附壁　炎症时静脉淤血，血流速度减慢，轴流变宽，边流消失。白细胞由轴流进入边流，靠近血管壁并沿着血管壁向前缓慢滚动，称为白细胞靠边；随后靠边的白细胞黏附于血管壁，紧贴于内皮细胞表面，称为白细胞附壁。

（2）白细胞的游出　附着于血管壁的白细胞，首先在内皮细胞连接处由胞质突起形成伪足，伸入内皮细胞间隙，以阿米巴样运动方式，穿过内皮细胞连接，分泌胶原酶溶解基膜，最后整个细胞移至血管外。各种白细胞均以同样方式游出，中性粒细胞游出最快，淋巴细胞运动能力最差。

2. 趋化作用　白细胞游出血管后，以阿米巴运动的方式定向游走，向炎区集中，系因炎区中存在某些化学物质，对白细胞具有化学吸引作用所致，这种现象称为趋化作用，能吸引白细胞定向游走的物质称为趋化因子。趋化因子可以是内源性的（如补体成分），也可以是外源性的（如细菌产物）。各型白细胞都具有被一定趋化因子吸引的特性，所以不同的炎症，其炎区内炎细胞的种类也不同，对中性粒细胞有趋化作用的主要有补体片段（如 C5a）、白细胞三烯及细菌代谢产物等。单核-巨噬细胞的趋化因子除这三种物质外，还有中性粒细胞释出的阳离子蛋白质和致敏淋巴细胞释放的淋巴因子等。嗜酸粒细胞的趋化因子有组胺和前列腺素等。

3. 吞噬作用　渗出的白细胞经趋化作用聚集到炎症病灶区后吞噬和消化病原体及其他异物的过程，称为吞噬作用。吞噬过程分为：① 识别和黏着：吞噬细胞借助其表面的 Fc 段和 C3b 受体，识别被调理素化的病原体，并与其结合使之附着于吞噬细胞的表面；② 包围和吞入：吞噬细胞伸出伪足将附着于表面的病原体（或异物）包围，伪足延伸、相互吻合，将病原体（或异物）吞入胞体内形成吞噬体，再与溶酶体结合形成吞噬溶酶体；③ 杀灭和降解：吞噬溶酶体内的病原体（或异物）由溶酶体及其代谢产物进行降解和消化。

【拓展提高】

调　理　素

调理素是存在于血清中的一类能增强吞噬细胞吞噬功能的蛋白质，主要包括抗体的 Fc 段、补体 C3b 糖结合蛋白等。细菌等颗粒状物与含有调理素的血清接触并被其所包裹，此过程称为调理素化。随后，吞噬细胞借助其表面的 Fc 受体和 C3b 受体识别并黏着被调理素化的细菌，进而实现识别、黏着、吞噬功能。

4. 炎细胞的种类及其主要功能　炎细胞的主要功能及临床意义见表 4-3。

表 4-3　炎细胞的主要功能及临床意义

炎细胞	主要功能	临床意义
中性粒细胞	具有活跃的游走功能和较强的吞噬能力。能吞噬细菌、小组织碎片及抗原-抗体复合物等	主要见于急性炎症的早期和化脓性炎症
单核-巨噬细胞	具有很强的游走和吞噬能力。能吞噬非化脓菌、较大的组织碎片及异物等；释放内源性致热原；处理抗原，传递免疫信息	主要见于急性炎症后期、肉芽肿性炎症、病毒和寄生虫感染等
嗜酸粒细胞	游走能力较弱，有一定吞噬能力。能吞噬免疫复合物及组胺	主要见于寄生虫感染及变态反应性炎症

续表

炎细胞	主要功能	临床意义
淋巴细胞及浆细胞	游走能力弱,无吞噬能力。T 淋巴细胞参与细胞免疫,致敏后产生淋巴因子,杀伤靶细胞;B 淋巴细胞在抗原刺激下,可转变为浆细胞,产生抗体,参与体液免疫	主要见于慢性炎症、病毒感染以及与免疫反应有关的炎症
嗜碱粒细胞和肥大细胞	无明显游走和吞噬能力。胞质中含嗜碱性颗粒,脱颗粒可释放组胺和肝素	主要见于变态反应性炎症

三、增生

在致炎因子和组织崩解产物或某些理化因素的刺激下,炎症局部细胞增殖、细胞数目增多,称为增生(proliferation)。增生的细胞主要是巨噬细胞、血管内皮细胞和成纤维细胞。某些情况下,炎灶周围的上皮细胞或实质细胞也发生增生。在炎症后期或慢性炎症时,增生改变则较明显。炎症增生是一种防御反应。例如,增生的巨噬细胞具有吞噬病原体和清除组织崩解产物的作用;增生的成纤维细胞和血管内皮细胞形成肉芽组织,参与组织的修复。但过度的增生,也可影响器官功能。

第四节　炎症的类型

炎症的分类方法有多种,临床上依其临床经过和病程长短可分为超急性炎症、急性炎症、亚急性炎症和慢性炎症,病理上依其局部组织的基本病变分为变质性炎症、渗出性炎症和增生性炎症。本节仅介绍炎症的病理类型。

【相关链接】

炎症的临床类型

① 超急性炎症:多属变态反应性损害,起病急,呈暴发经过,持续时间为数小时或数天,以变性、坏死和渗出性改变为主,组织器官在短期内发生严重损害。② 急性炎症:起病急,病程短,多持续数天至 1 个月,以变性、坏死和渗出性改变为主,炎症灶内以中性粒细胞浸润为主,多有明显的局部症状和全身反应。③ 慢性炎症:起病大多较缓慢,病程长达数月或数年,组织损伤较轻微,炎症灶内以淋巴细胞、浆细胞和单核细胞浸润为主,组织的再生修复过程明显,局部症状和全身反应多不明显,但常继发严重的功能障碍。④ 亚急性炎症:临床经过介于急性炎症和慢性炎症之间,病程在 1 至数月。

一、变质性炎症

变质性炎症是指炎症局部组织细胞以变性、坏死为主,而渗出和增生性病变较轻微的炎症。多由严重感染、中毒或变态反应所致,常发生于心、肝、肾、脑等实质器官。变质性病变常见于急性炎症,病变器官组织的结构常被破坏,导致其功能障碍。如急性重型病毒性肝炎时,肝细胞发生广泛的变性、坏死,造成肝功能障碍,并出现相应的临床表现。

二、渗出性炎症

渗出性炎症是指炎症局部以渗出性病变为主,可伴有一定程度的变质性病变。根据渗出物所含的主要成分可将渗出性炎症分为浆液性炎、纤维蛋白性炎、化脓性炎和出血性炎等几种类型。

(一)浆液性炎

浆液性炎(serous inflammation)是指以大量浆液渗出为主的炎症,常发生于疏松结缔组织、黏膜、浆膜。浆液性渗出物为淡黄色略显混浊的液体,主要成分除血清外,还混有少量白细胞、纤维蛋白等。浆液中含有3%~5%的蛋白质,主要是清蛋白。浆液性渗出物弥漫地分布于炎症组织内,局部出现明显充血、水肿,如皮肤Ⅱ度烧伤时形成的水泡。浆膜或关节滑膜等发生浆液性炎时可形成积液,如胸腔积液、腹水(腹腔积液)、关节腔积液等。渗出的浆液多可被吸收消散,愈后不留痕迹。若渗出过多可导致严重后果,如胸腔或心包腔大量积液时,可影响呼吸和心脏功能。

【拓展提高】

卡他性炎

卡他性炎是指发生于黏膜的浆液性炎症,常无明显的组织坏死。卡他(catarrh)源于希腊语,意为“向下滴流”,形容渗出液较多,沿黏膜表面向外排出,如感冒初期的流涕。

(二)纤维蛋白性炎

纤维蛋白性炎(fibrinous inflammation)是以大量纤维蛋白原渗出为特征的炎症,渗出的纤维蛋白原随后形成纤维蛋白。纤维蛋白性炎常发生于黏膜、浆膜和肺等部位,多因细菌毒素或毒性物质导致血管壁严重受损,通透性明显升高造成。在HE染色的切片中,渗出的纤维蛋白原凝聚成红染的网状、条状或颗粒状,其中常混有中性粒细胞、坏死细胞碎片等。

1. 黏膜的纤维蛋白性炎　可在黏膜表面形成由大量的纤维蛋白、少量的中性粒细胞和坏死脱落的上皮细胞形成的灰白色膜状物,故又称为假膜性炎症,常见于白喉、细菌性痢疾等。气管白喉时,由于气管、支气管表面的纤毛柱状上皮与假膜结合不牢固,假膜容易脱落,可阻塞气管或支气管,引起窒息。

2. 浆膜的纤维蛋白性炎　病变主要为浆膜表面有大量的纤维蛋白渗出,如心包的纤维蛋白性炎症,在心包脏、壁层之间渗出大量纤维蛋白,随心脏的收缩、舒张被牵拉成绒毛状,称为“绒毛心”。

3. 肺的纤维蛋白性炎　如大叶性肺炎,在肺泡腔内有大量纤维蛋白渗出,使肺变实。

渗出的纤维蛋白较少时,可被中性粒细胞崩解释放的蛋白溶解酶溶解吸收。当渗出的纤维蛋白过多,或中性粒细胞释放的蛋白溶解酶不足以完全溶解渗出的纤维蛋白时,则由肉芽组织取代而发生机化。如发生在心包,则造成心包脏、壁层粘连,影响心脏舒缩,称为“铠甲心”。

（三）化脓性炎

化脓性炎(suppurative 或 purulent inflammation)是以大量中性粒细胞渗出为主并伴有不同程度的组织坏死和脓液形成为特征的炎症。化脓性炎多由化脓菌(如葡萄球菌、链球菌、大肠埃希菌等)感染所致,亦可由坏死组织继发感染所致。病灶内渗出的中性粒细胞释放蛋白溶解酶,将坏死组织溶解液化的过程,称为化脓,所形成的液化坏死物称为脓液(pus),是由大量变性、坏死的中性粒细胞(脓细胞)、坏死组织液化物、细菌和少量浆液形成的。脓液的性状因感染的细菌不同而有所变化。葡萄球菌感染时,脓液为黄绿色、混浊黏稠的液体;链球菌感染时,脓液较为稀薄。化脓性炎分为三种类型。

1. 脓肿(abscess) 为局限性化脓性炎,常伴有脓腔形成,脓腔内充满脓液。脓肿可发生于皮下、肺、肝、肾(彩图 4-2)、脑等内脏器官,多由金黄色葡萄球菌感染所致。金黄色葡萄球菌产生的毒素导致局部组织坏死,继而大量中性粒细胞渗出、浸润并释放蛋白溶解酶,将坏死组织溶解液化形成脓液。金黄色葡萄球菌还可产生血浆凝固酶,使渗出的纤维蛋白原转变为纤维蛋白,使炎症局限。

疖 是指单个毛囊、皮脂腺及其周围组织形成的脓肿。

痈 是由多个疖互相融合,在皮下脂肪和筋膜组织中形成互相沟通的脓肿。

小的脓肿可以吸收消散,较大的脓肿常需切开排脓或穿刺抽脓,辅以相应治疗,最后由肉芽组织增生,瘢痕修复。较大的脓肿,既不能完全吸收又不能排出时,可发生机化或形成慢性脓肿。发生于皮肤和黏膜的脓肿,可向表面破溃形成缺损,称为溃疡;深部组织的脓肿可向体表或自然管道穿破,形成只有一个开口的排脓管道,称为窦道;深部组织脓肿一端向体表穿破,另一端向自然管道穿破,或分别穿通两个空腔脏器,形成两个开口的排脓管道,称为瘘管。

2. 蜂窝织炎(phlegmon, cellulitis) 是指发生于疏松组织内的弥漫性化脓性炎症。炎症病灶内组织明显充血、水肿,大量中性粒细胞浸润,但不见明显坏死(彩图 4-3)。蜂窝织炎好发于比较疏松的组织(如皮肤、肌肉和阑尾等部位),多由溶血性链球菌感染所致。溶血性链球菌能分泌透明质酸酶和链激酶等,溶解结缔组织基质中的透明质酸和纤维蛋白,使细菌易沿组织间隙蔓延、扩散,导致炎症不易局限,炎症病灶与正常组织界限不清,患者全身中毒症状严重。

3. 表面化脓和积脓 发生于黏膜和浆膜的化脓性炎,其脓性渗出物主要向黏膜或浆膜表面渗出,深部组织没有明显的炎细胞浸润现象,称为表面化脓。如化脓性支气管炎、化脓性胸膜炎、化脓性脑膜炎等。支气管黏膜、泌尿道黏膜表面化脓时,渗出的脓液可沿支气管或泌尿道排出体外;发生于黏膜腔或浆膜腔者,其脓液可在腔道器官或浆膜腔积存形成积脓,如阑尾积脓、胆囊积脓、胸膜腔积脓。

（四）出血性炎

出血性炎以炎症局部可见大量红细胞为特征。它本身并不是独立的炎症类型,而是多与其他类型炎症混合存在,因血管壁严重损伤,通透性明显升高导致炎症局部出血。常见于某些烈性传染病,如炭疽、鼠疫、流行性出血热(又称肾综合征出血热)和钩端螺旋体病等。

三、增生性炎症

以增生变化为主的炎症称为增生性炎，多为慢性炎症。增生性炎包括非特异性增生性炎和特异性增生性炎（肉芽肿性炎）两大类。

（一）非特异性增生性炎

增生的成分常为以下几类：① 炎细胞，主要为淋巴细胞、浆细胞和单核细胞；② 成纤维细胞和血管，即肉芽组织；③ 损伤周围组织如上皮细胞、腺体等实质细胞。

增生的炎细胞及其释放的多种活性因子，可吞噬和杀伤病原微生物，但生物活性产物过多可导致组织损伤和加重组织纤维化。肉芽组织增生是损伤修复的重要方式，但常伴有瘢痕形成。上述几类成分增生常使局部肿胀或使管腔器官（如阑尾、胆囊等）的管壁增厚，是慢性炎症的主要肉眼改变。

有时在黏膜发生的增生性炎可向黏膜表面突起，形成带蒂的炎性肿块，称为炎性息肉（inflammatory polyp），常见于鼻腔、肠黏膜（彩图 4-4）和子宫颈。

有时炎性增生的组织形成境界清楚的瘤样团块，称为炎性假瘤（inflammatory pseudotumor），常见于眼眶和肺，易误诊为肿瘤。

（二）肉芽肿性炎

肉芽肿性炎（granulomatous inflammation）是一种特殊性增生性炎，是由巨噬细胞及其演化的细胞增生所形成的境界清楚的结节状病灶。不同病因导致的肉芽肿常具特殊的形态特征，病理医师可根据该特征作出病因诊断，如可根据典型的结核结节诊断结核病。不具典型特征的肉芽肿常需辅以特殊检查，如抗酸染色、细菌培养、血清学检查和聚合酶链反应（PCR）检测。肉芽肿可分为感染性肉芽肿和异物性肉芽肿。

1. 感染性肉芽肿　由结核分枝杆菌、麻风分枝杆菌、梅毒螺旋体等病原微生物感染引起，如典型的结核肉芽肿。

2. 异物性肉芽肿　由手术缝线、石棉和滑石粉等异物在组织局部长期刺激引起。肉芽肿的主要细胞成分是上皮样细胞和多核巨细胞。上皮样细胞胞质宽，呈淡粉色，略呈颗粒状，胞质界限不清。细胞核呈圆形或长圆形，染色浅淡。该细胞具有向细胞外分泌的功能，而吞噬功能下降。多核巨细胞是由上皮样细胞融合而来，细胞核数目可达几十个，甚至几百个。其功能也与上皮样细胞相似。结核结节中的朗汉斯（Langhans）多核巨细胞的细胞核呈花环状或马蹄状排列于细胞质的周边，异物性肉芽肿中的异物性多核巨细胞的细胞核则杂乱无章地分布于细胞质内。

第五节　炎症的临床表现

一、炎症的局部表现

炎症局部主要有红、肿、热、痛和功能障碍等临床表现，以体表的急性炎症最为明显。

1. 红　炎症早期局部血管扩张、充血，炎症局部鲜红色；炎症后期局部血管转为淤血，组织呈现暗红色。

2. 肿　急性炎症时充血、炎性渗出可使局部组织明显肿胀。慢性炎症时，由于细胞和组织增生，也可引起肿胀。

3. 热　炎症时动脉性充血，组织代谢增强，产热增多而使局部温度增高。

4. 痛　炎症局部常伴有疼痛，主要原因有：① 炎症病灶组织分解代谢增强，H^+、K^+浓度增高，刺激神经末梢引起疼痛；② 某些炎症介质，如前列腺素、5-羟色胺、缓激肽等有致痛作用；③ 炎症局部肿胀、张力增高，压迫神经末梢引起疼痛。

5. 功能障碍　炎症病灶内的实质细胞变性、坏死，渗出物的压迫或阻塞以及局部组织的肿胀、疼痛等，均可导致病变组织或受累器官的功能障碍。

二、炎症的全身反应

1. 发热　多见于病原微生物所致的炎症，特别是病原体蔓延入血时表现更为显著。病原体及其代谢产物等作为外源性致热原，刺激机体产生并释放内源性致热原，使体温调节中枢的调定点上移，体温升高。

2. 血中白细胞的变化　多数炎症时，末梢血中白细胞数目增多，可达$(1.5\sim2.0)\times10^9/L$或以上。化脓菌感染时，以中性粒细胞增多为主；严重感染可出现幼稚的中性粒细胞（称为“核左移”），细胞质内可见中毒颗粒；肉芽肿性炎以单核细胞增多为主；寄生虫感染或变态反应性炎以嗜酸粒细胞增多为主；病毒感染以淋巴细胞、单核细胞增多为主；慢性炎症以淋巴细胞和浆细胞增多为主。但伤寒、流行性感冒等少数炎症，血中白细胞数目不仅不增高，反而减少。因此，对血中白细胞的计数和分类检查有助于疾病的诊断，具有重要临床意义。

3. 单核吞噬细胞系统及淋巴组织增生　炎症病灶内的病原体、坏死崩解产物，可通过血液或淋巴引流到达全身单核吞噬细胞系统，刺激单核吞噬细胞及淋巴组织增生，使其功能增强，有利于吞噬、消化病原体和坏死组织，临床上表现为肝、脾、淋巴结肿大。

4. 实质器官病变　严重感染时，心、肝、肾、脑等器官的实质细胞可发生各种变性甚至坏死，表现出相应的临床症状和体征，并出现严重的功能障碍，如白喉外毒素吸收入血引起的中毒性心肌炎。

第六节　炎症的结局

一、痊愈

经过炎症的一系列变化，病原微生物被清除，如炎症局部组织损伤较小，炎性渗出物及坏死组织完全被溶解吸收或排出，周围健康的同种组织细胞再生修复，在形态结构和功能上完全恢复正常，称为完全痊愈；如组织损伤范围较大，程度较重，坏死组织不能被完全溶解吸收，形态结构和功能未完全恢复，由肉芽组织修复形成瘢痕，称为不完全痊愈。

二、迁延不愈转为慢性

若致炎因子未能及时清除，不断引起组织细胞损伤，导致炎症迁延不愈，转为慢性炎症。

三、蔓延扩散

当机体的抵抗力低下或感染的病原体数量多、毒力强时，炎症可向周围组织蔓延扩散或经血管、淋巴管播散全身。

（一）局部蔓延

局部蔓延指炎症病灶内的病原微生物，沿组织间隙、脉管周围间隙或自然管道，向邻近组织、器官蔓延扩展。

（二）淋巴道扩散

淋巴道扩散指病原体及其毒素侵入淋巴管，随淋巴液扩散，引起淋巴管炎和局部淋巴结炎。表现为局部淋巴结肿大变硬，并出现压痛。如急性扁桃体炎时，病原体及其毒素沿淋巴道扩散，可致下颌下或颈部淋巴结炎症。

（三）血道扩散

血道扩散指病原体及毒素侵入血液循环，或经淋巴道进入血液。可分别引起菌血症、毒血症、败血症和脓毒血症。

1. 菌血症　指细菌由局部病灶侵入血液，血中可查到细菌，但无明显的全身中毒症状。多见于某些炎症的早期，侵入血液的细菌可被血液中的单核细胞吞噬杀灭，而不继续发展。

2. 毒血症　指细菌的毒素或毒性产物被吸收入血。患者出现高热、寒战等全身中毒症状，常伴心、肝、肾等实质细胞变性、坏死，重者出现中毒性休克，血培养细菌检查为阴性。

3. 败血症　指细菌入血并在血液中大量生长繁殖，产生毒素。患者出现严重的全身中毒症状、皮肤和黏膜出血点及肝、脾、全身淋巴结肿大等表现，血培养细菌检查为阳性。

4. 脓毒败血症　指由化脓菌引起的败血症。化脓菌随血流到达全身，除可引起败血症的症状外，常可在全身组织器官，如肝、肾、肺、脑、皮肤等处，形成多发性小脓肿。

病例讨论

病例：患者，女，25岁，突然发作上腹部痛，随后很快转移至右下腹，伴恶心、呕吐及发热。体检：右下腹有明显压痛及反跳痛。血液检查白细胞总数升高，分类中性粒细胞比例增高。临床行阑尾切除术，术中见阑尾肿大，色暗红，浆膜面可见血管扩张充血及灰黄色片状或丝状渗出物被覆。切开见阑尾腔内有脓性渗出物流出。

讨论：1. 患者阑尾发生的炎症属于哪种性质的炎症？

2. 阑尾镜下有什么病变特点？

本章小结

1. 炎症是机体对损伤所发生的以防御为主的反应。炎症局部可出现红、肿、热、痛和功能障碍,并伴有发热、白细胞计数增高等全身反应。

2. 变质(损伤)、渗出和增生(抗损伤)是炎症的基本病理变化。渗出,特别是炎细胞渗出,是炎症的特征性病理变化。炎细胞通过附壁、黏着、游出血管,受趋化因子的作用,到达炎症部位,吞噬、杀灭病原体。急性炎症早期,化脓性炎以中性粒细胞增多为主。急性炎症后期、慢性炎症以巨噬细胞、淋巴细胞、浆细胞浸润为主。

3. 来源于细胞和体液的炎症介质参与和介导炎症反应(血管反应、炎细胞渗出、组织损伤、发热和疼痛)。

4. 以渗出或变质为主的炎症多为急性炎症。变质性炎症常见于病毒性感染,如病毒性肝炎和流行性乙型脑炎等。渗出性炎依渗出的成分不同而分为浆液性炎、纤维蛋白性炎、化脓性炎(蜂窝织炎、脓肿、表面化脓和积脓)和出血性炎。以增生为主的炎症多为慢性炎症。慢性炎症中,以单核吞噬细胞及其演化细胞形成的肉芽肿性炎最具特异性,根据肉芽肿的形态特点可进行病原学诊断,如看到典型的结核结节便可诊断结核病。

5. 炎症结局取决于致炎因子的强弱、机体的抵抗力、治疗措施。大多数炎症均可痊愈。少数可发生播散,甚至可发生败血症及脓毒血症。

练习与思考

1. 名词解释:炎细胞浸润　瘘管　炎症介质　炎性肉芽肿　脓肿　蜂窝织炎　窦道
2. 简述白细胞的渗出和作用。
3. 简述液体渗出在炎症中的意义。
4. 请举例说明常见的炎性肉芽肿有哪几种类型?
5. 简述纤维蛋白性炎的特点、部位、举例及结局。
6. 简述化脓性炎的特点、部位、举例及结局。
7. 简述慢性炎症的基本病理变化及结局。
8. 比较脓肿与蜂窝织炎的区别。

(余宗林　邢国荣)

第五章 应 激

【学习目标】

掌握：

1. 应激的概念。
2. 应激时的神经内分泌反应。
3. 应激时机体功能代谢变化。

熟悉：

1. 应激原。
2. 应激时细胞、体液变化。

了解：

应激与疾病的关系。

各种强烈刺激作用于机体，机体均会出现两种类型的反应：一是与刺激因素直接相关的特异性反应，如机械力导致组织损伤，高温引起烧伤，感染引起炎症等；二是与刺激因素无直接关系的、对任何刺激都会发生的非特异性反应，如心率加快、血压升高、分解代谢增强、血糖增加和负氮平衡等，这些非特异性反应即为应激。临床上许多疾病或病理过程都同时伴有应激，成为其重要组成部分，甚至主要部分。因而，熟悉应激有助于我们全面了解病情，进而提高医疗与护理质量。

第一节 概 述

机体受到各种强烈刺激而出现的一系列非特异性反应，称为应激(stress)或应激反应(stress response)。这种非特异性反应旨在提高机体的适应能力，维持内环境的相对稳定。应激作为一种全身性的适应性反应，是生物界普遍存在的现象，是一切生命为了生存和发展所必需的，它是机体适应、保护机制的重要组成部分。适当的应激可动员机体的非特异性适应系统，增强机体的适应能力，但适应机制失效则会导致不同程度的躯体、心理障碍。

能引起应激的各种刺激因素称为应激原(stressor)。任何躯体的或心理的刺激，只要达到一定的强度，都可以成为应激原，如创伤、烧伤、感染、中毒、放射线的作用、出血、缺氧、环境过冷或过热、疲劳、情绪紧张、忧虑、恐惧、盛怒和激动等。应激有明显的个体差异。对于不同的人，应激原的强度可以有明显的不同，在某些人可引起明显应激反应的因素可能对另一些人并不起作用。即使是同一个人，在不同的时间、不同的条件下，引起应激反应的应激原强度也可不同。例如创伤后少量出血，可引起某些人明显的紧张、焦虑不安，出现典型的应激反应；但另一些人却可能相当平静。

【相关链接】

全身适应综合征

加拿大生理学家Selye在20世纪30年代首先提出应激这一概念。Selye通过动物实验系统地研究了应激的基本过程，发现不同的应激原可以引起动物一系列相同的非特异性反应，称为全身适应综合征(general adaptation syndrome，GAS)。GAS由3个阶段构成。

1. 警觉期　在应激作用后迅速出现，以交感-肾上腺髓质系统的兴奋为主，并伴有肾上腺皮质激素的增多。警觉反应使机体处于最佳动员状态，有利于增强抵抗或逃避损伤的能力。

2. 抵抗期　如果应激原持续作用于机体，在产生过警觉反应之后，机体将进入抵抗或适应阶段。此时，以交感-肾上腺髓质系统兴奋为主的一些警觉反应将逐步消退，而表现出以肾上腺皮质激素分泌增多为主的适应反应。

3. 衰竭期　持续强烈的有害刺激将耗竭机体的抵抗能力，警觉期的症状可再次出现，肾上腺皮质激素持续升高，但糖皮质激素受体的数量和亲和力下降，应激反应的负效应陆续显现，与应激相关的疾病、器官的衰竭甚至死亡都可在此期出现。

第二节　应激的基本表现

应激作为一种非特异的、对机体影响相当广泛的反应，从整体到细胞和基因都会出现相应的变化。

一、神经内分泌反应

当机体受到强烈刺激时，会出现以交感-肾上腺髓质系统兴奋和下丘脑-垂体-肾上腺皮质系统分泌增多为主的一系列神经内分泌反应。多数应激反应的生理生化变化与外部表现皆与这两个系统的强烈兴奋有关。

(一) 蓝斑-交感-肾上腺髓质系统

蓝斑作为该系统的中枢位点，上行主要与大脑边缘系统有密切的联系，与应激时出现的兴奋、警觉有关，并可引起紧张、焦虑的情绪反应。下行则主要至脊髓侧角行使调节交感-肾上腺髓质系统的功能。交感神经兴奋主要释放去甲肾上腺素，肾上腺髓质兴奋主要释放肾上腺素。强烈应激时，血浆去甲肾上腺素可升高10~45倍，肾上腺素升高4~6倍。应激时，交感-肾上腺髓质反应既有防御意义，又有对机体不利的方面。

1. 防御意义

(1) 心率加快、心肌收缩力加强、外周总阻力增加。有利于提高心脏每搏量和心输出量，提高血压。

(2) 血流的重新分布。交感-肾上腺髓质系统兴奋时，皮肤、腹腔内脏、肾等的血管收缩，而脑血管口径无明显变化，冠状血管反而扩张，骨骼肌的血管也扩张，从而保证了心、脑和骨骼肌的血液供应，这对于调节和维持各器官的功能，保证骨骼肌在应付紧急情况时的加强活动有很重要的意义。

(3) 支气管舒张。有利于改善肺泡通气,向血液提供更多的氧。

(4) 促进糖原分解,升高血糖;促进脂肪分解,使血浆中游离脂肪酸增加,从而保障了应激时机体对能量的需求。

(5) 儿茶酚胺对许多激素的分泌有促进作用,儿茶酚胺分泌增多是引起应激时多种激素变化的重要原因。

2. 对机体不利的方面

(1) 外周小血管收缩,微循环灌流量减少,导致组织缺血。

(2) 儿茶酚胺促使血小板聚集,小血管内的血小板聚集可引起组织缺血。

(3) 过多的能量消耗。

(4) 增加心肌的耗氧量。

(二) 下丘脑-腺垂体-肾上腺皮质系统

下丘脑-腺垂体-肾上腺皮质轴(HPA 轴)的基本组成是下丘脑的室旁核、腺垂体和肾上腺皮质。HPA 轴兴奋释放的中枢介质为促肾上腺皮质激素释放激素(CRH)和促肾上腺皮质激素(ACTH),特别是 CRH,它可能是应激时最核心的神经内分泌反应。CRH 最主要的功能是刺激 ACTH 的分泌进而增加糖皮质激素的分泌,应激时 CRH 的另一个重要功能是调控情绪行为反应。适量的 CRH 增多可促进适应,使机体兴奋或有愉快感,但大量的 CRH 增加,特别是慢性应激时的持续增加则造成适应机制的障碍,出现焦虑,抑郁,食欲、性欲减退等。

应激时糖皮质激素分泌迅速增加,血浆中糖皮质激素水平升高的程度和持续时间与临床病情及发展密切相关。例如,外科手术的应激可使每日糖皮质激素的分泌量达到或超过正常分泌量的 3~5 倍。若应激解除(手术完成无并发症),糖皮质激素通常于 24 h 内恢复至正常水平。但若应激原持续存在,则血浆糖皮质激素浓度持续升高,大面积烧伤休克期患者,血浆糖皮质激素可维持于高水平长达 2~3 个月。死亡病例,在濒死期血浆糖皮质激素又极度升高。

应激时糖皮质激素大量分泌具有重要的生理意义。它可显著提高机体对损伤性刺激的耐受力,保证机体在恶劣环境中得以生存。动物实验结果发现,摘除肾上腺的动物只要条件适宜,仍然可以生存下去,但是它对应激原刺激的耐受性明显减弱,当遭受应激原刺激则迅速衰竭、死亡。若应激时给动物及时补充足量的外源性糖皮质激素,动物可免于死亡。

应激时糖皮质激素大量分泌的积极意义如下。

(1) 促进蛋白质分解和糖异生作用,维持应激时高血糖水平。

(2) 提高心肌和血管平滑肌对儿茶酚胺的反应性,改善心血管系统的功能。

(3) 稳定溶酶体膜,防止或减少溶酶体酶外逸导致的组织、细胞损伤。

(4) 抑制化学介质白三烯、前列腺素、5-羟色胺等合成释放,减轻炎症反应和组织损伤。

需要指出的是,长期分泌大量的糖皮质激素也可对机体产生损伤作用。例如,糖皮质激素可抑制机体的免疫功能,降低机体的抵抗力;糖皮质激素也可以抑制组织的再生能力,影响创伤的修复、愈合能力;糖皮质激素还可以分解蛋白质,使机体处于负氮平衡。

（三）其他激素的作用

应激时交感神经兴奋，儿茶酚胺或糖皮质激素的作用使机体胰高血糖素、生长激素、醛固酮等分泌变化。这些激素从不同的作用角度协同或增强儿茶酚胺和糖皮质激素的生理效应，促进内环境的平衡和协调。应激时在众多激素分泌增加的同时，胰岛素的分泌却是减少的。胰岛素水平的降低是由于交感-肾上腺髓质系统兴奋，抑制胰岛素分泌。这有利于机体重要组织和细胞获得更多的能量（中枢神经、白细胞可不依赖于胰岛素而利用葡萄糖）。

二、细胞体液反应

机体受到非精神心理性的强烈应激原作用，除有以上神经内分泌反应外，还可以出现一系列细胞内信号转导和相关基因表达的改变，成为机体在细胞、分子水平上的应激反应表现。

（一）热休克蛋白

热休克蛋白（heat shock protein，HSP）是指细胞在应激原尤其是高温诱导下所合成或合成增多的一组蛋白质。其他应激原（如缺氧、寒冷、感染等）也能诱导细胞生成这些蛋白质，所以又称为“应激蛋白”。HSP 是一蛋白质大家族，相对分子质量为 8 000～110 000，人类以70 000 的一组 HSP 为主，被称为 HSP70。

【相关链接】

热休克蛋白

1962 年有人发现，将果蝇幼虫的培养温度从 25 ℃升高到 30 ℃，30 min 后就可在其唾液腺的多丝染色体上看到蓬松现象，提示这些区带基因的转录加强，并可能有某些蛋白质的合成增加，当时把这种现象称为“热休克反应”。至 1974 年，才将从热休克果蝇幼虫的唾液腺等部位分离到了 6 种新的蛋白质，称为热休克蛋白。目前研究表明，热休克蛋白是由数十种成员组成的蛋白质家族，可占细胞总蛋白的 5%，大多数是细胞的结构蛋白（结构性 HSP），只有部分在应激时可生成或合成增加（诱生性 HSP）。

HSP 的主要功能与蛋白质代谢有关，被称为“分子伴娘”，帮助蛋白质进行正确折叠、移位、维持和降解，与细胞结构的维持、更新和修复有关。诱生性 HSP70 主要与应激时受损蛋白质的修复或移除有关，从而在蛋白质水平起防御保护作用。另外，HSP 可提高细胞的应激能力，如对热、内毒素、病毒感染等的抵抗能力，尤其耐热能力。预先给生物以非致死性的热刺激，可以加强生物对第二次热刺激的抵抗力，提高生物对致死性热刺激的存活率。热、乙醇、亚砷酸钠的预处理不仅能使某些细胞产生热耐受，还能使细胞对多柔比星（doxorubicin，阿霉素）的耐受性增强，提示 HSP 可以非特异性地增强细胞对各种损伤的抵抗力。

（二）急性期蛋白质

感染、创伤、烧伤、手术等许多损伤性应激原均能引起机体在短时间内（数小时至数日）出现血浆成分的变化，称为急性期反应。急性期反应中血浆含量改变的蛋白质称为急性期蛋白质（acute phase protein，APP）。APP 主要由肝合成，少数来源于巨噬细胞、内皮细胞等。

1. APP 的种类 APP 的种类很多，大体上可分为以下 5 类。

（1）参与抑制蛋白酶的 APP 如 α_1-抗胰蛋白酶。

（2）参与凝血和纤溶的 APP 如凝血因子、纤维蛋白原等。

（3）属于补体成分的 APP 如补体 C_3。

（4）参与转运的 APP 如血浆铜蓝蛋白、血清淀粉样物质 A 等。

（5）其他多种 APP 如 C 反应蛋白、纤维连接蛋白等。

正常血浆中 APP 蛋白含量一般较低或甚微。在感染、创伤、手术等应激原作用下，有些 APP 蛋白质可增加 20~1 000 倍。如 C 反应蛋白、血清淀粉样物质 A 等；有些 APP 蛋白质则增加2~5倍，如 α_1-抗胰蛋白酶等；而有的 APP 蛋白质只增加 30%~60%，如铜蓝蛋白。

2. APP 的生物性作用 APP 种类多，作用也相当广泛，总体来说是机体快速启动的防御机制。

（1）抑制蛋白酶的作用 各种损伤性应激原，可导致体内蛋白水解酶释放增多，引起组织损害。而 APP 中的蛋白酶类抑制物，如 α_1-抗胰蛋白酶、α_1-抗糜蛋白酶等，都能与其相应的蛋白酶结合而使其失活，从而减少蛋白酶对组织、细胞的损害。

（2）凝血和纤溶 参与凝血和纤溶的 APP，如纤维蛋白原、α_1-酸性糖蛋白（有抗肝素作用）、α_2-抗纤维蛋白溶酶（使纤溶酶失活）、C_1 失活物（抑制凝血因子激活）等可使炎症区组织间隙或损伤处形成纤维蛋白或凝块，有利于止血和阻止病原微生物及其毒性物质扩散。随着凝血激活而继发激活的纤溶系统又可使血管再通，组织间隙恢复原状。

（3）清除应激反应中产生的有害物质 C 反应蛋白、血清淀粉样蛋白 A、补体等，具有迅速清除异物和坏死组织的作用。C 反应蛋白容易与细菌菌壁和细菌碎片结合，可直接激活补体、促进吞噬细胞的吞噬功能，使得与 C 反应蛋白结合的细菌、组织碎片被迅速清除。铜蓝蛋白可清除氧自由基。

（4）促进损伤细胞的修复 如血清淀粉样物质 A 可以促进细胞修复。

三、机体代谢和功能的变化

应激时，机体物质代谢及各系统器官功能可发生相应变化。

（一）应激时代谢的变化

不同应激引起机体代谢的改变不尽相同，总的特点是高代谢、高分解和低合成（图 5-1）。

1. 高代谢率 由于儿茶酚胺、糖皮质激素等激素的分泌增加，应激时机体的代谢率明显升高。大面积烧伤的患者，每天的代谢率可与重体力劳动者相当。

2. 高血糖 由于儿茶酚胺、胰高血糖素、肾上腺皮质激素增多，糖原分解和糖异生增加；胰岛素分泌相对不足，机体对葡萄糖的利用减少，使血糖水平显著升高。若超过肾糖阈会出现糖尿，称为应激性高血糖或应激性糖尿。

3. 脂肪动员增加 可有血中游离脂肪酸和酮体不同程度的升高。

4. 负氮平衡 蛋白质分解增强、合成减少，这与胰岛素分泌减少和肾上腺皮质激素分泌增加有关。

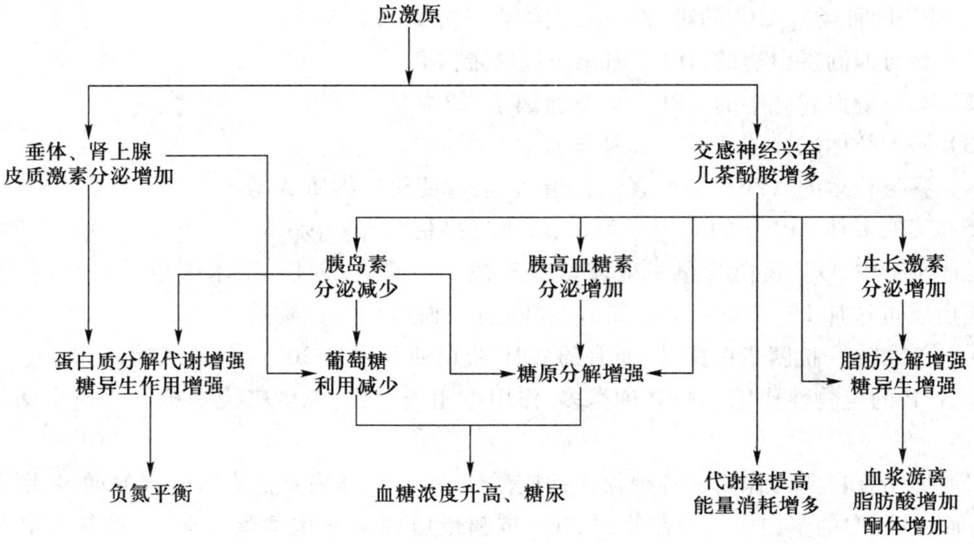

图 5-1　应激时糖、脂肪和蛋白质代谢的变化

（二）应激对机体各器官系统的影响

总体来看，应激机体各器官系统的变化有利于机体应对紧急情况，提高机体的适应力；但同时，也可能产生一些对机体有害的影响，特别是应激过强时。

1. 中枢神经系统　是应激的调控中心。应激时，蓝斑及蓝斑投射的去甲肾上腺素（NE）能神经元激活和反应性增高，与应激时机体出现紧张、焦虑和愤怒等情绪反应有关。边缘系统的皮质、杏仁核、海马、下丘脑和脑桥的蓝斑等结构可出现活跃的神经传导和神经内分泌的变化，并出现相应的功能变化。

2. 心血管系统　主要由交感-肾上腺髓质系统兴奋引起。如心率加快、心脏收缩加强、外周阻力增高以及血液重分布等，有利于提高心输出量，保障心、脑等重要器官的血液供应。但交感-肾上腺髓质系统的过度兴奋也可引起组织器官缺血缺氧，使心肌的耗氧量增加和发生心律失常等不利后果。

3. 免疫系统　急性应激可见非特异性免疫功能提高，如外周血巨噬细胞、补体等增多；但持续强烈的应激反应常造成免疫系统功能减弱，如巨噬细胞、淋巴细胞功能抑制。这主要与糖皮质激素分泌增加有关。

4. 消化系统　应激时的消化功能障碍较为多见，常出现食欲减退、厌食等症状。强烈应激引起的消化管溃疡称为应激性溃疡。

5. 血液系统　急性应激时，出现外周血中白细胞增多、核左移、血小板数量增加和黏附性增强、血液黏度升高以及红细胞沉降率增快等。慢性应激时常出现贫血、红细胞寿命缩短等变化。

6. 泌尿系统　应激时交感-肾上腺髓质系统的兴奋和肾素-血管紧张素-醛固酮系统的激活，可使肾排尿减少，发生水钠潴留。

第三节 应激与疾病

应激虽是机体的非特异性适应保护机制,但应激也存在对机体不利的一面。特别是在过于强烈和持久的劣性应激原的作用下,机体的自稳调节将会出现失调,引发疾病或促进原有疾病的发展,称为病理性应激。与应激有关的疾病大体可分为两类,一类是应激在其中为主要致病作用的,称为应激性疾病,如应激性溃疡等;另一类疾病可被应激触发或诱导,称为应激相关疾病,如原发性高血压、冠状动脉粥样硬化性心脏病(简称冠心病)等。

一、应激性溃疡

由应激引起的消化管溃疡称为应激性溃疡,常在重伤、大手术、重病等情况下出现,表现为胃和十二指肠黏膜糜烂、浅溃疡、渗血等病变。重病患者应激性溃疡的发病率可高达 75%左右,成为致死的重要原因。应激性溃疡的主要发病机制有以下 3 个方面。

1. 胃黏膜缺血 应激时儿茶酚胺的增多促使内脏血管收缩和胃黏膜缺血缺氧,黏膜的缺血程度常与病变的严重程度呈正相关。

2. 胃腔内 H^+向黏膜内反向弥散 胃黏膜缺血后,胃上皮细胞的紧密连接随之遭到破坏,加之覆盖其上的 HCO_3^-黏液层减少,使胃腔内的 H^+顺浓度差进入黏膜。

3. 其他 糖皮质激素分泌增加,使蛋白质的分解大于合成,加之胃黏膜缺血缺氧使上皮细胞能量产生不足,使胃肠上皮细胞再生能力降低,不易修复已有的损伤。胃黏膜前列腺素合成减少、胆汁反流也可能参与溃疡的形成。

应激性溃疡若无出血或穿孔等并发症,在原发病得到控制后,通常很快愈合,不留瘢痕。

二、免疫功能障碍

应激导致的免疫功能障碍主要表现为自身免疫和免疫抑制两个方面。

1. 自身免疫 许多自身免疫性疾病,如类风湿关节炎、系统性红斑狼疮等,都可以追溯到程度不同的精神创伤史或心理应激因素。某些自身免疫性疾病也可被严重的心理应激诱发而急性发作,如哮喘可因愤怒、惊吓等心理应激而被诱发。

2. 免疫抑制 慢性应激时,免疫功能被不同程度地抑制,患者对感染的抵抗力下降,易患各种感染性或传染性疾病。

三、心血管疾病

高度精神紧张、焦虑等情绪所致应激与高血压和冠心病的发病有密切关系。交感-肾上腺髓质系统的持续兴奋参与血压的升高,糖皮质激素可增强平滑肌细胞对升压因素的敏感性,并引起血浆胆固醇升高。应激反应的直接后果——高血糖、高脂血症、高血压为动脉粥样硬化的发生发展提供了重要的发病条件。在冠状动脉已有病变的基础上,应激可诱发出心室颤动等致死性的心律失常。

四、心理、精神障碍

一定程度的良性应激有利于神经系统的发育,可使机体保持一定的"唤起"状态,从而可增强认知功能;但持续的劣性应激却损害认知功能。焦虑不安的情绪会使人变得冷漠、互助行为倾向减弱等。产生愤怒情绪的应激容易导致敌意的或自私的、攻击性的反应。

第四节　病理性应激的防治原则

临床上,对于应激及与应激有关疾病的恰当处理可成为影响患者康复的重要举措。

1. 去除应激原　当应激原的性质已经明确时,应尽早予以去除,如控制感染、修复创伤、清除有毒物质等。

2. 避免新的不良应激　患者就诊、住院过程中,医护人员的工作态度、处置方法、有关病情的言谈举止等,都是患者极其关注的内容,并常常成为患者治疗过程中的一类新应激原。良好的医德医风,专业而又通俗易懂的解释,常常能避免许多对患者不必要的负面暗示和刺激,降低患者的应激程度。

3. 加强营养　应激时的高代谢率及脂肪、糖原与蛋白质的大量分解,对机体会造成巨大消耗,应予以及时、适当的补充。

4. 药物治疗　对焦虑、恐惧不安者,可使用抗焦虑药;对机体应激反应低下的患者(如年老体弱、严重营养不良等),适当补充糖皮质激素可帮助机体度过危险期。

5. 综合治疗　医务人员应树立良好的医德医风,建立良好的医患关系,及时缓解患者的心理应激,增强患者战胜疾病的信心;及时识别、处理应激性损伤,如应激性溃疡,应激引起的心律失常、血压升高、内分泌或免疫功能的失调等。

病例讨论

患者,男性,10 岁。左臂、左下肢大面积烫伤。入院时体温 37.5 ℃,心率 125 次/min。血压 135/80 mmHg(1 mmHg = 0.133 kPa),血糖 10 mmol/L。2~3 日后出现上腹部不适,伴黑便 2 次。大便潜血试验阳性。

讨论:1. 该患者处于什么病理状态?

2. 患者为什么出现黑便?其发病机制如何?

3. 患者神经内分泌系统有何变化?与黑便发生有何关系?

本章小结

1. 机体受到各种强烈刺激而出现的一系列非特异性反应称为应激,能引起应激的各种刺激因素称为应激原。应激的基本表现有神经内分泌反应和细胞体液反应。神经内分泌反应以蓝斑-交感-肾上腺髓质系统及下丘脑-腺垂体-肾上腺皮质系统强烈兴奋为特征,其他激素的分泌也往往有不同程度的升高,但胰岛素的分泌却是减少的。一定程度的神经内分泌反应有助于提高机体的抵抗与适应能力,但过强及过于持久可导致相反的效应。

2. 细胞在应激原(尤指高温)诱导下所合成或合成增多的一组蛋白质称为热休克蛋白。损伤性应激原引起机体在短时间内出现血浆成分的变化称为急性期反应,急性期反应中血浆含量改变的蛋白质称为急性期蛋白质。热休克蛋白和急性期蛋白质均能非特异性地提高机体的抵抗与适应能力。

3. 与应激有关的疾病大体可分为两类，一类是应激在其中为主要致病作用的，称为应激性疾病，如应激性溃疡等；另一类疾病可被应激触发或诱导，称为应激相关疾病。

练习与思考

1. 名词解释：应激　应激原　热休克蛋白　急性期蛋白质
2. 应激时，交感-肾上腺髓质系统兴奋有哪些积极作用和消极影响？
3. 应激时，糖皮质激素分泌增多有哪些积极作用和消极影响？
4. 简述应激性溃疡的发生机制。

（徐军全）

第六章　水和电解质代谢紊乱

【学习目标】

掌握：

1. 脱水、水中毒、水肿、高钾血症与低钾血症概念。
2. 各型脱水的机体变化。

熟悉：

1. 常见脱水和钾代谢紊乱的原因。
2. 高钾血症与低钾血症对机体的影响。
3. 水肿的发生机制。

了解：

1. 水中毒的原因及机体变化。
2. 水、电解质调节的主要机制。

许多疾病、医源性因素和外界环境的剧烈变化均可导致机体的水、电解质代谢紊乱，如果得不到及时有效的处理，常使全身各器官系统的生理功能，以及机体的功能代谢发生相应的障碍，使病情更趋复杂化，甚至成为死亡的直接原因。

第一节　正常人体内水、电解质的分布与调节

一、体液的容量和分布

水是机体的重要组成成分，也是生命活动必需的物质，人体的新陈代谢是在体液环境中进行的。体内的水和溶解于其中的物质构成了体液，并广泛分布于组织细胞内外。正常成年人体液的容量和分布大致如图 6-1。

正常人体液的容量和分布随年龄、性别和脂肪含量的多少而异。新生儿、婴幼儿、学龄儿童的体液容量分别占其体重的 80%、70%和 65%。人体各组织的含水量也不同，肌肉组织含水量较多（高达 75%～80%），脂肪组织含水量较少（仅 10%～30%）。故女性和肥胖者体液含量占体重的百分比较男性和消瘦者少，对失水性疾病的耐受度也差。

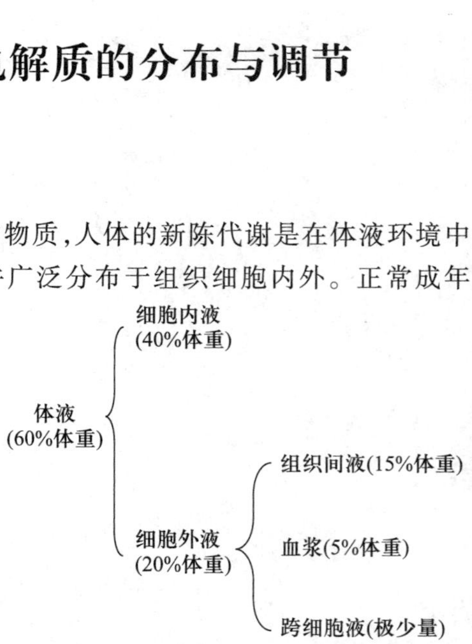

图 6-1　正常成年人体液的容量和分布

【相关链接】

什么是跨细胞液?

脑脊液、关节囊液、腹腔积液等被认为是细胞外液的特殊组成部分,也称为第三间隙液,由上皮细胞分泌产生,故又称为透细胞液或跨细胞液。

二、体液的渗透压和电解质成分

溶液渗透压取决于溶质分子或离子数目,与溶质的种类和分子的大小无关。体液内起渗透作用的溶质主要是电解质。细胞内、外液的电解质组成和含量尽管差异很大,但渗透压相等。血浆和组织间液除蛋白质含量不同外,其他电解质含量大致相同。细胞外液中的电解质以 Na^+、Cl^- 和 HCO_3^- 为主,其中 Na^+ 对血浆容量和渗透压的维持起决定性作用。细胞内液中的电解质以 K^+、HPO_4^{2-} 和蛋白质为主,其中 K^+ 是维持细胞内液容量和渗透压的主要阳离子。各种体液中所含阳离子与阴离子的总量是相等的,故维持电中性。

正常血浆渗透压在 280~310 mOsm/L。在此范围内为等渗,低于 280 mOsm/L 为低渗,高于 310 mOsm/L 为高渗。

三、水、钠平衡

(一) 水、钠的生理作用

水参与水解、水化和加水脱氢等重要反应,并为一切生化反应的进行提供场所;水是良好的溶剂,能使许多物质溶解,而且黏度小,易流动,有利于营养物质和代谢产物的运输;水的比热大,对体温调节起重要作用;水具有润滑作用,如有利于眼球的转动、关节的活动等;结合水(如与蛋白质、黏多糖和磷脂等结合的水)能够发挥其复杂的生理作用。

钠是细胞外液中主要的阳离子,参与神经、肌肉、心肌细胞静息电位的维持和动作电位的形成,具有维持神经、肌肉兴奋性以及心脏正常生理功能活动等作用;钠是维持细胞外液渗透压和血容量的基础,钠也能通过细胞膜进入细胞内,参与细胞内液的调节。

(二) 水、钠平衡

正常人每日水的摄入和排出处于动态平衡,在一般情况下,为 2 000~2 500 mL(表 6-1)。水的来源有饮水、食物水和代谢水,机体排出水分的途径有肾、消化管、皮肤和肺。正常成年人每天

表 6-1 正常成人每日水的出入量

途径	摄入量/mL	途径	排出量/mL
饮水	1 000~1 500	肾排水	1 000~1 500
食物水	700	皮肤蒸发	500
		呼吸道蒸发	350
代谢水	300	粪便水	150
摄入总量	2 000~2 500	排出总量	2 000~2 500

最低尿量需 400~500 mL(称为最低尿量),才能将体内代谢终末产物完全排出,再加上皮肤和肺的蒸发及粪便排出量,则每天最低排出量约 1 500 mL。要维持水分出入量平衡,每天至少需摄入水 1 500~2 000 mL。

当气温达 28 ℃时,汗腺开始排汗,称为显性出汗。显性出汗时的汗液为低渗液,其中固体物质主要是氯化钠,此外还有少量的 K^+。因此,高温作业的人应注意补充水和适量的 Na^+、K^+。

正常成年人体内含钠总量为 40~50 mmol/kg,其中约 50%存在于细胞外液,10%存在于细胞内,其余存在于骨骼中。血清 Na^+浓度的正常范围为 130~150 mmol/L。一般成年人每日钠的摄入量为 100~200 mmol,摄入的钠几乎全部经小肠吸收。钠主要经肾排出,其排泄特点是:摄入多,排出亦多;摄入少,排出亦少;如完全禁食钠数天至数十天,则尿钠的排出量几乎为零。

四、体液容量和渗透压平衡的调节

机体内水、电解质的平衡紧密相关,共同影响细胞外液的渗透压和血容量。水、电解质的动态平衡是通过神经内分泌系统的调节作用实现的。

(一) 口渴中枢的调节

口渴中枢位于下丘脑视上核侧面。血浆渗透压升高和循环血量的减少是引起其兴奋的主要刺激。口渴中枢兴奋可引起渴感,促使机体主动饮水;饮水后,血浆渗透压回降,渴感消失。此外,血管紧张素Ⅱ的增多也可以引起渴感。渴感的主要抑制因素是血浆渗透压的降低和细胞外液容量增加。

(二) 抗利尿激素的作用

抗利尿激素(antidiuretic hormone,ADH)是由下丘脑视上核和室旁核的神经元合成分泌的。其作用主要是增加肾远端小管和集合小管对水的重吸收,减少肾的排水量(即尿量减少)。促使 ADH 合成和释放的主要刺激是血浆渗透压的增高和循环血量的减少。当血浆渗透压增高时,可刺激渗透压感受器合成和分泌 ADH 增多,导致肾重吸收水增加,使渗透压回降;反之,血浆渗透压下降时,对渗透压感受器的刺激减弱,ADH 合成和释放减少,肾排水增多,血浆渗透压得以回升。当细胞外液渗透压有 1%~2%变动时,即可产生上述效应。循环血量过多时,左心房和胸腔大静脉处的容量感受器和颈动脉窦、主动脉弓的压力感受器受刺激而兴奋,冲动沿迷走神经传到下丘脑,反射性地抑制 ADH 的合成和释放,肾排水增多,使血容量有所下降;相反,当循环血量减少时,ADH 合成和释放增多,肾排水减少,有利于血容量的恢复。

在某些病理情况下,循环血量的显著减少可以是 ADH 合成和释放的最有效刺激,其促使 ADH 合成和释放的作用远远超过血浆渗透压降低对 ADH 合成和释放的抑制作用。

(三) 醛固酮的作用

醛固酮(aldosterone)是肾上腺皮质球状带分泌的盐皮质激素,主要在肝内灭活。其主要作用是促进肾远端小管和集合小管对 Na^+ 的主动重吸收,同时促进 H^+、K^+ 的排泄。随着 Na^+ 的主动重吸收增加,Cl^- 和水的重吸收也增多。醛固酮的分泌主要受肾素-血管紧张素系统和血浆 Na^+、K^+ 浓度的调节。当各种原因引起循环血量减少,动脉血压降低时,即可刺激肾入球小动脉壁的牵张感受器,使近球细胞分泌肾素增多。同时,由于肾小球滤过率(GFR)相应减少,流经致密斑的 Na^+ 亦减少,可刺激致密斑,使近球细胞分泌肾素增多。肾素增多后,血管紧张素Ⅰ、Ⅱ和Ⅲ相继增多。血管紧张素Ⅱ、Ⅲ能刺激肾上腺皮质球状带,使醛固酮分泌增多。此外,血浆 Na^+ 浓度降低或血浆 K^+ 浓度增高可直接刺激肾上腺皮质球状带,使醛固酮分泌增多。

(四) 心房钠尿肽的作用

心房钠尿肽(atrial natriuretic peptide,ANP)又称为心房利钠肽,是一组由心房肌细胞合成并储存,含 21~33 个氨基酸的多肽,故又称为心房肽(atriopeptin)。引起心房利钠肽合成和释放的主要刺激是心房扩张、血容量增加、血钠增高等。心房利钠肽的主要作用为:① 减少肾素的分泌;② 抑制醛固酮的分泌;③ 对抗血管紧张素的缩血管效应;④ 拮抗醛固酮的滞钠作用。可见心房利钠肽主要通过排钠、利尿调节水钠代谢。

第二节 水、钠代谢紊乱

一、脱水

脱水(dehydration)是指体液容量明显减少(至少超过体重的 2%),并出现一系列功能、代谢变化的病理过程。根据脱水时血浆渗透压的不同,可将其分为高渗性、低渗性和等渗性脱水三种类型。

(一) 高渗性脱水

高渗性脱水(hypertonic dehydration)的主要特征是失水多于失钠,血清钠浓度>150 mmol/L,血浆渗透压>310 mOsm/L。

1. 原因

(1) 饮水不足 常见于以下几种情况:① 水源断绝:如沙漠迷路,海上作业;② 不能饮水:如上消化管梗阻、昏迷、精神病、婴幼儿等不能主动饮水的患者;③ 渴感障碍:如有些脑部病变损害渴感中枢,有些脑血管意外的老年患者也可发生渴感障碍。这些患者一方面水摄入不足,另一方面又从皮肤、呼吸道和泌尿道丢失水分,使失水多于失钠,血浆渗透压升高。

(2) 失水过多 常经皮肤、呼吸道、胃肠道和肾丢失。

1) 经皮肤、呼吸道丢失 见于高热、大汗和通气过度等患者。因为体温每升高 1.5 ℃,皮肤每日蒸发的水量约增加 500 mL;大汗淋漓时每小时可丢失水分 800 mL;深快呼吸时,经肺丧失的水分可比正常多 5 倍。这些均可使水分大量丢失。

2) 经胃肠道丢失 严重呕吐、腹泻时虽丢失的是等渗体液,但如不给任何处理,加上不感觉失水,会导致失水多于失钠。婴幼儿水样腹泻,粪便中钠浓度在 60 mmol/L 以下,亦可导致失水大于失钠。

3）经肾丢失　如中枢性尿崩症患者，因下丘脑垂体病变引起 ADH 合成和释放不足，肾排出大量低渗尿而致失水过多。肾型尿崩症患者，因肾小管上皮细胞受损，对 ADH 反应性降低或缺乏，可排出大量低渗尿。此外，还可见于各种原因引起的渗透性利尿，如糖尿病患者因高血糖，昏迷患者鼻饲高蛋白质饮食，反复静脉输注甘露醇或高渗葡萄糖溶液等，均可因原尿渗透压增高而引起渗透性利尿，以致排水大于排钠。

2. 对机体的影响　失水大于失钠，细胞外液渗透压增高，细胞内液水分外移，以致细胞内液减少是本型脱水的特点。高渗性脱水对机体的影响主要有如下几方面。

（1）口渴感　细胞外液渗透压升高，使口渴中枢兴奋，引起渴感。此外，唾液腺细胞脱水，唾液分泌减少，口腔和咽喉部黏膜干燥，也可引起渴感。渴感促使患者主动饮水，使血浆渗透压和容量得以恢复。

（2）少尿（尿崩症患者除外）　细胞外液渗透压升高，通过刺激下丘脑渗透压感受器使 ADH 合成和释放增多，促进肾重吸收水增多，出现少尿，尿相对密度增高，并有利于血浆渗透压回降。

（3）细胞内水分向细胞外转移　当细胞外液渗透压升高时，细胞内水分向渗透压相对较高的细胞外转移，从而引起细胞内液减少。

通过上述代偿，使细胞外液得到一定的补充，故早期轻、中度高渗性脱水患者较少发生外周循环障碍。但晚期或重度高渗性脱水患者，因血容量明显减少（失水量相当于体重的 10%～15%），可出现直立性低血压等外周循环障碍症状。

（4）脱水热　由于汗腺细胞脱水，皮肤蒸发水分减少，使散热受到影响，从而导致体温升高，称为脱水热。多见于婴幼儿。

（5）中枢神经系统功能障碍　细胞外液渗透压增高使脑细胞发生脱水，由此引起一系列中枢神经系统功能障碍的症状，如烦躁、谵妄、肌肉抽搐、嗜睡和昏迷等，甚至死亡。脑细胞脱水，脑体积缩小，颅骨与脑皮质之间的血管张力增大，可导致静脉破裂，出现脑内灶性出血和蛛网膜下隙出血。

（6）尿钠含量变化　早期或轻度脱水，因血容量减少不明显，醛固酮分泌不增多，故尿中仍有钠排出，还可因肾小管重吸收水增加而致尿钠浓度增高。晚期或重度脱水患者，因血容量明显减少，醛固酮分泌增多，使尿钠浓度降低。

（二）低渗性脱水

低渗性脱水（hypotonic dehydration）的主要特征是失钠多于失水，血清钠浓度<130 mmol/L，血浆渗透压<280 mOsm/L。

1. 原因　常见的原因是肾内或肾外丢失大量的液体或液体积聚在"第三间隙"（third space）后处理措施不当所致，如只给水而未给电解质平衡液。

（1）大量消化液的丢失　严重呕吐、腹泻、肠瘘、胃肠减压等引起大量消化液（一般为等渗液）丢失，只补充水分或输注 5% 葡萄糖溶液，可致细胞外液低渗。这是引起低渗性脱水最常见的原因。

（2）经皮肤丢失体液，只补充水分　可见于：① 大量出汗后，汗液虽为低渗液，但大汗也可伴有明显的钠丢失（每小时可丢失钠 30～40 mmol），如只补水而忽视了补钠，可造成细胞外液低渗;② 大面积烧伤时,大量血浆自创面渗出,水、钠均丢失,如只补水分也可造成细胞外液低渗。

(3) 肾性失钠 见于:① 长期连续使用排钠利尿剂,如呋塞米、利尿酸等,这些利尿剂能抑制髓襻升支对钠的重吸收;② 肾上腺皮质功能不全(如艾迪生病),导致醛固酮分泌不足,肾重吸收钠减少;③ 肾小管性酸中毒时,由于集合小管分泌 H^+功能障碍,H^+-Na^+交换减少,Na^+排出增多;④ 肾实质性病变,使髓襻升支功能受损,髓质间质的结构破坏,导致钠重吸收减少。

2. 对机体的影响 失钠大于失水,细胞外液渗透压下降,细胞外液水分内移,以致细胞外液减少是本型脱水的特点。其对机体的主要影响有以下几方面。

(1) ADH 合成和释放减少 脱水早期,由于细胞外液低渗,致使渗透压感受器抑制,ADH 合成和释放减少,肾排水增多,出现多尿(晚期或重度脱水,由于血浆容量明显减少,对容量感受器刺激减少,而引起 ADH 释放增多;同时,由于外周循环障碍,肾血流量减少,可引起少尿甚至无尿)。这种变化的目的是维持细胞外液的渗透压,但其容量却进一步减少。因口渴中枢受抑制,此期患者无渴感。

(2) 醛固酮分泌增多 细胞外液低渗及容量的减少,可激活肾素-血管紧张素-醛固酮系统,使醛固酮分泌增多。醛固酮可促进肾重吸收钠、水,以提高细胞外液渗透压和细胞外液容量,并使尿钠减少(肾性失钠者除外)。

(3) 细胞外液水分向细胞内转移 由于细胞外液低渗,细胞外水分向渗透压相对较高的细胞内转移,以提高细胞外液渗透压,但又使细胞外液量进一步减少。由于血浆容量减少,血液浓缩,血浆蛋白浓度相对增高,使血浆胶体渗透压升高,从而使组织间液向血管内转移。加之毛细血管流体静压降低,也有利于组织间液进入血管,以部分代偿血容量的减少。因此,低渗性脱水时组织间液的减少比血浆容量减少更明显。患者可出现组织脱水征,如眼窝凹陷、婴儿囟门内陷、皮肤弹性降低和面容憔悴等。

(4) 外周循环障碍 由于体液丢失集中在细胞外液,故患者早期即可发生外周循环障碍,表现为动脉血压下降、直立性低血压等,严重时可发生休克。

(5) 中枢神经系统功能紊乱 严重患者由于细胞内液增多,可发生脑细胞水肿,引起中枢神经系统功能紊乱。

(三) 等渗性脱水

等渗性脱水(isotonic dehydration)的主要特征是钠与水按其在血浆中的浓度成比例丢失,血清钠浓度、血浆渗透压均在正常范围。即使不成比例丢失,但经过机体调节后,血钠浓度仍维持在 130~150 mmol/L,血浆渗透压仍保持在 280~310 mOsm/L 者,亦可引起正常血钠性体液容量减少。

1. 原因 临床上任何等渗性体液的丢失在短期内均可引起等渗性脱水;或丢失体液的渗透压略高于或低于正常,但通过机体的调节,血清钠浓度和血浆渗透压仍维持在正常范围,亦属此型脱水。

(1) 大量消化液丢失 如严重呕吐、腹泻、肠梗阻、胃肠液引流等。

(2) 大量血浆丢失 常见于大面积烧伤早期,大量血浆从创面渗出丢失。

(3) 大量抽放胸腔积液、腹水。

2. 对机体的影响　等渗性脱水的主要特点是细胞外液等渗性减少。由于细胞外液减少，机体通过容量感受器使 ADH 和醛固酮分泌增多，肾重吸收水、钠加强，使细胞外液容量得到部分补充，但尿量减少，尿内 Na^+、Cl^-减少。若细胞外液容量仍明显减少，则可出现组织脱水和外周循环障碍等低渗性脱水症状。若等渗性脱水未及时处理，则随着皮肤、呼吸道不感觉失水，细胞外液渗透压转而偏高，引起细胞内水分向细胞外液转移，致使细胞内液减少，出现口渴、体温升高、中枢神经系统功能障碍等高渗性脱水的临床症状。

所以等渗性脱水的患者，如未及时处理，可转变为高渗性脱水；如处理不当，只给补水，而忽视了补钠，则可转变为低渗性脱水。因此，判断属于哪一型脱水，要根据脱水原因，水、钠补充情况，血钠浓度以及患者的临床表现等进行综合分析。

（四）各型脱水的防治原则

1. 积极治疗引起脱水的原发病。

2. 补液原则

（1）高渗性脱水　因失水多于失钠，以补水为主，补钠为辅。不能口服者可静脉滴注 5%葡萄糖溶液，同时也要适量补充生理盐水。

（2）低渗性脱水　因失钠多于失水，以补钠为主，补水为辅。如出现休克，应及时抢救。

（3）等渗性脱水　因丢失等渗液，以补偏低渗液为宜，先补生理盐水，再补 5%~10%葡萄糖溶液。这不仅因为葡萄糖可供给能量，而且还可以补充不感觉失去的水分。

二、水中毒

由于水摄入过多超过肾排水量，致使水在体内潴留，引起细胞内、外液容量增多，渗透压降低，并出现一系列症状或体征者，称为水中毒（water intoxication）。常见于 ADH 分泌过多或肾功能低下的患者输入过多水分时，引起水在体内潴留的情况。

（一）原因与发生机制

1. ADH 的合成和释放增多　ADH 增多常见于下列情况：① 肺癌、严重肺炎、肺结核等可异位合成分泌 ADH 样物质；② 中枢神经系统疾病（如肿瘤、外伤、感染和蛛网膜下隙出血等）、某些药物（如吗啡等）能刺激 ADH 的合成和释放；③ 各种应激如大手术、创伤及强烈的精神刺激等，由于副交感神经系统兴奋性降低，从而解除了副交感神经对 ADH 分泌的抑制。ADH 增多使肾排水减少，水在体内大量潴留而产生水中毒。

2. 肾排水减少　见于急、慢性肾衰竭引起的少尿，慢性充血性心力衰竭及肝硬化腹水合并肾血流量不足的患者。由于肾血流量减少，使肾排水减少；此时若过多过快地静脉输液或大量饮水，可引起水中毒。

3. 给严重低渗性脱水患者输入过多水分，可引起水中毒。

（二）对机体的影响

细胞内、外液容量增多，渗透压降低是水中毒的特征。由此可导致下列临床表现：① 由于细胞外液水分增多，致使血液稀释，表现为红细胞计数、血红蛋白浓度的降低等；② 由于细胞内液容量大于细胞外液，潴留的大部分水（约 2/3）积聚在细胞内。因此，轻度水中毒患者可无明显的皮下水肿，严重病例可见身体低垂部水肿；③ 脑细胞水肿是水中毒对机体最大的危害。当脑细胞水肿时，颅内压增高，可出现头痛、恶心、呕吐及各种神经精神症状。严重者可因脑疝形成而危及生命。

（三）防治护理原则

1. 防治原发病。

2. 对症处理

（1）积极治疗原发病，消除引起水中毒的原因。

（2）对轻症水中毒患者，暂停给水，即可自行恢复。

（3）对于重症急性水中毒患者，除严格限制摄水外，还须输注高渗液或利尿剂，以促进体内水分的排出和减轻脑细胞水肿。

3. 生活护理　摄取足够的营养，为患者制定合理的膳食，预防并发症的发生。

三、水肿

过多的体液在组织间隙或体腔内积聚的病理过程称为水肿（edema）。习惯上将过多体液在体腔内积聚称为积液（hydrops），如胸腔积液（胸水）、心包积液、腹水（腹腔积液）等。水肿不是独立的疾病，而是多种疾病在其发生发展过程中的一个重要的病理过程。

水肿根据不同的分类方法可以分为不同的种类，根据水肿波及的范围，可分为全身性水肿和局部性水肿；根据其发生部位，分为脑水肿、肺水肿、皮下水肿等；根据其发生原因，分为肾性水肿、心性水肿、肝性水肿、营养不良性水肿、过敏性水肿、淋巴水肿和炎性水肿等。

（一）发生机制

正常情况下，组织间液的量是保持相对恒定的，这种恒定有赖于血管内外体液的交换平衡和机体内外液体的交换平衡。水肿的发生就是由于这两方面的因素动态平衡失调而造成的。

1. 血管内外体液交换失衡　生理情况下，组织间隙内体液与血管内体液交换保持着动态平衡。当上述平衡失调并造成组织液生成超过回流时，就会发生水肿。

（1）动态平衡的决定因素

1）驱使液体滤出毛细血管的力量是平均有效流体静压　即毛细血管流体静压（平均 23 mmHg）与组织间隙的流体静压（-2 mmHg）的差值。

2）促使液体回吸收入毛细血管的力量是平均有效胶体渗透压　即血浆胶体渗透压（25 mmHg）与组织间液的胶体渗透压（8 mmHg）的差值。

3）淋巴回流　上述这两种力量之差称为平均有效滤过压（8 mmHg），可见正常情况下组织液的生成大于回流，这部分剩余组织液由毛细淋巴管运走，再进入血液循环。

（2）引起组织液生成大于回流的因素

1）毛细血管流体静压增高　毛细血管流体静压增高，液体从毛细血管内滤出增多，当滤出液超过了淋巴回流的代偿限度，就会发生水肿。

毛细血管流体静压增高，主要见于静脉压升高或血容量增多两种情况。例如，静脉内血栓形成或静脉受肿瘤压迫,可直接引起相应部位静脉压增高。心力衰竭和肝硬化时,由于血液回流受阻,分别使全身静脉压和门静脉压升高,而造成心性水肿和肝源性腹水。此外,动脉扩张充血也可引起毛细血管流体静压增高,这是炎性水肿发生的原因。

2)血浆胶体渗透压降低　血浆胶体渗透压的高低取决于血浆清蛋白的含量。清蛋白含量降低,血浆胶体渗透压相应下降,组织液生成大于回流,引起水肿。由血浆清蛋白降低而产生的水肿,称为低蛋白血症性水肿。一般认为,血浆清蛋白低于 20 g/L 时,就会发生水肿。

引起血浆清蛋白降低的主要原因有:① 摄入不足:见于营养不良、禁食及胃肠道消化吸收功能降低;② 合成减少:见于严重肝硬化等,因肝细胞功能障碍,蛋白合成减少;③ 丢失过多:见于肾病综合征等,因大量蛋白从尿中排出使血浆蛋白降低;④ 分解代谢增强:见于慢性消耗性疾病,如慢性感染、恶性肿瘤等。

3)微血管壁通透性增加　正常毛细血管仅允许水、小分子物质和微量蛋白质滤出。在病理情况下,如感染、创伤、烧伤、冻伤、放射损伤、化学损伤或昆虫咬伤以及某些变态反应(荨麻疹,药物过敏等)、缺氧和酸中毒等,均可通过直接损伤或间接损伤(各种致炎因素的间接作用)使毛细血管壁通透性增高,血浆蛋白滤出增多,造成血浆胶体渗透压下降,组织间液胶体渗透压增高,组织液生成多于回流,引起水肿。这类水肿液的特点是蛋白质含量高。

4)淋巴回流受阻　正常情况下组织液的生成大于回流,这部分剩余组织液由毛细淋巴管运回血液循环。当淋巴管阻塞使淋巴回流障碍时,组织间液的生成相对增多,发生水肿。淋巴回流受阻的常见原因有:① 淋巴管受肿瘤、瘢痕的压迫;② 淋巴管被丝虫成虫或肿瘤细胞所阻塞;③ 恶性肿瘤时,进行广泛淋巴结摘除术(如乳腺癌根治术,摘除腋窝部淋巴结)等,均可引起相应部位的水肿。这类水肿液的特点是蛋白质含量较高。

2. 体内外液体交换失衡　正常人钠、水的摄入量与排出量处于动态平衡,从而保持体液量的相对恒定。这个动态平衡主要在神经内分泌的调节下,通过肾排泄功能来实现。肾又通过 GFR 和肾小管的重吸收率两者之间的紧密联系(球-管平衡)来完成。当某些因素导致球-管平衡失调,便可发生钠、水潴留,引起水肿。所以球-管失衡是钠、水潴留的基本机制,主要有以下几种原因。

(1)肾小球滤过率(GFR)降低　引起 GFR 降低的常见原因有:① 广泛的肾小球病变:如急性肾小球肾炎时,肾小球因内皮细胞肿胀和炎性渗出物的堆积,导致 GFR 降低;慢性肾小球肾炎时,因肾单位破坏,使肾小球滤过面积减少。② 有效循环血量明显减少:如充血性心力衰竭、肾病综合征等使有效循环血量减少,肾血流量下降,并通过交感-肾上腺髓质系统和肾素-血管紧张素系统的兴奋,引起入球小动脉收缩,造成肾血流量进一步减少,GFR 降低。

当 GFR 降低时,由于球-管平衡的调节作用,肾小管对钠、水的重吸收也会相应减少,不至于引起钠、水潴留。只有当 GFR 降低,而不伴有肾小管重吸收相应减少(即球-管失衡)时,才出现钠、水潴留,发生水肿。

(2)肾小管重吸收钠、水总量增多　在生理情况下,通过肾小球滤过的钠、水总量,99%以上被肾小管重吸收,其中 65%~70%由近端小管主动重吸收,远端小管和集合小管对钠、水的吸收主要受激素的调节,最后只有 0.5%~1%以尿液的形式排出体外。因此,不论 GFR 有无降低,只要肾小管和集合小管对钠、水的重吸收增多,均能引起球-管平衡失调。这是全身性水肿时钠、水潴留的重要发病环节。肾小管和集合小管对钠、水重吸收功能增强的因素有:

1）滤过分数升高　GFR 与每分钟肾血浆流量之比称为滤过分数，正常值约为 19%。在生理情况下，肾小管周围毛细血管内胶体渗透压和流体静压的高低决定了近端小管的重吸收功能。当心力衰竭、肾病综合征等引起有效循环血量减少、肾缺血时，肾血管收缩，且出球小动脉的收缩比入球小动脉更为明显，肾小球滤过压升高，滤过率相对增加，故滤过分数增高。此时出球小动脉内的血液因钠、水滤出而相对浓缩，使肾小管周围的毛细血管内胶体渗透压升高，流体静压降低，两者均可促使近端小管对钠、水的重吸收增加，引起钠、水潴留。

2）醛固酮、ADH 分泌增多　醛固酮、ADH 在调节肾小管和集合小管对钠、水的重吸收具有重要作用。在某些病理过程中，由于醛固酮、抗利尿激素增多，引起钠、水潴留。如充血性心力衰竭、肝硬化伴有腹水时，都可使有效循环血量减少，肾入球小动脉压力降低，刺激入球小动脉壁牵张感受器，使近球细胞分泌肾素增多；同时，有效循环血量减少，GFR 降低，使流经致密斑的钠量减少，也可使肾素分泌增多。由于肾素分泌增多，进而激活肾素-血管紧张素-醛固酮系统，使醛固酮分泌增加，引起钠潴留。血钠浓度增高，使血浆渗透压升高，以及上述的有效循环血量减少，均可促进 ADH 的释放增多，造成水在体内潴留。此外，肝功能不全时，肝对醛固酮和 ADH 的灭活能力降低，使其在体内增加，导致钠、水潴留。

3）肾血流的重分布　在某些病理情况下，如有效循环血量减少时，由于交感神经兴奋，肾素分泌增多，引起肾小动脉收缩，基于肾皮质和髓旁肾单位的特点，致使皮质肾单位的血流量明显减少，髓旁肾单位血流量明显增多，因髓旁肾单位对钠、水的重吸收作用较强，故可造成体内钠、水潴留。

【相关链接】

皮质肾单位和髓旁肾单位

肾单位有皮质肾单位（约占肾单位总数的 85%）和髓旁肾单位（约占 15%）。

皮质肾单位：髓襻较短，重吸收钠、水能力弱；肾素含量多；入球小动脉的口径比出球小动脉粗，交感神经分布密度大；血供丰富（占肾总血量的 90% 以上）。

髓旁肾单位：髓襻较长，重吸收钠、水能力较强；肾素含量少；入球小动脉口径比出球小动脉细，而出球小动脉的交感神经末梢密度大；血供较少（占肾总血量的 5%～6%）。

4）心房钠尿肽分泌减少　心房钠尿肽具有提高 GFR、抑制肾小管重吸收钠的作用。当有效循环血量明显减少时，心房钠尿肽分泌减少，使近端小管对钠、水的重吸收增强，促进水肿的发生。

以上是导致水肿发生的几个基本因素。但水肿是一个复杂的病理过程，由单一因素引起的水肿并不多见。临床上常见的水肿往往是以某一因素为主，伴有多个因素综合作用的结果。

【拓展提高】

水肿液的性质

水肿液含血浆的全部晶体成分，根据蛋白质含量的不同分为渗出液和漏出液。水肿液中蛋白质含量高、相对密度大、细胞数较多的称为渗出液，蛋白质含量低、相对密度小、细胞数较少的称为漏出液。分析水肿液的性质可为临床寻找水肿的原因提供依据。渗出液常见于炎性水肿;漏出液常见于非炎性水肿,如静脉淤血及肝硬化腹水等。

(二) 几种常见的水肿

1. 心源性水肿　心力衰竭常引起水肿。左心衰竭引起肺水肿;右心衰竭引起全身水肿,通常将右心衰竭引起的水肿称为心源性水肿。

(1) 临床特点　心源性水肿最早出现于皮下组织,以身体的低垂部最明显。立位时以足、踝及胫前部明显,卧位以骶部显著。严重时可发生全身水肿,甚至出现胸腔积液、腹水、心包积液等临床表现。

(2) 发生机制　引起心源性水肿的因素很多,但主要是钠、水潴留和毛细血管流体静压增高。

1) 钠、水潴留　心力衰竭导致心输出量减少,引起肾缺血、GFR 降低,发生钠、水潴留。此外,由于肾素-血管紧张素-醛固酮系统的激活、ADH 的分泌增加,使肾小管重吸收钠、水增多。

2) 毛细血管流体静压增高　右心衰竭导致体循环静脉回流受阻、静脉淤血、毛细血管流体静压增高,组织液生成增多。

2. 肺水肿　肺间质内液体积聚过多或溢入肺泡内称为肺水肿。水肿液首先在肺组织间隙积聚,形成肺间质水肿;当水肿液积聚过多,溢入肺泡时才产生肺泡水肿。

(1) 临床特点　急性肺水肿常突然发作,呼吸困难严重,咳粉红色泡沫样痰,听诊有水泡音。慢性肺水肿上述症状较轻,水肿液主要积聚在肺间质。

(2) 发生机制　引起肺水肿的原因很多,其发病机制也不完全一致。

1) 肺毛细血管流体静压升高　① 心源性肺水肿见于急性左心衰竭时,左心室(房)不能把回流的血液充分排出,左心室舒张期末压和左心房压升高,使肺静脉回流受阻,肺静脉淤血,于是,肺毛细血管流体静压升高。当毛细血管流体静压超过血浆胶体渗透压和淋巴代偿能力时,即可发生肺水肿。② 非心源性肺水肿见于肺静脉阻塞、过多过快的输血输液,可使肺部血容量增多,肺毛细血管流体静压升高,造成肺水肿。

2) 肺微血管壁通透性增高　吸入毒气(如光气、双光气、氯气)和呼吸道烧伤可直接损伤肺微血管内皮细胞,使肺微血管壁通透性增强。休克、DIC、肺炎等可通过某些血管活性物质(如组胺、5-羟色胺、激肽等)的大量释放,引起微血管通透性增高,蛋白质滤出增多,血浆胶体渗透压下降,组织间液回吸收减少,过多的液体积聚在肺间质,进而溢入肺泡,引起肺水肿。

3) 血浆胶体渗透压下降　血浆清蛋白含量明显减少,有利于肺水肿发生,见于肾病、门脉性肝硬化等疾病。另外,休克患者输入大量晶体溶液后,肺血容量增加,血浆胶体渗透压降低,可促使肺水肿发生。

4) 淋巴管功能不全　肺组织有丰富的淋巴网和淋巴循环,在维持肺组织间液的平衡中起着重要作用。当硅沉着病、肺癌等引起肺淋巴管阻塞,淋巴代偿功能障碍时,易引起肺水肿。

3. 脑水肿　脑组织液体含量增多所引起的脑体积增大和质量增加,称为脑水肿。

(1) 临床特点　轻度脑水肿常无明显的症状和体征。重度脑水肿由于颅腔不能扩大,颅内压常增高,可出现剧烈头痛、恶心、呕吐、视盘水肿等颅内压增高的临床表现,甚至因脑疝而危及生命。

(2) 原因和发病机制

1) 血管源性脑水肿　在临床上最常见。是脑肿瘤、颅内感染、脑外伤、脑血管意外等脑部疾病的严重并发症。正常情况下，脑毛细血管壁紧密连接构成血脑屏障，其通透性很低，因此脑组织间隙几乎不含蛋白质。但在上述病因的直接损害和化学介质（如组胺、激肽、氧自由基等）的间接作用下，脑毛细血管通透性增高，含蛋白质的液体从毛细血管进入脑细胞间隙，而产生脑水肿。由于白质细胞间隙比灰质大，所以脑水肿主要发生在白质。

2）细胞毒性脑水肿　这类脑水肿的特点是所有脑细胞（神经元、神经胶质细胞）、脑毛细血管内皮细胞的细胞内液都增多；相反，细胞外间隙因脑细胞肿胀反而缩小，水肿部位的毛细血管壁通透性也不增高。水肿波及脑灰质和脑白质。引起细胞毒性脑水肿的机制主要是：① 各种原因引起脑细胞缺氧，使脑组织 ATP 生成减少，钠泵功能障碍，不能将 Na^+ 从细胞内泵出，因而细胞内渗透压急速升高，水分进入细胞内，发生细胞水肿；② 急性稀释性低钠血症时，因细胞外液低渗，水分转入细胞内，引起脑细胞水肿。

3）脑积水（间质性脑水肿）　脑室内的脑脊液积聚过多称为脑积水。其特点是脑室积液、脑室周围白质中的液体增多。引起脑积水的主要机制是肿瘤压迫或炎性增生等原因阻塞导水管或脑室孔道，使脑脊液在脑室内积聚，脑室内压升高，结果导致室管膜通透性增高或室管膜撕裂，脑室内的脑脊液可渗入周围脑白质产生间质性脑水肿。

上述三种类型的脑水肿在临床上通常可以合并出现，但往往以一种类型为主。

【拓展提高】

全身性水肿的分布特点

比较常见的全身性水肿是心性水肿、肾性水肿、肝性水肿，水肿出现的部位各不相同。一般情况下，心性水肿由于重力的原因，首先出现在低垂部位；肾性水肿首先出现在眼睑和颜面部；肝性水肿则以腹水为多见。这些特点与下列因素有关：① 重力效应：毛细血管流体静压受重力影响，距心脏水平面垂直距离越远的部位，外周静脉压与毛细血管流体静压越高；② 组织结构特点：组织结构疏松，皮肤伸展度大的部位容易容纳水肿液；③ 局部血流动力学因素：肝硬化时肝内广泛的结缔组织增生和假小叶形成，肝静脉回流受阻，使肝静脉和毛细血管流体静压增高，成为肝硬化时易伴发腹水的原因。

（三）对机体的影响

水肿对机体的影响包括有利效应和有害效应两个方面。其影响的大小主要与水肿发生的部位、程度以及水肿发生的速度和持续的时间有关。如右心衰竭引起的双下肢水肿，在一般情况下对机体影响不大，但如果水肿发生在机体的重要组织器官，则可带来严重后果。如肺水肿可引起机体缺氧，喉头水肿可引起窒息，脑水肿可引起颅内压增高，甚至发生脑疝引起呼吸、心搏骤停导致死亡。

此外，炎性水肿对机体也存在有利的一面，表现为稀释毒素、运送抗体、吸附有害物质、阻碍细菌扩散等。

（四）防治、护理原则

1. 治疗原发病　水肿不是一种独立的疾病，而是继发于各种疾病的病理过程，只有控制原发病才能有效地控制水肿。

2. 针对不同的发病机制进行治疗　全身性水肿治疗时不仅要针对钠、水潴留这一共同发病机制进行治疗，限制钠、水摄入及利尿，而且要针对不同类型水肿，采取相应的消肿措施。

3. 其他　动态监测体重变化，注意观察患者一般情况的变化及神志的变化。

第三节　钾代谢紊乱

钾是维持生命活动所必需的电解质之一。正常成年人含钾总量为50~55 mmol/kg。其中90%存在于细胞内，其浓度为140~160 mmol/L；仅1.4%存在于细胞外液，浓度为3.5~5.5 mmol/L，骨钾约7.6%。钾代谢紊乱主要是指细胞外液中K^+浓度的异常变化，通常根据血钾浓度的高低分为低钾血症和高钾血症。

【相关链接】

正常钾代谢

正常人每天可从食物（如肉、水果和蔬菜等）中摄入2~4 g钾，足够生理需要。摄入钾的90%经肾排出，少量随粪便、汗液排出。肾排钾的特点是“多进多排，少进少排，不进仍排”。在无钾摄入时，最初阶段，每日仍有20~40 mmol的K^+随尿排出；2~3周后，每日还有5~10 mmol的K^+排出。

一、低钾血症

血清钾浓度低于3.5 mmol/L称为低钾血症（hypokalemia）。

（一）原因与发生机制

1. 钾摄入不足　常见于手术后禁食或其他各种原因引起的进食减少，或长期输液未注意补钾。因钾的来源缺乏，而肾每天仍继续排钾，致使血钾降低。

2. 钾丢失过多　主要从消化管和肾丢失。

（1）经消化管失钾　消化液含钾丰富，其浓度高于血浆，故消化液的大量丢失是引起低钾血症的常见原因。频繁呕吐、严重腹泻、胃肠减压、胆瘘、肠瘘等均可使钾大量丢失。消化管失钾引起血钾降低的机制为：① 钾随消化液大量丢失；② 消化液大量丧失导致血容量减少，引起醛固酮分泌增多，促使肾排钾增加；③ 剧烈呕吐引起代谢性碱中毒，碱中毒时细胞外液H^+浓度降低，细胞内H^+与细胞外K^+交换转移补充，造成细胞外液低钾，发生低钾血症。

（2）经肾失钾

1）利尿剂的使用不当　噻嗪类或髓襻利尿剂的大量使用，可致肾排钾增多。

【拓展提高】

利尿剂排钾的机制

使用噻嗪类或髓襻利尿剂，引起肾排钾增多的机制是，这类利尿剂主要抑制髓襻升支对

Cl^-、Na^+和水的重吸收，使进入远端小管的尿液流速增快，Na^+量增多，K^+-Na^+交换加强，促进K^+的分泌排泄。另外，利尿造成的血容量降低，可继发性醛固酮分泌增多。

2）某些肾疾病例如：① 急性肾衰竭多尿期因渗透性利尿，使肾排K^+增多；② Ⅰ型肾小管性酸中毒（又称为远端肾小管性酸中毒），主要由于集合小管泌H^+障碍，导致K^+-Na^+交换增加，肾排K^+增多；③ Ⅱ型肾小管性酸中毒（又称为近端肾小管性酸中毒），因近端小管对HCO_3^-重吸收障碍，使远端小管内负离子（HCO_3^-）增多，导致肾排K^+增多。

3）肾上腺皮质激素过多　见于原发性或继发性醛固酮增多症及长期大量使用皮质激素的患者，其机制是肾上腺皮质激素可促进肾排K^+增多。

4）镁缺乏　可因肾小管上皮细胞的Na^+-K^+-ATP酶失活，引起髓襻升支对钾重吸收障碍，使肾排K^+增加。

（3）经皮肤失钾　汗液含钾不多（5～10 mmol），一般出汗不会引起低钾血症。但大量出汗而未及时补钾，可造成钾的丢失。

3. 钾的跨细胞分布异常　指细胞外钾进入细胞内过多，引起低钾血症，但体钾总量并不减少。

（1）碱中毒　碱中毒时细胞外液H^+浓度降低，细胞内H^+与细胞外K^+交换转移补充，结果造成细胞外液低钾；同时，因肾小管上皮细胞内K^+增多，导致Na^+-K^+交换增强，肾排K^+增多。

（2）胰岛素使用过量　糖尿病患者大剂量应用胰岛素可引起低钾血症。其机制为胰岛素促进肌、肝等组织细胞合成糖原，K^+随葡萄糖进入细胞增多；同时，胰岛素又能激活细胞膜Na^+-K^+-ATP酶活性，细胞摄K^+增加。

（3）低钾血症型周期性瘫痪　属家族性疾病，表现为一过性的肢体瘫痪。发作时细胞外钾突然进入细胞内，使血钾降低。

（4）β肾上腺素受体活性增强　可通过cAMP激活Na^+-K^+泵而促进钾进入细胞内。

（5）钡中毒　钡盐可特异性阻断钾从细胞内流出的通道，从而导致细胞外低钾。

（二）对机体的影响

低钾血症对机体的影响通常与血钾降低的速度、程度和持续的时间有关，并有明显的个体差异。

1. 对神经-肌肉的影响　神经-肌肉症状是低钾血症的突出表现。血钾浓度低于3 mmol/L时，可出现肌肉松弛无力；低于2.5 mmol/L时，可出现下肢肌松弛性瘫痪，严重时可累及躯干和上肢，但引起呼吸肌麻痹而发生呼吸衰竭者少见。

胃肠道平滑肌也受到影响，表现为肠蠕动减弱、肠鸣音减弱或消失，腹胀、食欲减低和便秘等症状，严重时可出现麻痹性肠梗阻。

低钾血症引起上述症状的主要机制是当细胞外液钾浓度急剧降低时，细胞内外钾浓度差（即$[K^+]_i/[K^+]_e$比值）增大，细胞内钾外流增多，使静息膜电位（E_m）负值增大，与阈电位（E_t）的距离加大，细胞处于超极化状态，致使除极障碍，兴奋性降低，严重时兴奋性可消失（图6-2）。慢性低钾血症时，因细胞外液钾浓度下降缓慢，细胞内钾外逸的补充使细胞内

K^+也减少,$[K^+]_i/[K^+]_e$比值变化不大,故症状不明显。

2. 对心脏的影响　低钾血症常引起心律失常,如房性或室性期前收缩、心动过速等,严重时可出现心室颤动。心电图呈现 ST 段压低,T 波低平、增宽,T 波后常出现 U 波(图 6-3)。低钾血症严重时,可出现 P-R 间期延长、QRS 增宽。

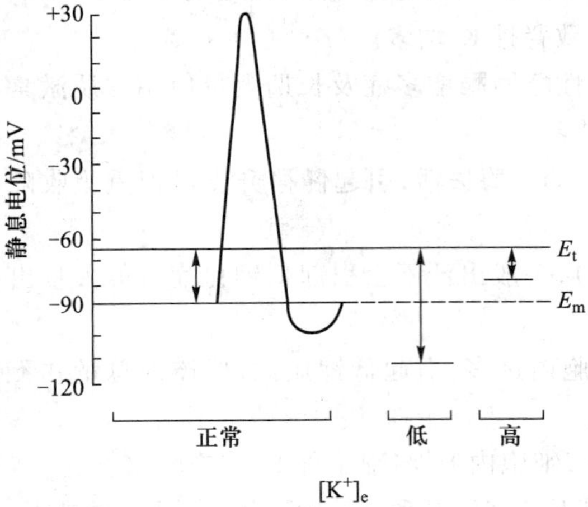

图 6-2　血 K^+浓度和骨骼肌静息电位的关系

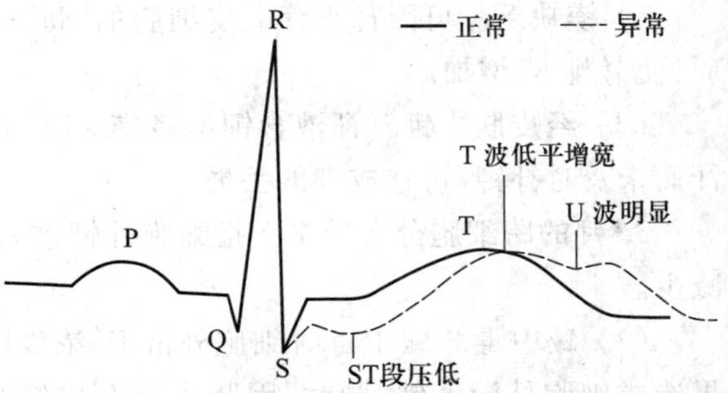

图 6-3　低钾血症对心电图的影响

引起心脏上述变化的机制,主要是低钾对心肌细胞电生理特性的影响。

(1) 心肌兴奋性增高　急性低钾血症时,心肌细胞膜对钾的通透性降低,细胞内钾外流减少,静息膜电位负值变小,与阈电位距离接近,心肌兴奋性增高。

(2) 心肌传导性降低　因心肌静息膜电位负值变小,使动作电位 0 相除极速度和幅度降低,兴奋扩布减慢,心肌传导性降低。

(3) 心肌自律性增高　急性低钾血症时,心肌细胞膜对钾的通透性降低,K^+外流减慢,使 Na^+内流相对加快,心肌 4 相自动除极的速度增快,心肌自律性增高。

(4) 心肌收缩性增强　急性低钾血症时,细胞膜对 Ca^{2+}的通透性升高,Ca^{2+}内流加速,兴奋-收缩耦联增强,心肌收缩性加强。但严重慢性低钾血症时,因缺钾致心肌代谢障碍,引起心肌细胞变性、坏死和瘢痕形成,反而导致心肌收缩性减弱。

3. 对酸碱平衡的影响　低钾血症常引起代谢性碱中毒,这类碱中毒的特点是发生碱中毒的同时出现酸性尿。其机制为:① 低钾血症时,细胞内 K^+外流,细胞外 H^+向细胞内转移增多,导致细胞外液代谢性碱中毒;② 低钾血症时,因肾小管上皮细胞 K^+-Na^+交换减弱,H^+-Na^+交换增强,结果肾排酸性尿,即反常性酸性尿。

(三) 防治原则

1. 积极治疗原发疾病　尽快去除病因,尽快恢复患者的饮食和肾功能。

2. 补钾　补钾最好口服,对严重缺钾不能口服的患者,才用静脉滴注,切忌直接静脉推注。静脉内给钾的条件是:① 每天尿量必须在 500 mL 以上;② 严格掌握补钾的总量和输入液体中 K^+浓度及补液的速度;③ 细胞内缺钾恢复较慢,常需补钾 4 天以上,才能达到平衡,故不可操之过急。

3.积极治疗并发症　引起低钾血症的原因中有不少可以同时引起水、钠、镁等的丢失，应及时检查并积极处理。

二、高钾血症

血清钾浓度超过 5.5 mmol/L 称为高钾血症（hyperkalemia）。

（一）原因和发生机制

1. 肾排钾减少　肾功能障碍引起钾排出减少，是高钾血症最常见的原因。

（1）肾衰竭　见于急、慢性肾衰竭引起的少尿或无尿，因肾排钾障碍，引起血钾升高。无尿患者在没有额外钾负荷的情况下，血清钾每天可以 0.7 mmol/L 的速度增加。

（2）利尿剂使用不当　长期大量使用螺内酯、氨苯蝶啶等潴钾利尿剂可引起高钾血症。螺内酯有拮抗醛固酮的作用，使肾排钾减少；氨苯蝶啶可抑制远端小管对 K^+ 的排泄。

（3）醛固酮分泌不足　见于肾上腺皮质功能减退（艾迪生病）和双侧肾上腺切除后等疾病，由于醛固酮分泌不足，肾小管排钾减少，引起血钾升高。

2. 钾摄入过多　正常肾具有很强的排钾能力，即使钾摄入过多，一般也不会引起高钾血症。只有当静脉内补钾过多过快，超过肾的排钾能力时，才会引起。

3. 钾的跨细胞分布异常　指细胞内 K^+ 在病因的作用下迅速转移至细胞外，当超过肾排钾能力时，可引起血钾升高。此时体钾总量并不一定增加，相反有时会低于正常。钾的跨细胞分布异常可见于下列情况。

（1）急性酸中毒　酸中毒时一方面细胞内 K^+ 与细胞外 H^+ 交换加强，导致细胞内钾外移增多；另一方面，酸中毒时肾小管上皮细胞排 H^+ 增多、排 K^+ 减少，导致血钾升高。

（2）大量溶血和严重组织损伤　大量血管内溶血、严重而广泛的肌组织损伤、淋巴瘤和白血病患者化学治疗或放射治疗后等，均可引起组织细胞内钾大量释出。

（3）组织缺氧　严重缺氧时，因 ATP 生成不足，细胞膜 Na^+-K^+-ATP 酶活性降低，细胞内 K^+ 大量逸出。

（4）高钾血症型周期性瘫痪　也是一种家族性疾病。发作时因细胞内 K^+ 释出而致血钾升高（一般为 5~6 mmol/L）。其临床表现与低钾血症型周期性瘫痪相似。

（二）对机体的影响

高钾血症对机体的影响主要取决于细胞外液钾的浓度，与细胞内钾含量关系不大。主要影响心肌和骨骼肌。

1. 对心脏的影响　高钾血症对心脏的影响主要表现为心率减慢、心律失常（如传导阻滞）、心肌收缩力减弱，严重者可发生心室颤动和心搏骤停。心电图上特征性的变化是 T 波高尖，P 波、QRS 波低平增宽等（图 6-4）。

血钾升高引起心律失常的机制，主要是高钾对心肌细胞电生理特性的影响。

（1）兴奋性呈双相变化　急性轻度高钾血症（5.5~7.0 mmol/L）时，细胞内外钾浓度差减少，静息膜电位负值变小，与阈电位距离接近，心肌兴奋性增高；重度高钾血症（>7.0 mmol/L）

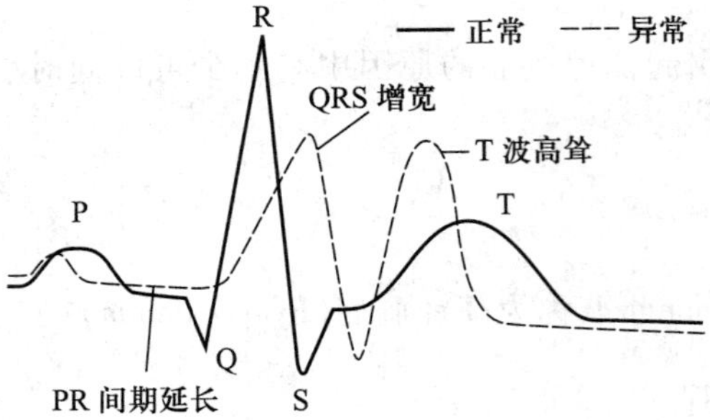

图 6-4 高钾血症对心电图的影响

时，由于静息膜电位负值过低，处于除极阻滞状态，使心肌兴奋性降低甚至消失。

（2）传导性降低　高钾血症时，静息膜电位负值变小，与阈电位距离接近，使动作电位 0 相除极减慢，心肌传导性降低。

（3）自律性降低　高钾血症时，心肌细胞对钾的通透性增高，K^+外流增加，使心肌 4 相自动除极的速度减慢，心肌自律性降低。

（4）心肌收缩性减弱　高钾血症时，细胞外液 K^+浓度增高可抑制 Ca^{2+}内流，心肌收缩性减弱。

2. 对神经-肌肉的影响　轻度高钾血症（5.5~7.0 mmol/L）时，因$[K^+]_i/[K^+]_e$比值变小，静息膜电位负值减小，与阈电位的距离缩短，肌细胞兴奋性增高。临床表现为手足感觉异常、肌肉刺痛、震颤、腹痛、腹泻等神经-肌肉兴奋性增高的症状。急性重度高钾血症（>8 mmol/L）时，由于静息膜电位负值过小，快钠通道失活，肌细胞兴奋降低，出现肌肉软弱无力，甚至发生松弛性瘫痪等症状。

慢性高钾血症时，由于血钾浓度升高缓慢，细胞外过多的钾可代偿性地向细胞内转移，使细胞内、外钾浓度均升高，$[K^+]_i/[K^+]_e$比值变化不明显，细胞兴奋性也无明显改变。

【拓展提高】

肌肉收缩对血清钾的影响

反复的肌肉收缩使细胞内钾外移，而细胞外液的钾浓度升高可促进局部血管扩张，增加血流量，这是有利于肌肉的活动。运动所引起的血清钾浓度升高通常是轻度的，但在剧烈运动时，血清钾的升高也可非常迅速而明显。如在极限运动时，血清钾可在 1 min 内升高到 7.0 mmol/L。

3. 对酸碱平衡的影响　高钾血症时，细胞外液增多的 K^+与细胞内 H^+交换转移，结果发生代谢性酸中毒。此时，肾小管上皮细胞内 K^+增多，导致 Na^+-K^+交换增强，H^+-Na^+交换减弱，肾排 H^+减少，尿液呈碱性（即反常性碱性尿）。因此，高钾血症常引起代谢性酸中毒，这类酸中毒的特点是出现碱性尿。

（三）防治原则

1. 积极治疗原发病，去除引起高钾血症的原因，改善肾功能。

2. 对重度高钾血症患者，应立即采用降血钾措施，保护心脏 可采用：① 静脉注射高渗葡萄糖溶液加胰岛素或静脉注射碱性药（如乳酸钠、碳酸氢钠），可促使 K^+ 进入细胞内而降低血钾浓度；② 静脉注射葡萄糖酸钙、高渗钠溶液（如氯化钠），提高心肌的兴奋性、传导性、自律性和收缩性，拮抗 K^+ 对心脏的毒性作用；③ 应用离子交换树脂，必要时使用腹膜或血液透析，加速 K^+ 从体内排出。

病例讨论

病例一：某尿毒症患者，近日恶心、呕吐、厌食、少尿、四肢软弱无力，血清钾浓度高达 10.6 mmol/L。

讨论：该患者最可能发生下列哪种情况：① 心力衰竭；② 休克；③ 心搏骤停；④ 昏迷。

病例二：9 岁男孩，严重腹泻 4 天，表情淡漠，对问题反应差，皮肤弹性下降，眼球下陷。入院查体：脉搏 144 次/min，血压 90/60 mmHg，呼吸 26 次/min，两肺（-），腹软，无压痛。血 $[Na^+]$ 123 mmol/L，pH 7.13，$PaCO_2$ 18 mmHg。入院后予以补液，1 h 后呼吸停止，复苏未成功。

讨论：该患儿发生了何种类型的水、电解质代谢紊乱？

病例三：患儿，男，5 岁，严重腹泻 1 天，排水样便 20 余次，在当地县城医院静脉输入 5% 葡萄糖溶液及抗生素后，病情无明显缓解来诊。入院查体：体温 37.2 ℃，脉率 112 次/min，血压 55/40 mmHg，精神萎靡，面色苍白，脉搏细速，四肢湿冷，尿量少，腹胀，肠鸣音减弱，膝反射迟钝，双肺未见异常，皮肤弹性差，眼窝下陷。实验室检查：血 $[Na^+]$ 120 mmol/L，血 $[K^+]$ 3.1 mmol/L。

讨论：该患儿出现了何种类型的水、钠代谢紊乱？其诊断依据有哪些？

本章小结

1. 体液由水和溶解在其中的溶质组成，正常成年人体液总量约占体重的 60%，按其存在的部位分为细胞内液（占 40%）和细胞外液（占 20%）。细胞外液又分为血浆（5%）和组织间液（占 15%）。

2. 脱水按水与钠丢失的比例以及血钠浓度和渗透压，将其分为高渗性、低渗性和等渗性脱水三种类型。高渗性脱水时，细胞内外液均减少，但以细胞内液减少为主。血钠浓度升高、血浆渗透压升高，引起口渴感、少尿、脱水热和细胞脱水。低渗性脱水时，由于细胞外液低渗，血钠降低，使细胞外液明显减少，患者易出现外周循环衰竭和脱水征，也可以出现细胞水肿，尤其是脑细胞水肿易发生脑疝。等渗性脱水主要以细胞外液丢失为主，细胞内液变化一般不大，由于血钠浓度和血浆渗透压正常，故其对机体的影响主要是有效循环血量不足所致。

3. 当肾排水障碍或摄入水量过多时，可致大量低渗液体在细胞内外积聚，称为水中毒。此时虽细胞内外液均增多，但以细胞内液增多为主，对机体的影响危害最大的是急性脑细胞水肿所引起的神经系统功能障碍。

4. 过多的体液在组织间隙或体腔中积聚称为水肿。是由血管内外体液平衡失调和体内外液体平衡失调导致钠、水潴留所致。其对机体有双重影响。

5. 正常人从食物中获取的钾,90%分布于细胞内,肾是排钾的主要途径,当血清钾浓度低于3.5 mmol/L时为低钾血症,高于5.5 mmol/L时为高钾血症。血钾浓度的改变可以引起细胞膜电位的变化,从而引起神经-肌肉兴奋性和心肌电生理特性的改变,严重者因心律失常而危及生命。

练习与思考

1. 试述低渗性脱水易导致休克的原因。
2. 叙述水肿的发病机制。
3. 比较三种类型脱水主要临床特征和尿钠量的变化,并阐述其发生机制。
4. 钾代谢紊乱与酸碱平衡失调有何关系?
5. 某患儿腹泻4天,每天水样便10余次,试分析该患儿可能发生哪些水电解质紊乱?

(陈维亚　宋维芳)

第七章 酸碱平衡失调

【学习目标】

掌握：

1. 基本概念。
2. 代谢性和呼吸性酸中毒时机体的功能和代谢变化。

熟悉：

代谢性和呼吸性碱中毒时机体的功能和代谢变化。

了解：

1. 酸碱平衡的调节机制。
2. 单纯型酸碱平衡失调的防治原则。

酸碱平衡失调在临床上十分常见，是许多疾病或病理过程的继发性变化，对患者的危害极大。因此，学习和掌握酸碱平衡失调的基本理论是医学中一个重要问题，对日常临床工作有非常重要的意义。

第一节 酸碱平衡及其调节

人体体液具有一定的酸碱度，用动脉血 pH 表示。正常人动脉血 pH 为 7.35~7.45，平均 7.40，这是机体组织细胞维持正常生命活动的必要条件。人体在生命活动中经常摄入一些酸、碱性物质，同时体内也不断生成大量的酸性或碱性代谢产物，而体液酸碱度却相对稳定，这种通过体内各种缓冲系统的缓冲、肺和肾在生理范围的调节维持体液酸碱度相对稳定在正常范围的情况，称为酸碱平衡(acid-base balance)。病理情况下，许多原因可引起酸碱超负荷或不足，导致体液酸碱度稳定性被破坏，出现酸碱平衡失调(acid-base imbalance)，如果经过机体的代偿调节，能使体液的酸碱度维持在正常范围，称为代偿性酸碱平衡失调；如果经过机体的代偿调节，仍不能使体液的酸碱度维持在正常范围内，称为失代偿性酸碱平衡失调。

【相关链接】

血浆的酸碱度

血浆的酸碱度取决于其 H^+ 浓度，由于 H^+ 浓度很低，因此酸碱度一般以 H^+ 浓度的负对数即 pH 来表示。正常人动脉血的 pH 为 7.35~7.45，平均 7.40，静脉血 pH 较动脉血 pH 低 0.02~0.10。组织间液的 pH 近似于血浆的 pH，细胞内液的 pH 比细胞外液的 pH 低。婴幼儿体液的 pH 比成年人低。

一、酸、碱的概念及其来源

在溶液中，凡能释放出 H^+ 的化学物质称为酸，如 HCl、H_2SO_4、NH_4^+ 和 H_2CO_3 等；反之，凡能接受 H^+ 的化学物质称为碱，如 OH^-、HCO_3^-、NH_3 等。

体内酸、碱物质主要来源于组织细胞的物质代谢过程，少量来自食物，正常人在普通膳食条件下，体内酸性物质的产量远远多于碱性物质。

1. 酸的来源　体内酸性物质按其特性分为挥发性酸和固定酸。碳酸（H_2CO_3）能释出 H^+，也可解离成气体 CO_2 由肺呼出，称为挥发性酸。肺对 H_2CO_3（CO_2）排出量的调节，称为酸碱平衡的呼吸性调节。体内分解代谢过程中产生的丙酮酸、乳酸、乙酰乙酸、β-羟丁酸、硫酸、磷酸、尿酸等酸性产物不能变成气体由肺呼出，这类酸称为固定酸，又称为非挥发性酸。

2. 碱的来源　碱主要来源于蔬菜、水果中的有机酸盐，如苹果酸盐、柠檬酸盐、草酸盐等。这些盐经体内代谢生成碱性物质。另外，在体内物质代谢过程中也可产生碱性物质，如氨基酸脱氨基所产生的 NH_3，但由于 NH_3 在肝转变为尿素，故对酸碱度影响不大。

二、体内酸碱平衡的调节

机体酸碱平衡的维持主要通过体液的缓冲及肺和肾的调节作用。

（一）体液的缓冲作用

体液的缓冲系统由弱酸及其相应的弱酸盐组成，具有缓冲酸或碱的能力。主要有碳酸氢盐缓冲系统（HCO_3^-/H_2CO_3）和非碳酸氢盐缓冲系统（包括磷酸盐缓冲系统、血浆蛋白缓冲系统、血红蛋白和氧合血红蛋白缓冲系统）两类。碳酸氢盐缓冲系统具有以下特点：① 可以缓冲所有固定酸，不能缓冲挥发性酸（对挥发性酸的缓冲主要靠非碳酸氢盐缓冲系统）；② 量多（占血液缓冲量的 1/2 以上），缓冲能力强；③ 为开放体系，易于调节（肾和肺对 HCO_3^- 和 H_2CO_3 的调节）。所以，在血液的缓冲作用中此缓冲系统最为重要。

血液的缓冲作用反应迅速，但作用有限且不持久。

（二）肺在酸碱平衡中的调节作用

肺主要通过改变 CO_2 的排出量，调节血浆 H_2CO_3 浓度，维持血浆 HCO_3^-/H_2CO_3 的正常比值。

当动脉血 $PaCO_2$ 升高或血浆 pH 降低时，可兴奋呼吸中枢，使呼吸加深加快，CO_2 排出增多，体内 H_2CO_3 含量减少；反之，当动脉血 $PaCO_2$ 降低或血浆 pH 增高时，可抑制呼吸，CO_2 排出减少，体内 H_2CO_3 含量增多。这种调节作用发挥较快，数分钟内即可见明显效果，但仅对 CO_2 有调节作用。

【相关链接】

呼吸中枢化学感受器和外周化学感受器

呼吸中枢化学感受器对动脉血 $PaCO_2$ 的变化非常敏感，$PaCO_2$ 升高可增加脑脊液 H^+ 的含量，兴奋呼吸中枢使呼吸的频率和幅度增加，肺泡通气量增加，CO_2排出增多。但当$PaCO_2$超过 80 mmHg 时，呼吸中枢反而受抑制（称为二氧化碳麻醉）。

主动脉体和颈动脉体的外周化学感受器，能感受缺氧、pH 和CO_2的刺激。当PaO_2降低、pH 降低、$PaCO_2$升高时，均可通过外周化学感受器反射性兴奋呼吸中枢，增加肺通气量，使CO_2排出增多。

（三）肾在酸碱平衡中的调节作用

肾主要通过排酸保碱功能来调节血浆HCO_3^-浓度，从而维持血浆HCO_3^-/H_2CO_3的正常比值。这种调节作用发挥较慢，常在数小时之后起作用，3～5 天才达高峰，但效能高，作用持久。

1. 近端小管对$NaHCO_3$的重吸收　近端小管上皮细胞内的CO_2和H_2O在碳酸酐酶的催化下生成H_2CO_3，H_2CO_3又解离成HCO_3^-和H^+，H^+通过近端小管上皮细胞膜上的Na^+-H^+交换被分泌入管腔，同时把管腔中的Na^+交换进细胞，进入细胞的Na^+与HCO_3^-一起回流入血，即起到排酸保碱的作用。酸中毒时碳酸酐酶活性增高，肾排酸保碱的作用加强；碱中毒时碳酸酐酶活性受抑制，肾排酸保碱的作用减弱。

2. 远端小管对$NaHCO_3$的重吸收　远端小管和集合小管的闰细胞（又称为泌氢细胞）以上述同样的过程生成H^+和HCO_3^-，H^+通过管腔膜侧H^+-ATP 酶被分泌入管腔，而Na^+通过钠通道进入细胞，同时在基侧膜以Cl^--HCO_3^-交换的方式重吸收HCO_3^-，使尿液酸化。

3. NH_4^+的排出　近端小管上皮细胞是产NH_3排NH_4^+的主要场所。细胞内谷氨酰胺在谷氨酰胺酶的水解作用下产生NH_3，NH_3是脂溶性分子，能自由弥散入管腔，与管腔内H^+结合生成NH_4^+，NH_4^+是水溶性的，不易通过细胞膜返回细胞内，结果以氯化铵的形式随尿排出体外。酸中毒时，谷氨酰胺酶活性增高，肾产NH_3排NH_4^+增多。

（四）组织细胞对酸碱平衡的调节作用

组织细胞的调节作用主要通过细胞内外离子交换（如H^+-K^+等）和细胞内缓冲完成。酸中毒时，细胞外液过多的H^+通过H^+-K^+交换进入细胞内，被细胞内缓冲碱缓冲，而K^+从细胞内逸出，导致高钾血症；碱中毒时，H^+由细胞内移出，K^+从细胞外移入，结果使血钾降低。

三、反映酸碱平衡状况的指标及其意义

（一）动脉血 pH

pH 是H^+浓度的负对数值，因血浆H^+浓度取决于提供H^+的酸量和缓冲H^+的碱量，故动脉血 pH 主要取决于血浆中HCO_3^-浓度与H_2CO_3浓度的比值，正常为 20∶1。正常人动脉血 pH 为 7.35～7.45，平均 7.40。pH 低于 7.35 为失代偿性酸中毒，pH 高于 7.45 为失代偿性碱中毒。pH 是判断失代偿性酸碱平衡失调的首要检测指标，但不能区分是代谢性还是呼吸性的酸碱平衡失调，要确定还需检测血浆HCO_3^-和H_2CO_3的浓度。当动脉血 pH 在正常范围时，有以下三种可能：① 酸碱平衡状态。② 代偿性酸或碱中毒（此时体内HCO_3^-和H_2CO_3浓度的绝对值已经改变，但通过机体的代偿调节作用，其比例仍维持在 20∶1，故 pH 正常。）。③ 混合型酸碱平

衡失调(如同时发生程度相近的酸、碱中毒,因 pH 的变化相反而被相互抵消)。

(二)动脉血二氧化碳分压

动脉血二氧化碳分压($PaCO_2$)是指血浆中以物理状态溶解的 CO_2分子所产生的张力。正常值为 33~46 mmHg,平均为 40 mmHg。动脉血 $PaCO_2$的高低直接反映肺通气量。当 $PaCO_2$< 33 mmHg 时,表明肺通气过度,CO_2呼出过多,见于呼吸性碱中毒或代偿后的代谢性酸中毒;当 $PaCO_2$>46 mmHg 时,表明肺通气不足,体内有 CO_2潴留,见于呼吸性酸中毒或代偿后的代谢性碱中毒。因此,$PaCO_2$是反映呼吸性酸碱平衡失调的重要指标。

(三)标准碳酸氢盐和实际碳酸氢盐

标准碳酸氢盐(standard bicarbonate,SB)是指全血标本在标准条件(即温度 38 ℃,血红蛋白氧饱和度为 100%,用 $PaCO_2$ 40 mmHg 的气体平衡)下所测得的血浆 HCO_3^-的量,正常值为 22~27 mmol/L,平均为 24 mmol/L。由于测定 HCO_3^-时排除了呼吸因素的影响,所以 SB 是反映代谢性酸碱平衡失调的重要指标。代谢性酸中毒时 SB 降低,代谢性碱中毒时 SB 升高。但在呼吸性酸或碱中毒时,由于肾的代偿也可发生 SB 继发性增高或降低。

实际碳酸氢盐(actual bicarbonate,AB)是指隔绝空气的血标本,在被检者实际的 $PaCO_2$、体温和血氧饱和度的条件下测得的血浆 HCO_3^-浓度。AB 受呼吸和代谢两方面因素的影响,因此 AB 与 SB 的差值反映了呼吸因素对酸碱平衡的影响。正常人 AB=SB。当 AB>SB 时,表明体内有 CO_2潴留;反之,AB<SB,说明 CO_2排出过多。

(四)缓冲碱

缓冲碱(buffer base,BB)是指血液中一切具有缓冲作用的负离子(如 HCO_3^-、Hb^-、HbO_2^-、HPO_4^{2-}、Pr^-等)的总和,正常值为(50±5)mmol/L。代谢性酸中毒时 BB 减少,而代谢性碱中毒时 BB 增多。BB 是反映代谢性酸碱平衡失调的指标。

(五)碱过剩

碱过剩(base excess,BE)是指在标准条件下,用酸或碱滴定血标本至 pH 7.40 时所需的酸或碱的量。正常值为(0±3)mmol/L。代谢性碱中毒时,BE 正值增加;代谢性酸中毒时,BE 负值增加。在呼吸性酸或碱中毒时,由于肾的代偿作用,BE 也可高于或低于正常。

(六)阴离子间隙

阴离子间隙(anion gap,AG)是指血浆中未测定的阴离子(UA)与未测定的阳离子(UC)的差值,即 AG=UA-UC。正常值为(12±2)mmol/L。由于细胞外液阴阳离子总量相等,故 AG 可用血浆中常规测定的 Na^+、Cl^- 和 HCO_3^- 算出,即 $AG = Na^+ - (HCO_3^- + Cl^-) =$ 140 mmol/L-(24+104) mmol/L=12 mmol/L,波动范围是(12±2)mmol/L。

AG 是近年提出的评价酸碱平衡的重要指标。目前多以 AG>16 mmol/L 作为诊断 AG 增高型代谢性酸中毒的标准。

第二节 单纯型酸碱平衡失调

单纯型酸碱平衡失调有两种基本类型，即酸中毒和碱中毒。根据发生原因又可分为代谢性酸中毒、代谢性碱中毒和呼吸性酸中毒、呼吸性碱中毒。

一、代谢性酸中毒

代谢性酸中毒(metabolic acidosis)的特征是血浆 HCO_3^-浓度原发性减少，$PaCO_2$继发性下降。根据 AG 值的变化，可将代谢性酸中毒分为 AG 增高型代谢性酸中毒和 AG 正常型代谢性酸中毒两类。

(一) 原因和机制

1. AG 增高型代谢性酸中毒　是指除了含氯以外的任何固定酸在血浆中浓度增大引起的酸中毒。

(1) 乳酸酸中毒　见于休克、严重贫血、肺部疾患、心搏呼吸骤停、心力衰竭等引起的缺氧。缺氧使细胞内糖酵解增加，乳酸生成增多，发生乳酸酸中毒。此外，严重的肝疾患使乳酸利用障碍，也可引起血浆乳酸过高。

(2) 酮症酸中毒　见于糖尿病、严重肝病、饥饿和酒精中毒等情况。由于大量脂肪被迅速分解，结果导致酮体生成增加(酮体中的乙酰乙酸和 β-羟丁酸都是强酸性物质)，当超过了外周组织的氧化能力和肾排出能力时，即可发生酮症酸中毒。

(3) 肾排酸减少　见于严重肾衰竭患者，由于肾小球滤过率降低，体内固定酸不能随尿排出，在体内积蓄。

(4) 水杨酸中毒　大量摄入水杨酸制剂(如阿司匹林)可引起酸中毒。

上述各原因均可引起体内固定酸过多。这些固定酸的 H^+被 HCO_3^-缓冲，使血浆 $[HCO_3^-]$ 降低；其酸根(如乳酸根、β-羟丁酸根、乙酰乙酸根、SO_4^{2-}、$H_2PO_4^-$和水杨酸根等)升高，这部分酸根均属于未测定的阴离子，所以 AG 值增大，而血氯正常，故又称为正常血氯性代谢性酸中毒。

2. AG 正常型代谢性酸中毒　又称为高血氯性代谢性酸中毒，是指各种原因引起 HCO_3^-浓度降低并伴有 Cl^-浓度代偿性升高，而 AG 无明显变化的一类代谢性酸中毒。

(1) 消化管丢失 HCO_3^-过多　肠液、胰液和胆汁中的 HCO_3^-浓度均高于血浆，因此，严重腹泻、小肠和胆道瘘管、肠吸引术等均可引起 HCO_3^-大量丢失和血氯代偿性升高。

(2) 尿液丢失 HCO_3^-过多　见于肾小管性酸中毒及大量使用碳酸酐酶抑制剂(乙酰唑胺等)，可使肾小管对 HCO_3^-重吸收减少或泌 H^+障碍，引起 HCO_3^-从尿液中过多丢失。

(3) 含氯的成酸性药物摄入过多　过多服用含氯的盐类药物(如氯化铵、盐酸精氨酸或盐酸赖氨酸等)，这些物质在体内易解离出 HCl，使血浆 HCO_3^-在被 H^+消耗、减少的同时，血氯含量增加。

（二）机体的代偿调节

1. 血液的缓冲作用　代谢性酸中毒时，血液固定酸增加，过多的 H^+ 立即与血浆 HCO_3^- 及其他缓冲碱结合，使缓冲碱不断消耗。

2. 肺的代偿调节作用　血液 H^+ 浓度增加，刺激外周化学感受器，反射性引起呼吸中枢兴奋，使呼吸加深加快。呼吸的代偿反应非常迅速，通常数分钟后即可见深大呼吸。这是代谢性酸中毒的主要临床表现。深快呼吸的代偿意义是 CO_2 排出增多，血液 H_2CO_3 浓度继发性降低，使 HCO_3^-/H_2CO_3 的比值接近正常，以维持血液 pH。

3. 肾的代偿调节作用　在代谢性酸中毒时，肾小管上皮细胞中的碳酸酐酶和谷氨酰胺酶活性增强，使肾排 H^+、泌 NH_4^+ 作用加强，重吸收 HCO_3^- 增多，尿液 pH 降低。但肾的代偿作用较慢，一般在酸中毒后数小时开始，3～5 天发挥最大效能。若系由肾功能障碍引起的代谢性酸中毒，则肾的代偿作用丧失。

4. 细胞内外离子交换　H^+ 浓度升高 2～4 h 后，约有 1/2 的 H^+ 通过 H^+-K^+ 交换方式进入细胞内被细胞内缓冲系统缓冲，K^+ 从细胞内逸出，导致高钾血症。

严重慢性代谢性酸中毒，经过上述各种代偿调节后，血浆 H^+ 浓度仍然很高，则骨骼中的磷酸钙和碳酸钙可缓冲过量的 H^+，即骨骼的缓冲作用。

（三）血气指标变化

pH 下降（代偿阶段时 pH 正常），AB、SB、BB 值均降低，AB<SB，BE 负值增加，$PaCO_2$ 继发性下降。

（四）对机体的影响

代谢性酸中毒主要引起心血管和中枢神经系统的功能障碍。

1. 心血管系统功能障碍　代谢性酸中毒引起心血管系统功能障碍主要表现在 3 个方面。

（1）心律失常　代谢性酸中毒时可出现心脏传导阻滞、心室颤动及心脏停搏等严重心律失常。其机制与酸中毒导致血钾升高密切相关。

（2）心肌收缩力减弱　轻度酸中毒时可刺激肾上腺髓质释放肾上腺素，对心脏有正性肌力作用。但是酸中毒严重时，可阻断这一作用，并使心肌收缩力减弱，心输出量减少，这尤其在 pH<7.20 时更为明显。酸中毒引起心肌收缩力减弱的机制可能是：① H^+ 可竞争性地抑制 Ca^{2+} 与肌钙蛋白结合。② 影响 Ca^{2+} 内流。③ 影响心肌细胞肌质网释放 Ca^{2+}。

（3）血管系统对儿茶酚胺的反应性降低　酸中毒可降低血管系统对儿茶酚胺的反应性，尤其是毛细血管前括约肌最为明显，使血管容量扩大，回心血量减少，血压下降，严重者发生休克。

2. 中枢神经系统功能失调　代谢性酸中毒时，中枢神经系统功能障碍主要表现为抑制，出现乏力、倦怠，严重者可出现嗜睡、昏迷。其发生机制为：① 酸中毒时，生物氧化酶类受抑，导致 ATP 生成减少，脑组织供能不足。② 酸中毒时，谷氨酸脱羧酶活性增强，使抑制性神经递质 γ-氨基丁酸生成增多，加重中枢神经系统的抑制效应。

（五）防治原则

密切观察病情，防治原发病。注意纠正水、电解质紊乱。严重酸中毒患者则需补充碱性药物，首选的碱性药物是碳酸氢钠溶液。

二、呼吸性酸中毒

呼吸性酸中毒（respiratory acidosis）的特征是血浆 H_2CO_3（$PaCO_2$）浓度原发性增高，HCO_3^- 浓度继发性增多。根据其病程，可分为急性呼吸性酸中毒和慢性呼吸性酸中毒（慢性呼吸性酸中毒一般指 $PaCO_2$ 持续升高 24 h 以上）。

（一）原因和机制

引起呼吸性酸中毒的原因是 CO_2 排出障碍或 CO_2 吸入过多。

1. CO_2 排出障碍　见于各种原因（如呼吸中枢抑制、呼吸肌麻痹、慢性阻塞性肺疾病及胸廓病变等）引起的通气功能障碍，使 CO_2 排出受阻。另外，呼吸机使用不当，也可使 CO_2 排出减少。

2. CO_2 吸入过多　见于通风不良的环境（如坑道作业、人群密聚等）；因空气中 CO_2 浓度过高，导致机体吸入过多，引起呼吸性酸中毒，但比较少见。

（二）机体的代偿调节

呼吸性酸中毒主要由肺通气功能障碍或 CO_2 吸入过多引起。因此，肺往往不能发挥代偿调节作用，血浆中增高的 H_2CO_3 浓度也不能靠碳酸氢盐缓冲系统缓冲。

1. 细胞内外离子交换和细胞内缓冲是急性呼吸性酸中毒的主要代偿方式

（1）血浆 HCO_3^- 的生成　急性呼吸性酸中毒时，CO_2 潴留使血浆 H_2CO_3 升高，H_2CO_3 解离为 H^+ 和 HCO_3^-。H^+ 与细胞内 K^+ 交换进入胞内被蛋白质缓冲，而 K^+ 出胞以维持电中性，结果导致血钾增高，HCO_3^- 留在细胞外液起一定代偿作用。

（2）红细胞内 HCO_3^- 的生成　血浆中急剧增加的 CO_2 弥散入红细胞，在碳酸酐酶的催化下生成 H_2CO_3，然后解离为 H^+ 和 HCO_3^-。H^+ 被血红蛋白缓冲系统缓冲，HCO_3^- 则与血浆中的 Cl^- 交换，结果导致血浆 HCO_3^- 浓度增加、Cl^- 浓度降低。

但是这种离子交换和缓冲十分有限，因为 $PaCO_2$ 每升高 10 mmHg，血浆 HCO_3^- 浓度仅增高 0.7~1 mmol/L，难以维持 HCO_3^-/H_2CO_3 的正常比值，故急性呼吸性酸中毒往往呈失代偿状态。

2. 肾代偿是慢性呼吸性酸中毒的主要代偿方式　其代偿机制也表现为肾小管上皮细胞排 H^+、泌 NH_4^+ 和 HCO_3^- 重吸收增加，H^+ 随尿排出增多，血浆 HCO_3^- 增高，使 HCO_3^-/H_2CO_3 比值接近 20∶1。

（三）血气指标变化

pH 降低（代偿阶段时 pH 正常），AB、SB、BB 值均升高，AB>SB，BE 正值加大。

（四）对机体的影响

呼吸性酸中毒时对机体的影响与代谢性酸中毒基本相同，但对中枢神经系统和心血管的影响较代谢性酸中毒严重。

1. 中枢神经系统功能障碍　严重急性呼吸性酸中毒时可发生 CO_2 麻醉，早期表现为头痛、烦躁不安等，进一步发展可出现震颤、精神错乱、嗜睡、抽搐和昏迷等临床表现。其机制如下。

（1）CO_2 是脂溶性气体，极易通过血脑屏障形成 H_2CO_3，而 HCO_3^- 为水溶性的，较难通过血脑屏障，结果使脑脊液 pH 明显下降，影响脑细胞的功能代谢。

（2）CO_2 可直接扩张脑血管，使脑血流量增加，引起颅内压增高，严重者可出现脑水肿。

（3）高浓度的 CO_2 对中枢神经系统有抑制效应。

慢性呼吸性酸中毒时，由于肾的充分代偿，血液及脑脊液 pH 可相继恢复正常，临床症状往往不明显。

2. 心血管功能改变　呼吸性酸中毒常伴有缺氧。缺氧可使肺小动脉收缩，引起肺动脉高压。另外，重度呼吸性酸中毒时，由于大量 CO_2 潴留，可使外周血管扩张，患者出现面部潮红，球结膜充血，呈现"醉酒样容貌"。

（五）防治原则

积极治疗原发病，改善肺的通气功能，使潴留的 CO_2 尽快排出。必要时可使用人工呼吸机。慎用碱性药物，因为呼吸性酸中毒时，由于肾的保碱代偿作用，HCO_3^- 浓度已经很高，特别是通气尚未改善前，错误地使用碱性药物可引起代谢性碱中毒，使病情加重。

三、代谢性碱中毒

代谢性碱中毒（metabolic alkalosis）的特征是血浆 HCO_3^- 浓度原发性增多，H_2CO_3 浓度继发性升高。按照代谢性碱中毒的发病机制和对生理盐水治疗的效果，可分为用生理盐水治疗有效的代谢性碱中毒和用生理盐水治疗无效的代谢性碱中毒。

（一）原因和机制

1. 用生理盐水治疗有效的代谢性碱中毒

（1）消化液失 H^+ 过多　常见于剧烈呕吐及胃液持续吸引，导致胃酸性液体（HCl）大量丢失，发生低氯性碱中毒。

（2）肾失 H^+ 过多　常见于长期大量使用髓襻利尿剂（如呋塞米）和噻嗪类利尿剂（如依他尼酸），这类利尿剂主要抑制髓襻升支对 Cl^-、Na^+ 和 H_2O 的重吸收，使远端小管内 Na^+ 浓度增加，Na^+-H^+ 交换加强，H^+ 排出增多，引起低氯性碱中毒。低氯性碱中毒用生理盐水治疗常常可以得到纠正。

2. 用生理盐水治疗无效的代谢性碱中毒

（1）盐皮质激素过多　见于大量使用盐皮质激素或原发性盐皮质激素分泌过多者。醛固酮能增加肾远端小管和集合小管对 Na^+ 的重吸收，促进 K^+ 和 H^+ 的排出，引起代谢性碱中毒和低钾血症。

（2）缺钾 低钾血症时，细胞内 K^+ 与细胞外 H^+ 交换转移，结果发生代谢性碱中毒。此时，肾小管上皮细胞内 H^+ 增多，导致 Na^+-H^+ 交换增强，肾排 H^+ 增多，尿液呈酸性。

（3）HCO_3^- 摄入过量 见于肾功能受损患者大量口服或静脉输入 $NaHCO_3$，或大量输入库血，因为库血常用枸橼酸盐抗凝，枸橼酸盐经代谢可产生 HCO_3^-。以上原因引起的代谢性碱中毒，单独用生理盐水治疗是不能纠正的。

（二）机体的代偿调节

1. 血液的缓冲作用 当细胞外液 H^+ 浓度降低，OH^- 浓度升高时，OH^- 可被缓冲系统中的弱酸（H_2CO_3、$H_2PO_4^-$、HHb、$HHbO_2$ 等）缓冲，因大多数缓冲系统组成成分中，碱性成分远多于酸性成分（如 HCO_3^-/H_2CO_3 的比值为 20∶1），故 pH 很难维持正常。可见，血液对增多的碱性物质的缓冲作用非常有限。

2. 肺的代偿调节 呼吸代偿可在 24 h 达最大效应。由于 pH 升高，呼吸中枢兴奋性降低，呼吸变浅变慢，肺通气量减少，血浆 $PaCO_2$ 上升，以维持 HCO_3^-/H_2CO_3 的比值接近正常的 20∶1，使 pH 恢复。但是这种代偿很有限，很少能达到完全代偿。因为当 $PaCO_2>60$ mmHg 或肺通气量减少引起 $PaO_2<60$ mmHg 时，可反射性地引起呼吸中枢兴奋。

3. 肾的代偿调节作用 碱中毒时，肾小管上皮细胞内的碳酸酐酶和谷氨酰胺酶的活性降低，使肾泌 H^+、排 NH_4^+ 和 HCO_3^- 的重吸收均减少，血液 HCO_3^- 浓度降低，尿液呈碱性。但是由缺钾或肾排 H^+ 增多引起的碱中毒，则尿液呈现酸性。肾排酸保碱功能的减弱是代谢性碱中毒的重要代偿作用。

4. 细胞内外离子交换 碱中毒时细胞外液 H^+ 浓度降低，细胞内 H^+ 与细胞外 K^+ 交换转移补充，造成细胞外液低钾，发生低钾血症。

（三）血气指标变化

pH 升高（代偿阶段时 pH 正常），SB、AB、BB 均升高，BE 正值增加。

（四）对机体的影响

轻度代谢性碱中毒患者大多无明显症状。严重代谢性碱中毒可出现如下变化。

1. 中枢神经系统功能变化 严重碱中毒患者可出现烦躁不安、精神错乱、谵妄甚至昏迷等中枢神经系统功能失调的症状。其发生机制是：① pH 升高，谷氨酸脱羧酶活性降低，γ-氨基丁酸氨基转移酶活性增高，使 γ-氨基丁酸分解加强而生成减少，故对中枢神经系统的抑制减弱，出现兴奋症状；② 血液 pH 升高使血红蛋白氧离曲线左移，氧合血红蛋白释放氧减少，导致脑组织供氧不足。

2. 对神经肌肉的影响 严重的急性碱中毒患者，神经肌肉的应激性增高，可出现面部和肢体肌肉的抽动、手足搐搦和惊厥等症状。这与血液 pH 升高引起血浆游离钙（Ca^{2+}）浓度降低有关。但伴有低钾血症时，这些症状可被低钾引起的症状掩盖，表现为肌无力或麻痹等。

（五）防治原则

积极治疗原发病。对轻度代谢性碱中毒患者，只需输入生理盐水或葡萄糖盐水即可纠正；失氯、失钾引起的代谢性碱中毒，则还需补充氯化钾。对盐皮质激素过多的患者，应尽量少用髓襻利尿剂和噻嗪类利尿剂，可给予碳酸酐酶抑制剂（如乙酰唑胺等）治疗；严重的代谢性碱中毒患者，可酌量给予弱酸性药物或酸性药物治疗。

四、呼吸性碱中毒

呼吸性碱中毒（respiratory alkalosis）的特征是血浆 H_2CO_3浓度原发性减少，HCO_3^-浓度继发性降低。

（一）原因和机制

各种原因引起肺通气过度，CO_2排出过多是呼吸性碱中毒的基本发生机制。

1. 低氧血症　如肺炎、肺水肿、初入高原及在通风不良的环境下工作，因氧的弥散障碍或吸入气体的氧分压低，使 PaO_2降低，反射性引起通气过度，CO_2排出过多。

2. 呼吸中枢受到直接刺激　见于精神性通气过度（如癔症发作）、颅脑损伤、脑炎、脑血管障碍、脑肿瘤、剧烈疼痛等均可刺激呼吸中枢引起过度通气。另外，某些药物（如水杨酸、氨等）也可兴奋呼吸中枢引起通气过度。

3. 人工呼吸机使用不当　因通气量过大而引起呼吸性碱中毒。

（二）机体的代偿

呼吸性碱中毒时肺的代偿作用极弱或不存在。机体主要通过以下途径代偿。

1. 细胞内外离子的交换和细胞内缓冲　这是急性呼吸性碱中毒的主要代偿方式。急性呼吸性碱中毒在 10 min 内，H^+从细胞内移出并与细胞外 HCO_3^-结合生成 H_2CO_3，细胞外的 K^+进入细胞内，引起血钾降低。此外，部分血浆 HCO_3^-进入红细胞与红细胞内 Cl^-交换，进入红细胞内的 HCO_3^-与 H^+结合，并进一步生成 CO_2，CO_2自红细胞弥散入血，形成 H_2CO_3，使血浆 H_2CO_3浓度又有所回升。但是这种缓冲作用是有限的。血浆 $PaCO_2$每下降 10 mmHg，血浆 HCO_3^-浓度降低 2 mmol/L，所以难以维持 HCO_3^-/H_2CO_3的正常比值。

2. 肾代偿　肾代偿调节是个缓慢的过程，一般需 3～5 天才能达到最大效应，故它是慢性呼吸性碱中毒的主要代偿方式。慢性呼吸性碱中毒时，肾小管上皮细胞代偿性排泌 H^+和 NH_4^+减少，HCO_3^-重吸收减少而随尿排出增加，血浆 HCO_3^-浓度减低。

（三）血气指标变化

pH 升高（代偿阶段时 pH 正常），AB、SB 值均降低，AB<SB，BB 降低，BE 负值增大。

（四）对机体的影响

呼吸性碱中毒对中枢神经系统和神经肌肉的影响与代谢性碱中毒相似，但更易出现窒息感、气促、眩晕，四肢和口周感觉异常，手足搐搦等症状。其中抽搐与低血浆游离钙有关。神经系统功能障碍除与碱中毒对脑功能的损伤外，还与 $PaCO_2$ 降低引起脑血管收缩和脑血流量减少有关。

（五）防治原则

积极治疗原发病，去除引起过度通气的原因。急性呼吸性碱中毒患者可吸入含 5% CO_2 的混合气体或用纸袋罩于患者口鼻使其再吸入呼出的气体以维持血浆 H_2CO_3 浓度。对精神性通气过度患者可用镇静剂。对手足抽搐患者，可给葡萄糖酸钙注射液静脉缓慢注射。

第三节 混合型酸碱平衡失调

混合型酸碱平衡失调（mixed acid-base disturbance）是指患者体内同时发生两种或两种以上单纯型的酸碱平衡失调。临床混合型酸碱平衡失调的主要类型有双重性酸碱平衡失调和三重性酸碱平衡失调。

双重性酸碱平衡失调是指患者同时发生两种单纯型的酸碱平衡失调。一般分为两类，即酸碱一致型和酸碱混合型。酸碱一致型是指患者体内同时存在两种酸中毒或两种碱中毒。酸碱混合型是指患者体内同时存在一种酸中毒和一种碱中毒。

三重性酸碱平衡失调是指患者同时发生三种单纯型的酸碱平衡失调。因同一患者不可能同时发生呼吸性酸中毒和呼吸性碱中毒，故三重性酸碱失衡只有两类：① 呼吸性酸中毒合并代谢性酸中毒和代谢性碱中毒。② 呼吸性碱中毒合并代谢性酸中毒和代谢性碱中毒。

总之，混合型酸碱平衡失调的病理变化较为复杂，要得出正确的判断，必须充分了解原发疾病及进行一系列相关的实验室检查。

病例讨论

病例一：某男性患者被诊断为慢性肾衰竭，血 pH 7.23，$PaCO_2$ 24 mmHg，BB 37 mmol/L，BE−13.2 mmol/L，SB 12.5 mmol/L，AB 9.4 mmol/L。

讨论：1. 该患者发生了何种形式的酸碱平衡失调？处于什么代偿阶段？为什么？

2. 原发性和继发性变化的指标是什么？这些变化是如何发生的？

3. 这种酸碱平衡失调主要有哪些功能代谢变化？这些变化是怎样发生的？

病例二：某患者在手术麻醉时因呼吸抑制而出现，血 pH 7.20，$PaCO_2$ 80 mmHg，BB 46 mmol/L，BE+2.5 mmol/L，SB 24 mmol/L，AB 28.5 mmol/L。

讨论：该患者发生了何种形式的酸碱平衡失调？处于什么代偿阶段？为什么？

病例三：某慢性阻塞性肺气肿患者，血 pH 7.36，$PaCO_2$ 72 mmHg，BB 59 mmol/L，BE+8 mmol/L，SB 31 mmol/L，AB 39.5 mmol/L。

讨论：1. 该患者发生了何种形式的酸碱平衡失调？处于什么代偿阶段？为什么？

2. 原发性和继发性变化的指标是什么？这些变化是如何发生的？

病例四：某患者既往有十二指肠球部溃疡史，近1月经常呕吐。钡餐检查发现幽门梗阻。血液检查的部分结果为:pH 7.52,$PaCO_2$ 50 mmHg,BB 63 mmol/L,BE+13 mmol/L,SB 36 mmol/L。

讨论:1. 该患者发生了何种形式的酸碱平衡失调?处于什么代偿阶段?为什么?

2. 原发性和继发性变化的指标是什么?这些变化是如何发生的?

3. 这种酸碱平衡失调主要有哪些功能代谢变化?这些变化是怎样发生的?

本章小结

1. 机体的酸碱平衡主要通过以下方式调节:体液自身的缓冲系统、肺的调节、肾的调节来完成。反映酸碱平衡的指标较多,应着重理解其概念和正常值。

2. 代谢性酸中毒是本章讲授的重点,其发生的原因是 HCO_3^- 原发性减少。代谢性酸中毒可分为 AG 增高型代谢性酸中毒和 AG 正常型代谢性酸中毒,前者主要由固定酸产生过多或肾排酸障碍引起,后者主要因腹泻、肠道引流等引起 HCO_3^- 丢失所致。血气变化特点为:pH 下降(失代偿时);AB、SB、BB 值均下降,BE 负值增加;$PaCO_2$ 继发性下降,这是呼吸加强代偿的结果。

3. 呼吸性酸中毒主要见于肺通气功能障碍导致 CO_2 排出受阻,致 $PaCO_2$ 原发性升高所引起的酸中毒。血气变化特点是:失代偿时 pH 下降;AB>SB;由于肾的代偿,HCO_3^- 继发性升高,肾的代偿作用比较缓慢,但作用持久,所以肾的代偿在发生慢性呼吸性酸中毒时才起作用。

4. 酸中毒对机体的影响主要表现为对中枢神经系统和心血管系统的损伤作用。

5. 代谢性碱中毒和呼吸性碱中毒分别与上述代谢性酸中毒和呼吸性酸中毒情况相反。

练习与思考

1. 频繁呕吐易引起何种酸碱平衡失调?为什么?

2. 为什么急性呼吸性酸中毒中枢神经系统功能失调比代谢性酸中毒明显?

3. 严重酸中毒为何易引起休克?

4. 幽门梗阻后机体会发生何种酸碱平衡失调?

5. pH 为 7.35~7.45,血液的酸碱状态有哪几种可能?

6. 案例分析:某患者严重腹泻 2 天,软弱无力,皮肤弹性差,呼吸深快,心率 110 次/min,尿少,血气检查结果:pH 7.30,HCO_3^- 浓度为 18.6 mmol/L,$PaCO_2$ 40 mmHg,血清 Na^+ 139 mmol/L,血清 K^+ 浓度为 3.0 mmol/L,血清 Cl^- 浓度为 110 mmol/L,试判断该患者有无酸碱平衡失调和电解质紊乱?如有,依据是什么?

(陈维亚 宋维芳)

第八章 发 热

【学习目标】

掌握：

1. 基本概念。

2. 发热激活物的种类及其作用，内生致热原和中枢性发热介质的生成、种类及其作用。

3. 发热的功能代谢变化。

熟悉：

1. 熟悉发热的时相及热代谢特点。

2. 发热的发生机制。

了解：

发热的生物学意义和处理原则。

人和高等动物机体都具有相对恒定的体温，以适应机体进行正常新陈代谢和生命活动的需要。正常人体温为 37 ℃左右，每昼夜上下波动不超过 1 ℃。人体体温的相对稳定是在体温调节中枢的控制下，通过产热和散热保持动态平衡来实现的。在致热原的作用下，体温调节中枢调定点上移而引起的高水平的体温调节活动称为发热（fever）。在临床上，发热是很常见的症状之一，也是许多疾病所共有的病理过程。

临床上习惯把体温超过正常值 0.5 ℃称为发热（图 8-1）。但实际上，许多情况下体温升高并不一定都是发热。例如，在某些生理条件下出现的体温升高，如剧烈运动、月经前期、妊娠、应激等情况下，称为生理性体温升高。病理性体温升高也不一定都是发热，如皮肤鱼鳞癣、先天性汗腺缺陷等导致散热减少而引起的体温升高，甲状腺功能亢进症导致产热增加而引起的体温升高也不同于一般的发热，属于被动性体温升高，称为过热。

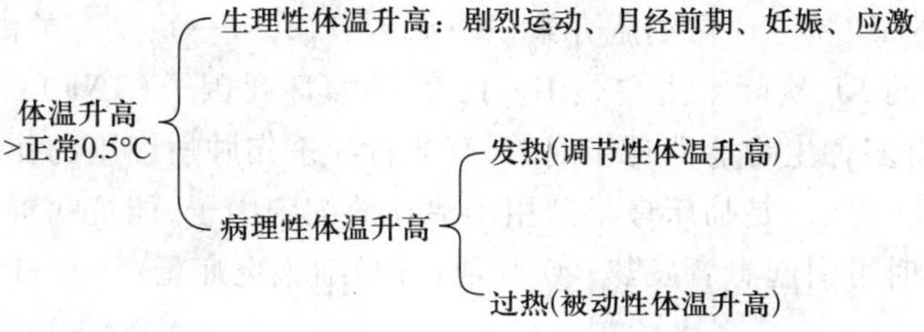

图 8-1 体温升高的分类

第一节　发热的原因和发生机制

长期以来，人们致力于寻找引起发热的基本物质。传统上把能引起人或动物发热的物质称为致热原(pyrogen)。早在 1948 年，有人发现家兔腹腔内无菌性渗出白细胞，将其培育于无菌生理盐水中，能产生、释放致热原，称之为白细胞致热原，为表示其来自于体内，又称为内源性致热原(endogenous pyrogen，EP)。目前认为，发热是由各种发热激活物作用于机体后，激活产 EP 细胞，产生并释放 EP，EP 再通过血液循环到达体温调节中枢，致使调定点上移，而引起体温升高。

一、发热激活物

能激活产 EP 细胞产生并释放 EP 的物质称为发热激活物。发热激活物种类很多，大致可分为以下两大类。

1. 病原微生物　细菌以及细菌内毒素和某些外毒素、病毒、支原体、立克次体、螺旋体、真菌以及寄生虫等，均可作为发热激活物引起机体发热。这种由病原微生物引起的发热称为感染性发热。在所有的发热中，感染性发热可占 50%~60%，其中，由细菌感染引起的约占 43%。革兰阴性细菌的内毒素是一种致热作用极强的外致热原。内毒素耐热性很高，一般灭菌方法不能清除(干热 160 ℃，2 h 才可灭活)。在临床输液或输血过程中，患者有时出现寒战、高热等输液反应，绝大多数是因输入的液体或输液器具被内毒素污染所致。

2. 病原微生物以外的发热激活物　常见的有：① 抗原-抗体复合物；② 致炎物和炎症灶激活物，如硅酸盐结晶、尿酸盐结晶等；③ 某些类固醇代谢产物，如本胆烷醇酮。这些由病原微生物以外因素引起的发热称为非感染性发热。

二、内源性致热原

EP 是发热激活物作用于体内产致热原细胞所产生并释放的致热物质。

1. 内源性致热原的产生和释放　目前认为，产生并释放 EP 的细胞主要是单核细胞和组织中的吞噬细胞(如肝库普弗细胞、肺泡吞噬细胞及脾吞噬细胞等)，其他细胞还有中性粒细胞、内皮细胞、淋巴细胞、肿瘤细胞等。其产生过程大概包括激活、产生和释放三个阶段。EP 并非单一物质，而是一类相关的细胞因子，是一类相对分子质量较小的蛋白质，耐热性低，加热 70 ℃ 20 min 即可破坏其致热活性。蛋白酶如胃蛋白酶、胰蛋白酶或链霉蛋白酶，都能破坏其致热性。较为重要的 EP 有：① 白细胞介素(IL-n，n=1，2，3，…)：是一类由多种细胞产生的多肽类物质，早期发现的 EP 实际上主要是 IL-1；② 肿瘤坏死因子(TNF)：由吞噬细胞、淋巴细胞产生，其与 IL-1 有多种生物活性是相同的，有非特异杀伤肿瘤细胞的作用，给人注射能引起发热反应；③ 干扰素(IFN)：是临床最早试用于治疗的细胞因子，能抗病毒，抑制肿瘤细胞的生长，应用于临床治疗时可引起患者发热；④ 其他：吞噬细胞炎症蛋白-1(MIP-1)、内皮素、睫状神经营养因子等。

2. 内源性致热原引起发热的机制　EP 是通过什么方式使体温调定点上移而引起发热的机制，尚未完全清楚。一般认为，EP 相对分子质量较小，可通过血-脑脊液屏障，作用于视前区-下丘脑前部体温调节中枢的热敏神经受体,使下丘脑局部的前列腺素 E(PGE)、cAMP 水平和 Na^+/Ca^{2+} 比值提高,进而使体温中枢的调定点上移。体温调节中枢发出神经冲动,一方面使交感神经兴奋性增强,引起皮肤血管收缩,使散热减少;另一方面经过运动神经引起骨骼肌紧张度增强,使产热增加。由于产热大于散热,从而体温升高。当体温达到新的调定点后,体温调节中枢又对产热和散热进行调整,使其维持相对平衡,从而把体温升高到与调定点相适应的水平。

此外,在引起发热的体温调节过程中,除了以上引起体温升高的正调节机制外,机体还有限制体温升高的负调节机制,主要包括血管升压素、黑素细胞刺激素及发现于尿中的发热抑制物。

【拓展提高】

体温调节中枢

目前认为,发热时体温调节涉及中枢神经系统多个部位。其中,视前区-下丘脑前部(preoptic anterior hypothalamus,POAH)是体温调节中枢所在部位,该区含有温度敏感神经元,具有感受、整合来自体内、外温度信息的生理作用。微量的致热原注入 POAH 就可产生明显的发热反应,发热时也可在该部位测量到显著升高的发热介质。此外,内侧杏仁核(medial amygdaloid nucleus,MAN)、腹侧面隔区(ventral septal area,VSA)和弓状核等部位亦与发热的体温调节密切相关,刺激这些部位可对体温上升产生限制作用。因此,体温调节中枢实际上由正调节中枢(以 POAH 为主)和负调节中枢(以 VSA、MAN 为主)组成,外周致热刺激传入中枢后,可通过启动体温正、负调节机制,来决定体温调定点上移的水平、发热幅度和时程。

第二节 发热的时相和热代谢特点

多数发热尤其是急性传染病和急性炎症性发热,大致可分以下 3 个时相,各有其临床和热代谢特点。

一、体温上升期

此期由于体温调定点上移,原来的正常体温变成了“冷刺激”,体温中枢立即对冷信息起反应,经过交感神经到达散热中枢,引起皮肤血管收缩和血流减少,导致皮肤温度下降,从而散热减少;同时冷信息到达产热器官,引起物质代谢增强,进而产热增加。故此期热代谢特点为:产热明显增加,散热明显减少,产热大于散热。临床出现畏寒、皮肤苍白、寒战和起“鸡皮疙瘩”现象。畏寒和皮肤苍白是皮肤血管收缩使皮肤血流减少所致;“鸡皮疙瘩”是竖毛肌收缩所致;寒战是寒战中枢兴奋而引起,此中枢位于下丘脑后部,近第三脑室壁,正常被来自于体温中枢的热敏感神经元的神经冲动所抑制,当体温中枢受冷刺激时此种抑制被解除,则出现全身性骨骼肌的不随意的周期性收缩,即寒战。

二、高温持续期

当体温上升至体温中枢新的调定点水平时,体温便不再继续上升,而稳定在这个与新的调定点相适应的高水平上。此时散热过程则相应有所增加。体温中枢以与正常相同的方式来调节产热和散热过程,从而使产热和散热在较高水平上趋于平衡,体温保持在较高水平上。因散热反应体表血管开始扩张,血流加快,皮肤温度上升,皮肤红热,有排汗感。患者不再有畏寒及寒战,反而由于皮肤温度高于正常而有酷热感,"鸡皮疙瘩"消失,皮肤发红、干燥。

三、体温下降期

经过高温持续期后,由于激活物、EP及发热介质的清除,体温中枢的调定点又返回正常水平。此时由于血温高于调定点水平,体温中枢的热敏神经元发放频率增加,通过调节作用使交感神经的紧张性降低,皮肤血管进一步扩张,汗腺分泌增加,散热增加,产热减少,机体散热大于产热。故体温降至正常水平。

第三节　发热对机体的影响

一、物质代谢变化

发热时物质代谢增强,能量生成及消耗增多。一般认为,体温每升高1 ℃,基础代谢率可提高13%。患有甲状腺功能亢进症、某些恶性肿瘤以及急性感染性疾病时,基础代谢率可以更高,甚至达30%~60%。

1. 糖代谢　发热时由于产热的需要,能量消耗大幅度增加,故对糖的需求增多,致使糖分解增强。肝糖原和肌糖原分解增多,胰岛素分泌减少(参见应激),血糖因而升高。正常情况下,肌肉主要依靠糖和脂肪的有氧氧化供能,发热时,寒战及肌张力提高造成肌肉的活动量加大,对氧的需要量大大增加,然而由于糖的分解代谢增强,氧的供应相对不足,故此时肌肉无氧酵解增强,从而产生大量的乳酸。

2. 脂肪代谢　由于发热时糖原消耗增加,糖原储备减少,加之发热患者食欲减退,各种营养物质摄入不足,此时机体会动员脂肪储备,使其分解加强,同时又由于发热时交感-肾上腺髓质系统强烈兴奋,脂解激素分泌增加,故促使脂肪迅速分解。由于大量脂肪分解且氧化不全,临床可引起酮血症和酮尿,长期发热脂肪大量消耗,患者可日趋消瘦。

3. 蛋白质代谢　正常人每日需摄入30~45 g蛋白质,才能维持总氮平衡。发热时蛋白质分解加强,尿氮比正常人增加2~3倍,可出现负氮平衡。蛋白质分解加强除与体温升高有关外,与EP的作用关系重大。已经证明,EP通过PGE合成增多而使骨骼肌蛋白质大量分解,后者是疾病急性期反应之一,除保证能量需求之外,还保证供给肝大量氨基酸,也用于急性期反应蛋白质的合成和组织修复等的需要。

4. 水、盐及维生素代谢

(1) 水、盐代谢　在体温上升期,由于肾血流的减少,尿量明显减少,Na^+和Cl^-的排泄也随之降低,可导致水、Na^+、Cl^-在体内潴留。但到体温下降期,因尿量的恢复和皮肤、呼吸道水分蒸发增强及大量出汗,而导致水分大量丢失,Na^+、Cl^-排出增加,重则可引起脱水。加之发热时组织分解亢进,大量K^+向细胞外释放,肾排钾量亦随之增加,同时酸性代谢产物堆积,可导致代谢性酸中毒的产生。

（2）维生素代谢　发热时，患者食欲减退，消化不良，从而引起维生素的摄取和吸收减少；同时长期发热又可使各种维生素的消耗增加，尤其是维生素 C 和 B 族维生素缺乏更为常见。

二、各系统功能的变化

发热对各器官系统都有明显影响。

1. 呼吸系统功能变化　发热时由于血温升高和酸性代谢产物的刺激，可使呼吸中枢兴奋性增强，同时又提高了呼吸中枢对 CO_2 的敏感性，加之代谢增强，故患者常出现呼吸加深、加快。呼吸频率的增加，虽有助于机体散热和促进氧的供应，但由于呼气过度，CO_2 排出过多，故可导致呼吸性碱中毒。持续的体温升高，可使大脑皮质和呼吸中枢抑制，故临床又出现浅而慢或不规则的呼吸。一般来说，体温每升高 1 ℃，呼吸频率平均每分钟增加3~4 次，但在肺部和胸膜疾患时，其增加的次数会更多。此外，大量腹水患者或晚期妊娠者，如发生发热疾患，由于膈的升高，呼吸频率的增加也远远超过上述相应比例。

2. 心血管系统功能变化　发热时由于交感-肾上腺髓质系统强烈兴奋，以及血温上升对窦房结的刺激，故使心肌收缩力增强，心输出量增加，心率加快。一般体温每升高 1 ℃，心率平均每分钟加快 18 次，儿童可增加更多。有些疾病，如伤寒，体温明显升高而心率没有相应提高，临床称之为相对缓脉；在患有甲状腺功能亢进症、心脏病、肺部疾病、风湿热、败血症和猩红热等疾病时，其心率增加的次数可超过上述相应比例，则称之为相对性心动过速。

心率过快和心肌收缩力增强会增加心脏负担，在心肌劳损或心脏有潜在病灶的人容易诱发心力衰竭，应高度警惕。在体温上升期，由于心率加快和末梢血管收缩，血压可略有升高；反之，在高温持续期和体温下降期，因发汗和末梢血管扩张，血压可轻度下降。此外，少数患者在高热骤退时因大量出汗可导致虚脱，甚至循环衰竭，临床应予以重视。

3. 中枢神经系统的变化　发热时对中枢神经系统影响很大，一般表现为中枢神经系统的兴奋性增强，尤其是高热患者可表现为头痛、头晕、失眠、烦躁、谵妄和幻觉等症状。持续高热时，中枢神经系统由兴奋转向抑制，可出现嗜睡甚至昏迷。这可能与 IL-1 的作用有关。实验证明，注射 IL-1 能够诱导睡眠。在小儿易出现肌肉抽搐，发生高热惊厥，这可能与小儿中枢神经系统尚未发育成熟有关。临床应立即采取相应措施以终止惊厥。

4. 消化系统功能变化　发热时，由于交感神经兴奋性增强，引起消化液分泌减少，各种消化酶活性降低，胃肠蠕动减慢，而导致消化吸收功能障碍。临床引起食欲减退、腹胀、便秘等。有实验证明，食欲减退与 IL-1 和 TNF 有关。唾液分泌减少，可引起口腔黏膜干燥且伴口臭。胃液分泌减少，胃蠕动减弱，幽门括约肌收缩使胃内食物潴留，发酵分解，而引起恶心、呕吐、食欲减退。肠液、胆汁和胰液分泌减少，肠蠕动减弱，使蛋白质、脂肪消化不良，食物在肠内滞留发酵，产气增加，可引起鼓肠；又由于肠蠕动减弱，肠内容物停留时间较长，水分大量被吸收，因而发生便秘。

5. 泌尿系统功能变化　发热早期，因交感神经兴奋，肾小血管收缩，肾血流量减少，抗利尿激素分泌增加，远端小管对钠、水重吸收增强，故尿量减少，尿相对密度增加。持续高热可引起肾小管上皮细胞肿胀，尿中出现蛋白管型。体温下降期，尿量可逐渐增加，尿相对密度也可回降。

第四节　发热的生物学意义及处理原则

资料表明,一定程度的体温升高,可以激活免疫系统,提高机体的抵抗力,有利于肝解毒,增强单核吞噬细胞系统的功能。一定程度的发热常表示机体有良好的反应能力。相反,当病情严重,发热却不明显者,常表示机体缺乏反应能力,提示机体的抗病能力较弱或极弱。同时,发热作为疾病的信号,疾病过程中的体温曲线变化往往可反映病情的变化,对判断病情、评价疗效和估计预后等方面有重要的参考价值,长期不明原因的发热,常预示体内有潜在的恶性病灶。有些特殊热型还有助于疾病的诊断。但是,持续发热或过高热,则可破坏免疫系统,除导致机体防御能力降低外,还会引起能量和机体内营养物质的过度消耗,从而造成机体的代谢紊乱和生命重要器官功能障碍,尤其非感染性发热大多对机体有害无益。

基于以上原因,发热的防治和护理原则如下。

一、积极治疗引起发热的原发病

致热原是引起发热的起始原因,积极有效地治疗原发病,消除致热原的作用,则发热将自行消退。

二、对一般发热不急于解热

对非高热或发热原因不明者,不必急于解热。

三、体温过高或发热持续过久

下列发热患者应及时解热,体温过高或发热持续过久对机体不利,可引起防御反应减弱、物质消耗过多、代谢失调等。对下列患者应选用适宜的解热措施及时解热。

1. 体温过高(如体温达 40 ℃以上)　有明显头痛、头晕、意识障碍,甚至小儿高热惊厥时,应立即采取解热措施。

2. 恶性肿瘤患者　因发热可进一步加重机体的消耗。

3. 心肌梗死或心肌损害患者　因发热可增加耗氧,加重心脏负荷和心肌损害的程度。

4. 妊娠期妇女　妊娠早期发热有致畸胎的危险;妊娠中、晚期循环血量增多,心脏负担加重,发热会进一步增加心脏负担,有诱发心力衰竭的可能性。

四、解热措施

1. 药物解热

(1) 化学药物　水杨酸盐类。其解热机制可能是阻断 PGE 的合成,可能还以其他方式发挥作用。

(2) 类固醇解热药　以糖皮质激素为代表,主要原理可能是:① 抑制 EP 的合成和释放。② 抑制免疫反应和炎症反应。③ 中枢效应。

(3) 清热解毒类中草药　也有一定解热作用,可适当选用。

2. 物理降温　在高热或病情危急时,可采用物理方法降温。如用冰帽或冰袋冷敷头部,四肢大血管处用乙醇擦浴以促进散热等。也可将患者置于较低温度的环境中,加强空气流通,以增加对流散热。

五、加强对发热患者的护理

1. 高热患者的代谢明显增强,各种物质消耗增多,应嘱患者卧床休息,减少活动。

2. 注意及时补充水分,预防脱水。对体温下降期或应用解热药致大量出汗者,要警惕发生虚脱甚至休克。

3. 保证充足易消化的营养食物,包括维生素。

4. 密切观察体温变化并做好记录。

5. 对心肌梗死或心肌损害的发热患者,应进行心血管监护。

病例讨论

病例:2岁男孩,持续高热20余天,发热1周后发现左颈部出现一肿块,有波动感。体检:体温39.2 ℃,脉率140次/min,呼吸20次/min。实验室检查:白细胞总数20.6×10^9/L,白细胞分类:中性粒细胞89%,淋巴细胞9%,嗜酸性粒细胞2%。红细胞3.70×10^{12}/L。入院给予切开肿块,流出黄绿色黏稠液体约有50 mL。术后采用大量抗生素及补液等治疗措施,病情好转出院。

讨论:1. 颈部肿块的可能诊断及诊断依据是什么?

2. 如不及时治疗病情会如何发展?

本章小结

1. 发热是指在发热激活物的作用下,产致热原细胞产生和释放EP,EP通过发热中枢介质引起体温调节中枢调定点上移,从而引起调节性体温升高。

2. 发热在临床上通常经历体温上升期、高温持续期和体温下降期三个时相。

3. 发热时物质代谢增强,机体各系统均发生不同程度的功能代谢变化,表现出呼吸加深加快、心率加快和心肌收缩力增强,尤其是高热患者可表现为头痛、头晕、失眠、烦躁、谵妄和幻觉等中枢神经系统兴奋症状,持续高热时,可出现嗜睡甚至昏迷。

4. 一定程度的发热,可以激活免疫系统,提高机体的抵抗力,但是持续发热或过高热,对机体有害。发热又是疾病的信号,对判断病情、评价疗效等方面有重要的参考价值。

练习与思考

1. 简述内生致热原的种类。
2. 简述发热的概念及发生机制。
3. 简述发热的分期和热代谢特点。
4. 简述体温升高与发热的区别。

(宋维芳)

第九章 弥散性血管内凝血

【学习目标】

掌握：

1. 弥散性血管内凝血的概念。
2. 弥散性血管内凝血的主要临床表现及机制。

熟悉：

1. 弥散性血管内凝血的原因、发病机制。
2. 弥散性血管内凝血的分期、分型及临床特点。

了解：

1. 促进弥散性血管内凝血发生发展的因素。
2. 弥散性血管内凝血的防护原则。

弥散性血管内凝血(disseminated intravascular coagulation,DIC)是一种继发的、以广泛微血栓形成并相继出现凝血功能障碍为特征的病理过程。其基本特点是：由于某些致病因子的作用，凝血系统被激活，大量促凝物质入血，在微循环中形成广泛的微血栓，消耗了大量凝血因子和血小板，进而出现血液低凝状态和继发性纤维蛋白溶解功能增强，导致患者出现出血、休克、器官功能障碍和溶血性贫血等临床表现。在临床上，DIC是许多疾病发展的中间环节或并发症，往往导致疾病恶化和复杂化，甚至危及生命。

第一节 弥散性血管内凝血的原因和发病机制

DIC可发生于许多疾病的过程中，在临床各科都可遇到，最常见的是重症感染、严重创伤、产科意外、休克、严重肝病、恶性肿瘤和毒蛇咬伤等(表9-1)。

表9-1 引起DIC的常见原发病

类型	主要疾病
感染性疾病	革兰阴性或阳性菌感染、败血症等，重症病毒性肝炎、流行性出血热、病毒性心肌炎等
恶性肿瘤	胰腺癌、结肠癌、食管癌、胆囊癌、肝癌、胃癌、白血病、前列腺癌、肾癌、膀胱癌、绒毛膜上皮癌、卵巢癌、子宫颈癌和恶性葡萄胎等
妇产科疾病	流产、妊娠高血压综合征、子痫及先兆子痫、胎盘早剥、羊水栓塞、子宫破裂、宫内死胎、腹腔妊娠和剖宫产手术等

续表

类型	主要疾病
创伤及手术	严重软组织创伤,挤压伤综合征,大面积烧伤,前列腺、肝、脑、肺、胰腺等脏器大手术,器官移植术等
休克	大出血、严重感染、过敏
其他	输血不当、自身免疫病、肝硬化、糖尿病、高脂血症和动物毒素中毒等

尽管原发病不同,但在导致 DIC 这一基本病理过程中的机制却有共同或相似之处,都是通过以下一种或多种途径,激活内源性或(和)外源性凝血系统而引发的,或通过改变正常血液凝血与抗凝血系统的动态平衡而诱发 DIC 的。DIC 可以由单一原因或同时由多原因引起。

一、血管内皮细胞广泛损伤

细菌及内毒素血症、抗原抗体复合物、持续缺血缺氧、酸中毒及颗粒性物质入血等,均可使血管内皮细胞损伤,其后果是:① 受损的内皮细胞释放组织因子,启动外源性凝血系统;② 血管内皮受损可引起血小板黏附、聚集和释放反应,受损的内皮细胞前列环素释放减少,对抗血栓素的作用减弱,也使血小板聚集加强,凝血过程加速;③ 激活内源性凝血系统,内皮细胞受损,其下面的基底膜胶原暴露,与凝血因子Ⅻ接触后,因子Ⅻ分子构型发生变化,酶活性部分暴露而被激活成为因子Ⅻa,启动内源性凝血因子系统。同时,因子Ⅻa 可使激肽释放酶原转变为激肽释放酶,后者又反过来水解因子Ⅻ,生成具有因子Ⅻa 活性的因子Ⅻf,从而使内源性凝血系统的反应加速。

二、组织严重损伤

正常组织(特别是脑、肺、胎盘)和恶性肿瘤组织中富含组织因子,当这些组织严重破坏时,如严重创伤、挤压综合征、大面积烧伤、外科大手术等及产科意外(胎盘早剥、宫内死胎滞留等)、恶性肿瘤(前列腺癌、胃癌等)或实质性脏器坏死等,大量组织因子释放入血,与血浆中的 Ca^{2+} 和因子Ⅶ形成复合物,启动外源性凝血系统而导致 DIC。

三、血细胞大量破坏

红细胞内含有糖蛋白和 ADP,前者具有类似组织凝血活酶的作用,后者有促进血小板聚集作用。在急性溶血,特别是伴有较强的免疫反应时,较易发生 DIC。

中性粒细胞、单核细胞及早幼粒细胞(早幼粒细胞白血病)内含有促凝物质,某些因素(如内毒素、化学治疗等)可引起这类细胞被破坏,释放促凝物质(如因子Ⅲ、凝血活酶样物质)启动外源性凝血系统,促进 DIC 发生。

血小板在 DIC 的发生发展中起着重要作用。内毒素、免疫复合物、颗粒物质、凝血酶等皆可激活血小板使血小板与内皮下的胶原粘连,并通过 Ca^{2+} 在纤维蛋白原之间的连接,使血小板聚集。血小板聚集后释放多种血小板因子,加速凝血反应。在 DIC 的发生中,血小板的作用多属继发性的,少数情况下(如血栓性血小板减少性紫癜)可起原发作用。

四、其他

某些蛋白酶,或异常的颗粒性物质入血可引发 DIC。如急性坏死性胰腺炎时大量胰蛋白酶入血,可促使凝血酶原转变成凝血酶;某些蛇毒能使凝血酶原转变为凝血酶,或使纤维蛋白原转变为纤维蛋白而发生 DIC。恶性肿瘤血行转移、菌血症、脂肪栓塞、羊水栓塞及静脉误输中、高分子右旋糖酐是异常的颗粒性物质入血的常见原因。这些颗粒性物质主要通过表面接触作用激活因子Ⅻ后引发 DIC。

第二节　促进弥散性血管内凝血发生发展的因素

除上述因素触发 DIC 外,还有许多因素可以改变正常血液凝血与抗凝血系统的动态平衡,促进 DIC 的发生与发展。

一、单核吞噬细胞系统功能障碍

单核吞噬细胞系统具有清除循环血液中的凝血酶、纤维蛋白、纤溶酶、纤维蛋白降解产物、凝血酶原激活物和组织因子等促凝血物质的作用。感染性休克、创伤时,由于该系统大量吞噬细菌、内毒素或坏死组织,使该系统功能处于“封闭状态”,可促进 DIC 发生。长期大量使用肾上腺糖皮质激素或严重的酮症酸中毒时,该系统的清除功能下降,也可诱发 DIC。

给实验动物间隔 24 h 各静脉注射小剂量的内毒素一次,在第二次注射后动物就发生休克、出血及脏器中微血栓形成等 DIC 的表现,这就是所谓的全身性 Shwartzman 反应。如果第一次注射时以具有封闭单核吞噬细胞系统作用的二氧化钍代替内毒素,在第二次注射内毒素后动物同样发生 DIC。目前一般认为,全身性 Shwartzman 反应第一次内毒素的作用在于封闭单核吞噬细胞系统。

二、肝功能障碍

正常肝细胞既能生成也能清除凝血与抗凝物质,对维持正常的凝血与抗凝机制起重要作用。肝功能严重障碍时,不仅凝血物质(纤维蛋白原,凝血酶原,因子Ⅴ、因子Ⅶ、因子Ⅸ、因子Ⅹ等)、抗凝物质(如抗凝血酶Ⅲ、蛋白 C 等)及纤溶物质(如纤溶酶原)生成减少,而且对活化凝血因子的灭活不足,会引起凝血与抗凝血之间的动态平衡破坏,易于诱发 DIC。

三、血液的高凝状态

在某些生理或病理情况下,血液中的凝血因子及血小板含量或活性升高,可同时伴有抗凝血系统活性降低,此现象称为血液的高凝状态。妊娠后 3 周开始,孕妇血液中血小板及某些凝血因子均增多,而具有抗凝作用及纤溶活性的物质减少,使孕妇血液趋向高凝状态,到妊娠末期最为明显。这有利于减少分娩时的出血,但当发生宫内死胎、胎盘早剥、羊水栓塞等产科意外时,易于发生 DIC。酸中毒时血液 pH 降低,使凝血酶活性升高、肝素的抗凝活性减弱、血小板聚集作用加强,也可使血液处于高凝状态。

四、微循环障碍

休克时,因微循环障碍,常有血浆成分外渗,血管内血细胞比容增大,血液黏度增加,流速减慢及酸中毒;巨大血管瘤时微血管中血流缓慢,出现涡流,这些均会导致 DIC 的发生。

五、其他

常用的止血药,如氨基己酸、氨甲苯酸等可引起纤溶系统抑制,改变凝血与抗凝血系统间的平衡。如果使用这类药物不当,可促进 DIC 发生。体内重要的抗凝物质,如蛋白 C、蛋白 S 的先天性缺失也是某些患者发生 DIC 的原因之一。

第三节 弥散性血管内凝血的发展过程及分型

DIC 作为一个临床病理过程,有其发生发展过程及分型表现。

一、发展过程

根据 DIC 的发病机制及临床特点,典型者一般可经历以下 3 期。

1. 高凝期　发病初期,各种病因导致凝血系统被激活,血液中凝血酶活性增高处于高凝状态,循环血液中可有微血栓形成。部分患者可无明显临床症状,重度 DIC 时由于广泛微血栓形成,可出现脏器功能障碍。实验室检查:凝血时间和复钙时间缩短,血小板黏附作用增强。

2. 消耗性低凝期　继高凝期之后,由于凝血因子和血小板的大量消耗,使血液转入低凝状态,可有继发性纤维蛋白溶解增强,患者可有出血或出血倾向。实验室检查:凝血时间及复钙时间均延长,血小板计数和血浆纤维蛋白原含量减少。

3. 继发纤溶期　凝血酶及因子Ⅻa 等可激活纤溶系统,纤溶系统被激活后,大量纤溶酶原变成纤溶酶,继而使纤维蛋白(原)降解为纤维蛋白降解产物(FDP),由于 FDP 有很强的抗凝作用,所以此期患者出现十分明显的出血现象。实验室检查:血小板计数、纤维蛋白原和纤溶酶原含量均减少,优球蛋白溶解时间缩短,凝血酶原时间延长,血浆鱼精蛋白副凝试验阳性。

二、分型

1. 按临床经过　可将 DIC 分为急性型、亚急性型和慢性型。

(1) 急性型　可在数小时或 1~2 天内发生,常见于各种严重感染,特别是革兰阴性菌感染引起的感染性休克、异型输血、严重创伤、组织器官移植后的急性排斥反应等,临床表现明显,患者病情迅速恶化,常以休克和出血为主。

(2) 亚急性型　在数天内逐渐形成,常见于恶性肿瘤转移、胎死宫内等患者。临床表现介于急性型和慢性型之间。

(3) 慢性型　常见于恶性肿瘤、自身免疫性疾病、慢性溶血性贫血等疾病。由于机体有一定的代偿能力,单核吞噬细胞系统的功能也较健全,所以 DIC 的表现不明显。此型病程较长,临床诊断较困难,常以某脏器功能不全的表现为主,有时仅有实验室检查异常。此类 DIC 往往在尸检后作组织病理学检查时才被发现。在一定条件下,此型可转化为急性型。

2. 根据机体对 DIC 的代偿程度　可将 DIC 分为失代偿型、代偿型和过度代偿型。

在 DIC 这一病理过程中，一方面，凝血物质被大量消耗；另一方面，肝合成凝血因子及骨髓生成血小板的能力也代偿性增强。根据消耗与代偿性生成增多之间的对比关系，DIC 患者可表现以下 3 型。

（1）失代偿型　常见于急性型 DIC，此型的特点是凝血因子和血小板的消耗超过机体的代偿，血小板、纤维蛋白原等凝血因子明显减少，患者临床表现明显。

（2）代偿型　见于部分慢性及亚急性的轻度 DIC，特点是凝血因子和血小板的消耗与其代偿基本上保持平衡。临床表现不明显，易被忽视。由于凝血因子和血小板的消耗与其代偿是在高水平上保持平衡的，病因的作用性质及强度变化时易于失平衡而后转为失代偿型，也可转为过度代偿型。

（3）过度代偿型　见于部分慢性及亚急性 DIC 或恢复期 DIC，特点是凝血因子和血小板代偿性生成迅速，甚至超过其消耗，可出现纤维蛋白原等凝血因子暂时性升高。类似于代偿型的转变，此型也可转为失代偿型或代偿型。

第四节　弥散性血管内凝血时机体的功能代谢变化与临床表现

典型 DIC 常有以下临床表现。

一、出血

出血是 DIC 最突出的表现，临床表现往往是突发、自发、广泛的出血。出血程度不一，常为皮肤黏膜出血，伤口可渗血不止，注射部位渗血呈大片瘀斑。严重者可有胃肠道、肺及泌尿生殖道等内脏器官出血，甚至颅内出血。DIC 时发生出血的主要机制如下。

1. 凝血物质消耗　在 DIC 发生发展过程中，各种凝血因子和血小板大量消耗，特别是纤维蛋白原、凝血酶原和血小板普遍减少，凝血过程发生障碍，引起出血。

2. 继发性纤溶亢进　DIC 时常伴有继发性纤溶亢进，使纤维蛋白降解，导致出血。

3. FDP 形成　由于继发性纤溶亢进，纤维蛋白（原）在纤溶酶作用下降解形成各种多肽片段，统称为 FDP。FDP 具有强烈的抗凝作用，从而引起出血。

4. 血管损伤　原发病及继发性引起的缺氧、酸中毒、休克、细胞因子和自由基等都可导致微血管壁损伤，也是 DIC 时发生出血的机制之一。

二、休克

DIC 发展过程中，常发生循环功能障碍，特别是急性 DIC 常伴休克，表现为肢端发冷、青紫、少尿、血压下降等。重度及晚期休克又可促进 DIC 的形成。两者互为因果，形成恶性循环。DIC 时发生休克的主要机制如下。

1. 微血栓形成　DIC 时，广泛微血栓形成，造成回心血量不足。

2. 出血　严重出血导致血容量明显减少。

3. 血管扩张　由于激肽、补体系统激活和 FDP 增多，引起微动脉、毛细血管前括约肌舒张，微血管壁通透性增加，使外周阻力降低，导致血压下降。

4. 心肌受累　冠状动脉系统血栓形成造成心肌缺血，心肌收缩力减弱，导致心输出量下降。

三、器官功能障碍

因微血管内广泛的微血栓形成以及休克，许多器官的血液灌流量减少，发生缺血性坏死和出血，导致受累器官功能障碍。

1. 肾　最易受损，可发生肾皮质坏死和急性肾功能不全。患者出现少尿或无尿、血尿、蛋白尿和氮质血症等。

2. 肺　肺血管广泛栓塞可引起肺水肿、肺出血，严重时引起呼吸衰竭，患者可表现为突发性胸痛、呼吸困难和发绀。

3. 脑　脑组织可发生出血、水肿，患者表现为神志模糊、嗜睡、惊厥、昏迷等。

4. 其他　冠状动脉系统内微血栓形成，可致心肌梗死而发生心力衰竭；胃肠道受累可出现呕吐、腹泻、消化管出血等；肾上腺皮质受累可出现急性肾上腺皮质衰竭；垂体受累可出现西蒙兹病。

四、微血管病性溶血性贫血

DIC 时可伴发溶血性贫血，一般较轻微，早期往往不易察觉。急性溶血时可表现为皮肤黏膜苍白和黄疸。这种贫血除具有一般溶血性贫血的特点外，周围血涂片中可发现一些形态异常的红细胞及红细胞碎片，外形呈盔形、星形、新月形和小球形等，统称为裂体细胞（彩图 9-1）。由于这种在 DIC 时发生的溶血性贫血主要因微血管中病变所致，故称为微血管病性溶血性贫血。裂体细胞形成的原因是：由于微血栓形成，纤维蛋白性微血栓沉积于微血管形成纤维蛋白网状物，使红细胞黏附、滞留或挂在纤维蛋白丝上，在血流不断冲击下破裂形成红细胞碎片。周围血裂体细胞大于 2% 对 DIC 有辅助诊断意义。

第五节　弥散性血管内凝血的防治原则

DIC 的防治应采取综合措施，主要原则如下。

一、提高警惕

临床上遇到有容易发生 DIC 的疾病应密切监视有无 DIC 发生的征象，及时预防、尽早治疗至关重要。

二、治疗原发病

由于 DIC 多为继发，因此及时治疗原发病是防治 DIC 的根本措施。积极控制感染、尽早清除宫内死胎、及时抢救休克等，对防治这类原因引起的 DIC 具有决定性的作用。

三、改善微循环

疏通被微血栓阻塞的微循环，增加主要脏器和组织微循环的血液灌流量，在 DIC 的防治中具有重要作用。

四、重建凝血与抗凝血的动态平衡

抗凝治疗是终止 DIC 病理过程、重建凝血与抗凝血的动态平衡的重要措施，最常用的药物是肝素，DIC 时由于大量凝血因子及血小板消耗，因此在病情控制或抗凝治疗后，可酌情输入新鲜全血、新鲜血浆、血小板悬液及纤维蛋白原等，在抗凝基础上可慎用纤溶抑制药，以利于凝血与抗凝血之间恢复动态平衡。

病例讨论

病例：患者，女，29 岁。因胎盘早剥急诊入院。妊娠 8 个多月，昏迷，牙关紧闭，手足强直；眼球结膜有出血斑，身体多处有瘀点、瘀斑，消化管出血，血尿；BP 80/50 mmHg，P 95 次/min、细数，尿少。实验室检查（括号内是正常值）：Hb 70 g/L（110～150），RBC 2.7×10^{12}/L（3.5～5.0 10^{12}/L），外周血见裂体细胞；PLT 85×10^{9}/L[（100～300）$\times10^{9}$/L]，纤维蛋白原 1.78 g/L（2～4 g/L）；凝血酶原时间 20.9 s（12～14s）。4 h 后复查 PLT 75×10^{9}/L，纤维蛋白原1.6 g/L。

讨论：该病例 DIC 的证据、发病机制、诱发因素和分期。

本章小结

DIC 是一种继发的、以广泛微血栓形成并相继出现凝血功能障碍为特征的病理过程。DIC 的基本特点是：致病因子通过多种途径激活凝血系统，大量促凝物质入血在微循环中形成广泛的微血栓，消耗了大量凝血因子和血小板，进而出现血液低凝状态和继发性纤维蛋白溶解功能增强，导致患者出现出血、休克、器官功能障碍和溶血性贫血等临床表现。

练习与思考

1. 为什么 DIC 患者常有广泛的出血？
2. 简述 DIC 患者发生休克的机制。
3. 试述休克引起 DIC 的主要机制。

（徐义荣）

第十章　休　　克

【学习目标】

掌握：

1. 基本概念。

2. 休克的分期和微循环变化特点。

熟悉：

1. 休克的原因和分类。

2. 休克的发生机制，休克时机体的代谢与器官功能变化。

了解：

休克的防治原则。

休克（shock）是机体受到各种强烈致病因子作用后引起的急性循环障碍，特别是微循环障碍，从而导致组织细胞受损和重要器官功能代谢紊乱的一种全身性的危重病理过程。主要临床表现为：血压下降、脉搏细速、脸色苍白、四肢湿冷、呼吸加快、尿量减少和神志淡漠等。

【相关链接】

休　　克

休克是英语 shock 的译音，原意是机体受到严重打击或震荡后出现的一种危急状态。以后这一术语被沿用于各种原因引起的休克。人们对休克的认识已经历 4 个阶段：19 世纪的临床症状描述阶段、外周循环衰竭阶段、20 世纪 60 年代的微循环学说阶段及现在的细胞分子水平研究阶段。由于休克是临床各科危重的病理过程，病死率高，发生机制尚未完全阐明，一直受到医学界的重视。

第一节　休克的原因和分类

引起休克的原因很多，分类方法也不统一，临床上较为常用的分类方法如下。

一、按休克的原因分类

1. 失血失液性休克　见于各种原因引起的大量失血（如外伤、消化管溃疡、肝脾破裂、食管静脉曲张破裂、异位妊娠、产后大出血等）或因剧烈呕吐、腹泻、肠梗阻、大汗淋漓等引起的大量体液丢失。当快速失血量超过机体总血量的 20%时，即可引起休克，若超过 50%可导致迅速死亡。

2. 创伤性休克　严重创伤引起的休克称为创伤性休克。其发生与大量失血、剧烈疼痛和脏器损伤等有关。

3. 烧伤性休克　大面积烧伤导致血浆大量丢失引起休克,称为烧伤性休克。烧伤早期发生休克与疼痛、低血容量有关,晚期可因继发感染,发展为感染性休克。

4. 感染性休克　细菌、病毒、真菌、立克次体等各种微生物严重感染引起的休克,称为感染性休克。其中由革兰阴性细菌及其内毒素引起的休克称为内毒素性休克或中毒性休克。感染性休克常伴有败血症,故又称为败血症休克。

5. 过敏性休克　给过敏体质的人注射某些药物(如青霉素)、血清制品(如破伤风抗毒素)或疫苗时所发生的休克,称为过敏性休克。这类休克属Ⅰ型变态反应,发生机制与 IgE 和抗原在肥大细胞表面结合,引起组胺和缓激肽大量释放,造成血管床容量增大和毛细血管通透性增加有关。

6. 心源性休克　因心输出量急剧减少,使有效循环血量和组织灌流量下降所引起的休克称为心源性休克。见于大面积急性心肌梗死、急性心肌炎、心脏压塞等。

7. 神经源性休克　强烈的神经刺激如剧烈疼痛、高位脊髓麻醉或损伤等,可抑制血管运动中枢,导致全身阻力血管扩张和血管床容量增大,使循环血量相对不足引起休克,称为神经源性休克。

二、按休克时血流动力学的特点分类

1. 低排高阻型休克　这类休克的血流动力学特点是心输出量降低,总外周阻力增高,皮肤血管收缩、温度降低,故又称为低动力型休克或"冷休克"。失血失液性休克、创伤性休克、心源性休克和大多数感染性休克均属此类。

2. 高排低阻型休克　这类休克的血流动力学特点是心输出量增高,总外周阻力降低,皮肤血管扩张、温度略升,故又称为高动力型休克或"暖休克"。少数感染性休克早期属此类。

第二节　休克的发生机制

休克是一个复杂的病理过程,其发生机制尚未完全阐明。

一、休克发生的始动环节

不同原因引起的休克虽各有特点,但组织有效灌流量减少是休克发生的共同基础。各种病因一般通过下列 3 个始动环节影响组织有效灌流量,并最终引起休克。

1. 血容量减少　大量失血、失液、严重创伤、烧伤等均可引起血容量急剧减少,使组织有效灌流量不足引起休克。这是低血容量性休克的始动环节。

2. 血管床容量增加　这是部分感染性休克、过敏性休克和神经源性休克的始动环节。

3. 心泵功能障碍　心泵功能障碍,心输出量急剧减少可导致休克,这是心源性休克的始动环节。

二、休克的发展过程及其机制

休克的本质是组织微循环障碍，现以失血失液性休克为例，根据其微循环的变化，将休克分为以下3期。

【相关链接】

微 循 环

微循环是指微动脉和微静脉之间的血液循环。微循环的基本功能是实现血液和组织细胞之间的物质交换，在调节循环血量方面起重要作用。典型的微循环由微动脉、后微动脉、毛细血管前括约肌、真毛细血管、通血毛细血管（直捷通路）、动-静脉吻合支和微静脉等几个部分组成。微循环主要受神经体液和局部代谢产物的调节：微动脉和微静脉血管壁上平滑肌受交感神经缩血管纤维支配，体内肾上腺素、去甲肾上腺素、血管紧张素等缩血管物质可收缩微动脉、微静脉管壁上的平滑肌，组织细胞的代谢产物如乳酸、CO_2、组胺、激肽和腺苷等物质可引起血管舒张。在安静状态下，只有20%~35%的真毛细血管处于轮流开放状态。

（一）休克早期（微循环缺血性缺氧期）

1. 微循环的改变　此期微循环变化的特点是以缺血为主，主要表现为小动脉、微动脉、后微动脉、毛细血管前括约肌等小血管强烈收缩。真毛细血管网内血液灌流出现少灌少流，灌少于流的状况，血液通过直接通路和动-静脉吻合支回流，组织灌流量明显减少，故又称为微循环缺血性缺氧期。本期机体动员多种机制来维持血压稳定和保证重要器官的血液灌流量，因此又称为休克代偿期。

2. 微循环改变的机制　休克早期微循环出现缺血性变化主要与交感-肾上腺髓质系统兴奋，以及多种缩血管物质增多有关。各种致休克病因通过不同的途径引起交感-肾上腺髓质系统强烈兴奋，儿茶酚胺大量释放。儿茶酚胺既刺激 α 受体，导致微血管收缩，同时又刺激 β 受体，引起微循环动-静脉短路开放，使微循环营养通路中血流量明显减少。此外，休克时机体产生的其他体液因子，如血管紧张素Ⅱ、抗利尿激素（antidiuretic hormone，ADH）、TXA_2、内皮素和心肌抑制因子等也参与缩血管作用。

3. 微循环改变的代偿意义　休克早期，不同原因引起的交感-肾上腺髓质系统的兴奋对机体具有明显的代偿意义，主要表现在以下几方面。

（1）维持心、脑器官的血液供应　不同器官的血管对交感神经兴奋、儿茶酚胺增多的反应不一。皮肤、腹腔内脏和肾的小血管有丰富的交感缩血管纤维，α 肾上腺素受体又占优势，对儿茶酚胺的敏感性较高。在休克早期由于交感-肾上腺髓质系统兴奋、儿茶酚胺大量分泌，可引起这些组织的微血管痉挛性收缩。而冠状动脉和脑血管的舒缩活动主要受心肌与脑组织局部代谢产物（如 H^+、CO_2、腺苷等）的影响，神经调节是次要因素，因此，无明显改变。休克早期，这种微循环的不同反应，保证了心、脑重要生命器官的血液供应（又称为血液重新分布）。

（2）动脉血压的维持　休克早期患者血压下降不明显或者不下降，甚至略有升高。其机制为：① 交感神经的正性肌力作用使心率加快、心肌收缩力增强，导致心输出量增加；加之末梢血管收缩，引起外周阻力增大。② 毛细血管和微静脉属于容量血管，可容纳总血量的60%~

70%，休克早期由于儿茶酚胺等缩血管物质大量释放引起容量血管收缩，迅速而短暂地增加回心血量，此现象又称为“自身输血”。③ 由于微动脉、后微动脉、毛细血管前括约肌对儿茶酚胺的敏感性高于微静脉，使毛细血管前阻力明显大于后阻力，毛细血管内流体静压降低，组织液回流入血管。据测定，中度失血性休克时，组织液以 50～120 mL/h 的速度回流入血管，此现象又称为“自身输液”。④ 休克早期，肾素-血管紧张素-醛固酮系统兴奋和抗利尿激素的分泌，增加肾远端小管和集合小管对 Na^+、水的重吸收，使血容量得以维持。

4. 主要临床表现　此期患者的临床表现主要与交感-肾上腺髓质系统兴奋有关。典型表现有烦躁不安，血压正常或略高，脉压减小，面色苍白、四肢湿冷，出冷汗，脉搏细速、尿量减少等（图 10-1）。

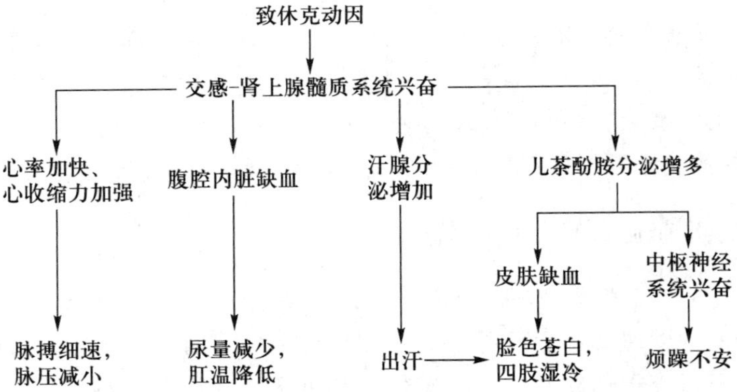

图 10-1　休克早期主要临床表现及机制

5. 及时治疗的意义　休克早期为可逆期，是治疗的关键时期。如能尽早消除休克动因，及时补充血量，可以很快改善微循环，阻止休克的进一步恶化。否则，病情将继续发展进入休克期。

（二）休克期（微循环淤血性缺氧期）

1. 微循环的改变　此期微循环表现为小动脉、微动脉、后微动脉、毛细血管前括约肌扩张，血液大量涌入真毛细血管网；而微静脉、小静脉端却出现血流缓慢，红细胞聚集，白细胞滚动、贴壁、嵌塞，血小板黏附、聚集等血液泥化淤滞现象，导致真毛细血管网内血液淤滞，故此期亦称为微循环淤血性缺氧期。微循环变化的主要特点是：多灌少流，灌而不流；组织细胞发生严重的淤血性缺氧。

2. 微循环改变的机制　休克期微循环出现上述改变的机制与下列因素有关。

（1）酸中毒　持续性微血管收缩引起组织长时间缺血缺氧、组织氧分压下降、CO_2 和乳酸堆积，发生酸中毒。酸中毒导致血管平滑肌对儿茶酚胺的反应性降低，微血管由痉挛转向扩张。

（2）局部舒血管代谢产物增多　长期缺血缺氧使 ATP 大量分解，导致其产物腺苷在局部堆积；缺氧、酸中毒刺激微血管周围肥大细胞释放组胺增多；酸中毒、细胞分解，代谢增强促使 K^+ 从细胞内释出；激肽系统激活使激肽类物质（如缓激肽）生成增多，这些因素均可造成血管扩张和毛细血管通透性增高。

（3）内毒素作用　除革兰阴性菌感染引起感染性休克，出现内毒素血症外，其他类型休克晚期常有肠源性细菌产生的内毒素入血。内毒素可通过激活激肽系统、补体系统、白细胞等多种途径促进体内扩血管物质（如缓激肽、组胺、一氧化氮等）产生增多，引起血管扩张。

（4）血液流变学的改变　这在休克期循环淤血的发生发展中起着非常重要的作用。休克期白细胞在黏附分子的介导下，出现滚动、贴壁、黏附并嵌塞于血管内皮的现象，导致毛细血管后阻力增大。此外由于毛细血管壁通透性增高，血浆外渗，血液浓缩，血细胞比容增大，红细胞聚集，血小板黏附聚集，血液黏度增大，造成微循环静脉端血流缓慢，血液泥化淤滞，甚至停止。

3. 微循环改变的后果　此期不但没有代偿，而且组织缺血缺氧更趋严重，是休克发展过程中的失代偿阶段。由于缺氧、酸中毒、内脏器官血液淤滞，使回心血量减少，心输出量和动脉血压进行性下降。当平均动脉压低于 50 mmHg 时，可导致心、脑功能障碍。此外，淤血使毛细血管内压力明显升高及血管壁通透性进一步增高，致使组织液生成增多和血液浓缩，这些变化加重了休克的恶性循环。

4. 主要临床表现　血压进行性下降（可低于 50 mmHg），心搏无力，脉搏细速，神志淡漠并逐渐转入昏迷，少尿或无尿，皮肤可出现发绀和花斑样变化（图 10-2）。

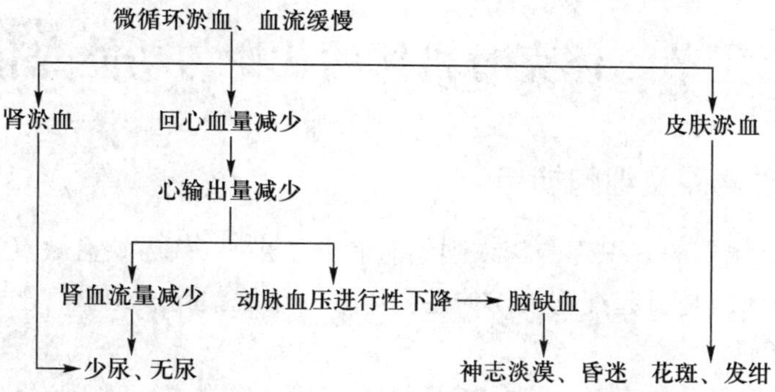

图 10-2　休克期主要临床表现及机制

5. 及时治疗的意义　此期微循环的变化仍属于“可逆性”阶段，除了对因治疗外，还应注意纠正酸中毒，提高血管对活性物质的反应；补充血容量；合理使用血管活性药物疏通微循环。若治疗得当，可大大降低病死率。

（三）休克晚期（微循环衰竭期）

1. 微循环的改变　休克晚期微循环的变化特点为微血管麻痹性扩张，微循环血流停止，进入不灌不流状态，对血管活性药物失去反应，并可发生 DIC，故此期又称为微循环衰竭期、难治期或 DIC 期。

2. 微循环改变的机制和结果

（1）微血管麻痹　休克晚期微血管发生麻痹性扩张，其机制尚未阐明，主要与酸中毒和炎症介质生成增多有关。

(2) DIC 形成　休克晚期常发生 DIC,其发生机制为:① 缺血缺氧、酸中毒等原因损伤血管内皮细胞,内皮下胶原纤维暴露,启动内源性凝血系统为;② 严重创伤、烧伤和外科大手术等引起组织破坏,组织因子释放入血,启动外源性凝血系统;③ 由于微循环淤血不断加重,血流缓慢,血流黏滞性增高,血小板和红细胞聚集并形成团块,这种微循环的"泥化"现象加剧了凝血过程,促进 DIC 的发生;④ 其他促凝物质的释放,如红细胞大量破坏时释出的红细胞素和 ADP,易诱发 DIC。

DIC 一旦发生,又可促进休克发展,使病情恶化。其发生机制为:① 微血栓阻塞了微循环通道,使回心血量锐减;② 凝血与纤溶过程中的产物(如 FDP、某些补体成分等)使血管通透性增加并加重微血管舒缩功能的紊乱;③ DIC 引起的出血,导致血量进一步减少;④ 单核吞噬细胞系统的封闭和功能降低,导致内毒素和各种有害物质的清除障碍;⑤ 微血栓造成器官栓塞、梗死,加剧了器官功能障碍。

(3) 重要器官衰竭　某些休克患者在重度持续性低血压后,组织细胞代谢障碍,形态受损,加之酸中毒、缺血缺氧及某些体液因子(特别是溶酶体、氧自由基等)的作用,机体重要器官如脑、心、肺、肝、肾等发生"不可逆性"损伤,甚至发生多系统器官衰竭。

3. 主要临床表现　病情突然恶化,血压进一步下降,休克期所有的临床症状加重,同时还出现 DIC 和多器官衰竭等表现。

第三节　休克时机体的代谢与功能变化

一、细胞代谢障碍及细胞损伤

近年来,人们对休克的认识逐步深入到细胞和分子水平,认为缺血缺氧导致的细胞代谢障碍和致休克的原始动因是引起细胞损伤的主要因素。细胞损伤又是器官功能障碍的基础。

1. 细胞代谢障碍

(1) 能量代谢障碍　休克时,由于微循环严重障碍,导致组织低灌流和细胞缺氧,ATP 生成显著减少,细胞膜上的钠泵功能障碍,细胞内 Na^+ 增多,而细胞外 K^+ 增多,从而导致细胞水肿和高钾血症。

(2) 代谢性酸中毒　休克常引起代谢性酸中毒,其发生机制是:① 缺氧引起糖酵解加强,乳酸生成增多;② 肝缺血缺氧导致乳酸利用障碍;③ 微循环灌流障碍,酸性产物不能及时清除;④ 肾功能障碍,排酸保碱功能降低。酸中毒可加重微循环紊乱和器官功能障碍,使病情恶化。

2. 细胞损伤

(1) 细胞膜的变化　细胞膜是休克时最早发生损伤的部位。缺氧、酸中毒、ATP 减少、高钾血症、溶酶体酶的释放、自由基等均可造成细胞膜损伤,出现离子泵功能障碍,水、Na^+ 和 Ca^{2+} 内流,细胞内水肿,跨膜电位明显下降等变化。

(2) 线粒体的变化　线粒体最早出现的变化是呼吸功能障碍和氧化磷酸化障碍,使 ATP 合成减少。此后才发生超微结构的改变,如线粒体肿胀、致密结构和嵴消失、钙盐沉积直至其崩解破坏。

(3) 溶酶体的变化　休克时缺血、缺氧、酸中毒可引起溶酶体肿胀,溶酶体酶释放。溶酶体释放的酶(如酸性蛋白酶、中性蛋白酶等),可造成细胞自溶,并产生毒性多肽(如心肌抑制因子)。溶酶体的非酶性成分可引起肥大细胞脱颗粒,释放组胺等物质,加重休克的病理过程。

二、重要器官功能障碍

休克时由于细胞受损可出现机体主要器官功能障碍。

1. 肾功能的变化　休克时,肾是最早最易受损伤的器官。休克伴发急性肾衰竭称为休克肾(shock kidney),临床表现为少尿、无尿、氮质血症、高钾血症及代谢性酸中毒。休克早期由于肾灌流明显减少,肾小管重吸收水、钠增加,出现少尿和氮质血症,引起肾衰竭,这种肾衰竭是可逆的,一旦肾灌流恢复,其功能也迅速恢复正常,称为功能性肾衰竭。随着休克进一步发展,持续的肾缺血或肾毒素作用可引起急性肾小管坏死,此时即使恢复肾灌流,肾功能也不能在短期内恢复,称为器质性急性肾衰竭。肾功能的改变常作为判断休克患者预后的重要指标。

2. 呼吸功能的变化　休克早期,由于呼吸中枢兴奋,呼吸加深加快,可引起呼吸性碱中毒。严重休克患者晚期,在脉搏、血压和尿量平稳后,可发生急性呼吸衰竭,称为休克肺(shock lung),属于急性呼吸窘迫综合征(acute respiratory distress syndrome, ARDS)的范畴。发生机制与休克动因通过补体-白细胞-氧自由基损伤肺泡毛细血管膜有关。患者表现为进行性低氧血症和呼吸困难。严重者可出现肺水肿、肺出血、肺不张、肺毛细血管内微血栓形成、肺泡内透明膜形成等病理变化。休克肺是导致患者死亡的重要原因之一,据统计,在休克死亡的患者中,约1/3的人死于休克肺。

3. 心功能的变化　休克早期,由于机体的代偿作用,冠状动脉血流量得以维持,心泵功能一般不受到明显的影响(心源性休克除外)。但随着休克的发展,可引起心功能障碍、心输出量减少,甚至发生心力衰竭。休克引起心力衰竭的机制是:① 休克时心率过快使心脏舒张期缩短,冠状动脉血供减少,心肌缺血缺氧;② 酸中毒、高钾血症使心肌收缩性减弱并引起心律失常;③ 内毒素及心肌抑制因子(myocardial depressant factor, MDF)直接抑制心肌收缩功能;④ 交感-肾上腺髓质系统兴奋引起心脏活动增强,心肌的耗氧量增加。

4. 脑功能的变化　休克早期,由于血液的重新分布和脑循环的自身调节,脑血流量无明显变化。随着休克的发展,血压降低或脑循环内DIC的形成,脑血流量明显降低,出现神志淡漠,甚至昏迷等脑功能障碍的表现。脑组织的缺血、缺氧和毛细血管通透性增高,可发生脑水肿和颅内压增高。

5. 胃肠道和肝功能的变化　休克时胃肠道因微循环障碍而出现功能紊乱。主要表现为消化液分泌抑制、胃肠运动减弱、胃肠黏膜发生变性坏死,严重者可引起胃肠道溃疡(应激性溃疡,参见第五章)和出血;肠道细菌大量繁殖,所产生的内毒素可因黏膜屏障功能的削弱而大量入血,使病情加重。

休克时,肝因缺血、淤血导致功能障碍,对来自肠道的细菌内毒素不能充分解毒,引起内毒素血症。同时乳酸也不能转化为葡萄糖或糖原,加重了酸中毒。这些改变促使病情进一步恶化。

第四节　多器官功能障碍综合征

多器官功能障碍综合征(multiple organ dysfunction syndrome,MODS)是指在严重创伤、感染和休克时,原无器官功能障碍的患者同时或在短时间内相继出现两个以上器官系统的功能障碍。休克晚期常出现 MODS,是患者致死的重要原因。

一、病因与发病经过

1. MODS 的病因　病因很复杂,最常见的有以下两类。① 非感染性病因:如大手术、严重创伤、休克等;② 感染性病因:见于严重感染、败血症等。

2. MODS 的发病经过　MODS 一般分为速发单相型和迟发双相型两种类型。速发单相型是由损伤因子直接引起,原无器官功能障碍的患者同时或在短时间内相继出现两个以上器官系统的功能障碍。迟发双相型常出现在创伤、失血、感染等原发因子作用经过一定的时间或经支持疗法,甚至休克复苏后。发病过程中往往有一个相对稳定的缓解期,当受到致炎因子的第二次打击时,发生 MODS。

二、发生机制

MODS 的发生机制很复杂,至今尚未完全阐明。目前一般认为与多环节的障碍有关。

1. 器官微循环灌注障碍　微循环灌注障碍所致的缺血、缺氧是引起细胞代谢障碍和细胞损害的主要原因。

2. 高代谢状态　高代谢本质是一种防御应激反应,对机体有一定的代偿作用。但是高代谢过剧,可加重细胞损伤和代谢障碍,促进器官功能障碍。

3. 缺血-再灌注损伤　MODS 可发生在复苏后,这与缺血-再灌注损伤时体内大量自由基的形成有关。

三、主要器官系统的功能变化

MODS 发生过程中几乎可累及体内每个重要器官系统,现将主要器官系统的功能障碍简述如下。

1. 急性呼吸衰竭　肺除了呼吸功能外,还具有对全身组织产生的许多代谢产物进行吞噬、灭活和转换作用。因此,肺是 MODS 发生中极易受损的器官。轻者为急性肺损伤,严重者出现 ARDS。

2. 急性肾衰竭　MODS 时,肾功能障碍主要与肾小球和肾小管缺血性损伤有关。急性肾衰竭的发生率很高,仅次于肺和肝。但一旦发生,患者预后较差。

3. 急性肝衰竭　发生率很高。主要表现为黄疸和肝功能不全,严重者可发生肝性脑病。主要由创伤和全身感染引起。

4. 胃肠道衰竭　主要表现为胃肠道黏膜糜烂、溃疡、缺血、出血。临床有腹痛、消化不良、呕血、便血等症状。

5. 急性心力衰竭　发生率较低。主要表现为突然低血压,心脏指数低于正常,对正性肌力药物缺乏反应，且无心肌梗死的证据。

6. 免疫系统衰竭　MODS时机体免疫系统处于全面抑制状态，易发生感染和败血症。

第五节　休克的防治原则

在临床上休克是一种危重的综合征，对休克患者必须紧急抢救。休克的防治应在去除病因的前提下，采取综合措施。

一、去除病因、及早预防

积极防治原发疾病，去除休克的原始动因，如控制感染、止血、输血输液、镇痛等。在注射一些易引起过敏反应的药物或血清制剂前应认真做好皮肤敏感试验，输血前认真做好交叉配血试验等，降低休克的发生率。

二、改善微循环、纠正酸中毒

1. 补充血容量　除心源性休克外，补充血容量、改善微循环是抢救休克的中心环节。目前采取充分扩容的方法，即“需多少，补多少”，尽早补足血容量。但补液过多过快会引起肺水肿，所以补液一定要量需而入。因此，在护理工作中，应该密切观察患者的静脉充盈程度、尿量、血压和脉搏等指标的变化。

2. 合理应用血管活性药物　应用血管活性药物，调节微血管，目的是提高组织微循环血液灌流量。因此，应根据不同类型的休克选择不同的血管活性药物，以真正达到改善微循环的目的。

3. 纠正酸中毒　休克常引起代谢性酸中毒，代谢性酸中毒又会加重微循环障碍，同时也是促使休克恶化的重要因素，因此必须及时纠正。

三、改善细胞代谢、防止细胞损害

改善微循环、去除病因是保护细胞防止细胞损伤的主要措施之一。此外临床上还采用能量合剂和稳膜治疗来减轻细胞损害。

四、加强护理、防治器官衰竭

密切观察患者的血压、心率、呼吸、神志状态和尿量等，根据需要可做中心静脉压、血气分析、动脉血乳酸盐、血细胞比容等监测。积极改善心功能，改善肾血流，防治再灌注损伤及DIC的发生。防治器官衰竭。

本章小结

1. 休克是机体受到各种强烈致病因子作用后引起的急性循环障碍，特别是微循环障碍，从而导致组织细胞受损和重要器官功能代谢紊乱的一种全身性的危重病理过程。临床常表现为血压下降、脉搏细速、脸色苍白、四肢湿冷、呼吸加快、尿量减少和神志淡漠等，如不及时抢救，组织器官将发生不可逆性损伤而危及患者生命。

2. 引起休克的原因很多，各种原因引起的大量失血，大面积急性心肌梗死、急性心肌炎、心脏压塞，严重创伤，大面积烧伤，细菌、病毒、真菌、立克次体等各种微生物严重感染，某些药物、血清制品或疫苗时所发生的过敏反应等。

3. 根据微循环的变化休克可分为三期：休克早期，微循环缺血缺氧，此期机体动员各种代偿机制表现出明显的抗损伤反应；休克期，微循环淤血缺氧，此期是休克发展过程中的“可逆性”失代偿阶段；休克晚期，微循环衰竭，为休克的难治期，常有多系统器官功能障碍甚至衰竭。

4. 休克时机体出现 ATP 生成减少和代谢性酸中毒及细胞损伤，同时休克时由于细胞受损可出现肾、肺、心、脑等器官功能障碍。肾是最早、最易受损伤的器官，休克早期由于机体的代偿作用，心、脑功能一般不受到明显的影响。

5. 多器官功能障碍综合征是指在严重创伤、感染和休克时，原无器官功能障碍的患者同时或在短时间内相继出现两个以上器官系统的功能障碍。休克晚期常出现 MODS，是患者致死的重要原因。

练习与思考

1. 什么叫作休克？各型休克发生的始动环节是什么？
2. 试述休克各期微循环的变化特点及其典型临床表现。
3. 简述失血性休克早期动脉血压变化的特点及其机制。
4. 简述休克时发生细胞变化的原因和机制。
5. 试述休克引起 DIC 的主要机制。
6. 简述 MODS 的发生机制。

（邢国荣　包　莉）

第十一章 缺 氧

【学习目标】

掌握：

1. 基本概念。
2. 低张性缺氧和循环性缺氧的常见原因及其血氧变化特点。
3. 缺氧时机体的功能和代谢变化。

熟悉：

1. 反映血氧变化的指标及其意义。
2. 血液性缺氧和组织性缺氧的常见原因及其血氧变化特点。

了解：

1. 影响机体对缺氧耐受性的因素。
2. 氧疗和氧中毒。

氧是生命活动不可缺少的物质。成年人静息状态下的耗氧量约为 250 mL/min，但机体内储存的氧仅为 1.5 L。当组织得不到充足的氧，或不能充分利用氧时，组织的代谢、功能甚至形态结构都可能发生异常变化，这一病理过程称为缺氧（hypoxia）。

大气是人体氧的唯一来源，机体完整的氧代谢过程大致分 4 个阶段，即通过外呼吸获得氧、血液携带氧、循环运输氧和组织利用氧。以上任何一个环节障碍都会导致缺氧，因而缺氧是临床上极为常见的病理过程，是多种疾病发病机制的重要组成部分，甚至成为导致死亡的直接原因。

反映组织的氧的供应与利用情况最直接的指标是血氧的变化。

组织的供氧量=动脉血氧含量×血流量

组织的氧利用量=（动脉血氧含量-静脉血氧含量）×血流量

常用的血氧指标如下。

1. 血氧分压（PO_2） 指物理溶解于血浆内的氧分子所产生的张力。动脉血氧分压（PaO_2）正常值为 95~100 mmHg（12.6~13.3 kPa），静脉血氧分压（PvO_2）平均值约为40 mmHg（5.32 kPa）。PaO_2 取决于吸入气氧分压、外呼吸功能状态，PvO_2 取决于 PaO_2 和内呼吸功能状态。

2. 血氧容量（CO_{2max}） 是指在 38 ℃、氧分压为 150 mmHg（20.0 kPa）、二氧化碳分压为 40 mmHg（5.32 kPa）的条件下，100 mL 血液中的血红蛋白所结合的氧的最大量。血氧容量的正常值约为 20 mL/dL，取决于血液中血红蛋白的质（与氧结合的能力）和量，反映血液的携氧能力。

3. 血氧含量(CO_2) 指100 mL血液实际所含的氧量。正常动脉血氧含量约为19 mL/dL,静脉血氧含量约为14 mL/dL,主要取决于血液氧分压的高低和血氧容量的大小。

4. 血氧饱和度(SO_2) 是指血红蛋白实际结合的氧和最大结合的氧的百分比。

SO_2=(血氧含量-溶解的氧)/血氧容量×100%

动脉血氧饱和度(SaO_2)约为95%,静脉血氧饱和度(SvO_2)约为70%。血氧饱和度主要取决于血氧分压的高低。PO_2与SO_2的关系可用氧解离曲线表示(图11-1),所以SO_2又受血液2,3-二磷酸甘油酸(2,3-DPG)含量、酸碱度、二氧化碳分压及温度变化的影响。

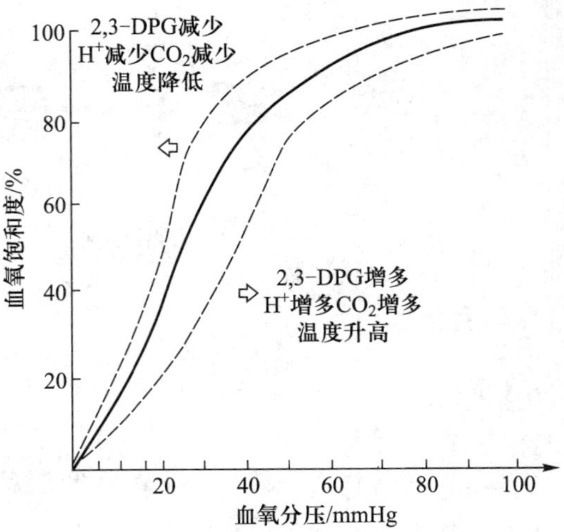

图11-1 氧合血红蛋白及其影响因素

第一节 缺氧的原因和类型

根据缺氧发生的速度,有急性缺氧和慢性缺氧。根据缺氧的原因及血氧的变化,有低张性缺氧、血液性缺氧、循环性缺氧和组织性缺氧。

一、低张性缺氧

低张性缺氧是由于各种原因使PaO_2降低,CaO_2减少,进而导致组织供氧不足的缺氧。

(一)原因

1. 吸入气体中氧分压过低 在高原(>3 000 m)或高空等空气稀薄的地方,通气不良的环境,或吸入麻醉剂等稀释的低氧混合气体时,使肺泡氧分压下降,致血氧来源不足而缺氧,又称为乏氧性缺氧。

2. 外呼吸功能障碍 由呼吸肌活动障碍,肺与胸廓顺应性减低,胸腔积液和气胸及异物、炎症、肿瘤和哮喘引起的气道阻塞使肺泡通气功能下降,气体弥散障碍及通气血流比例失调,降低PaO_2,导致血氧来源不足,又称为呼吸性缺氧。

3. 静脉血分流入动脉 可见于某些先天性心脏病,如法洛(Fallot)四联症,未经氧合的静脉血直接流入左心室或主动脉。

(二)血氧变化的特点

1. 动脉血氧分压、氧含量和血红蛋白的氧饱和度降低 一般血氧分压在60 mmHg(8 kPa)以上时,氧解离曲线接近水平线,SaO_2及CaO_2变化不明显;在血氧分压低于60 mmHg时,随着PaO_2的下降,曲线坡度由平坦转为陡直,使SaO_2及CaO_2显著下降。

2. 动-静脉血氧含量差接近正常或略减少　低张性缺氧时，低氧含量的同量血液流经组织时，组织仍尽可能从血液中摄取所需的氧气，使回流的 PvO_2、CvO_2和 SvO_2进一步下降，因此，动-静脉血氧差可接近正常。但当 PaO_2明显下降时，血液弥散给组织利用的氧量减少，则动-静脉血氧差减小，导致组织摄氧不足。

3. 还原血红蛋白浓度增高　低张性缺氧时，血液中氧合血红蛋白减少，而还原血红蛋白增加，当毛细血管中还原血红蛋白平均浓度超过 50 g/L 时，皮肤、黏膜常出现青紫色，则称为发绀(cyanosis)。

二、血液性缺氧

血液性缺氧是由于血红蛋白量的减少或质的改变，使血液携带或(和)释放氧量减少，导致组织供氧不足的缺氧。因血氧分压一般正常，故又称为等张性低氧血症。

(一) 原因

1. 严重贫血　各种原因引起的严重贫血，使血液携氧量减少而导致缺氧。

2. 一氧化碳中毒　CO 与血红蛋白(Hb)结合形成碳氧血红蛋白(HbCO)，CO 与 Hb 的亲和力比氧与 Hb 的亲和力大 210 倍，当 CO 中毒时，血内形成大量的 HbCO 后而丧失携氧能力，使血氧含量和血氧容量降低。此外，CO 还能抑制红细胞内糖酵解，使 2,3-DPG 生成减少，O_2与 Hb 的亲和力增高，氧解离曲线左移，从而使血液释氧量减少而加重组织缺氧。

HbCO 呈樱桃红色，CO 中毒患者皮肤和黏膜亦呈樱桃红色。

3. 高铁血红蛋白血症　血红蛋白的二价铁在氧化剂(如亚硝酸盐、过氯酸盐、硝基苯、高锰酸钾等)的作用下可氧化成三价铁，形成高铁血红蛋白而失去携氧能力，降低血氧含量和血氧容量。另外，增多的 Fe^{3+}使剩余的 Fe^{2+}与 O_2的亲和力增加，氧解离曲线左移，加重组织缺氧。

临床上常见食用大量含硝酸盐的腌菜或变质的剩菜后，肠道细菌将硝酸盐还原为亚硝酸盐，后者被大量吸收形成高铁血红蛋白血症。由于高铁血红蛋白呈咖啡色，故患者皮肤、黏膜呈咖啡色，类似发绀。这种情况称为肠源性发绀。

(二) 血氧变化的特点

1. 动脉血氧分压、血氧饱和度正常　因患者的外呼吸功能正常，故动脉血氧分压、血氧饱和度正常。

2. 血氧容量及血氧含量减少　血红蛋白量减少、质改变引起血氧容量减少，进而血氧含量减少。

3. 动-静脉血氧含量差减小　动脉血氧含量下降，流经毛细血管的血氧分压下降比正常情况快，使毛细血管中的平均氧分压与组织细胞的氧分压差变小，导致氧向组织弥散的速度也很快减慢，故动-静脉血氧含量差小于正常。

三、循环性缺氧

由于组织血液灌流量减少使向组织中输送的氧量减少而导致的缺氧称为循环性缺氧，也称为低血液动力性缺氧。它包括全身血液循环衰竭和局部血液循环障碍。

（一）原因

1. 全身性血液循环障碍　如休克和心力衰竭。

2. 局部性血液循环障碍　如动脉狭窄而致局部缺血，静脉回流受阻而致局部淤血。

（二）血氧变化的特点

1. 动脉血氧正常　单纯性循环性缺氧，动脉血氧分压、血氧含量、血氧容量和血氧饱和度皆正常。

2. 动-静脉血氧含量差增大　由于血流缓慢，血液流经毛细血管的时间延长，组织细胞有充分的时间摄取血液中更多的氧，同时，二氧化碳不能及时排出而积蓄，加之组织内酸性代谢产物的积聚，氧解离曲线右移，有利于血液中氧的利用，故静脉血氧含量下降，导致动-静脉血氧含量差增大。

缺血性缺氧的组织由于毛细血管床血液灌流量的下降而呈苍白色，淤血性缺氧的组织由于对氧的利用系数增高、还原血红蛋白增多而常出现发绀。

四、组织性缺氧

由各种原因引起的组织利用氧的能力降低所致的缺氧，称为组织性缺氧。

（一）原因

1. 组织中毒　许多毒性物质如氰化物（HCN、KCN、NaCN）、硫化物、磷、砷和巴比妥类等都可引起组织中毒性缺氧。以氰化物为例，CN^-可通过消化管、呼吸道或皮肤进入机体内，迅速与细胞色素氧化酶的三价铁结合，成为氰化高铁细胞色素氧化酶，使铁保持三价状态，不能被还原成带二价铁的还原型细胞色素氧化酶，失去传递电子的功能，以致呼吸链中断，0.06 g的HCN即可使人死亡。

硫化物、砷化物等也能与氧化型细胞色素氧化酶的三价铁结合，巴比妥类药物可阻止电子由还原型烟酰胺腺嘌呤二核苷酸（辅酶Ⅰ）向泛醌（辅酶Q）传递，它们均可阻断呼吸链，引起组织利用氧障碍。

2. 细胞损伤　细胞线粒体遭受物理、化学及生物因子损伤，如大量放射线照射、重症感染，使其结构发生破坏，从而影响细胞的氧化过程。

3. 维生素缺乏　维生素B_1、烟酰胺（尼克酰胺）、维生素B_2（核黄素）和泛酸等维生素是生物氧化相关酶的辅酶组成部分，当其缺乏时，生物氧化过程会出现障碍。

（二）血氧变化的特点

组织性缺氧时，动脉血氧分压、血氧含量、血氧容量和血氧饱和度均正常，因组织利用氧障碍，故静脉血氧分压、血氧含量和血氧饱和度都高于正常，动-静脉血氧含量差减小；组织细胞利用氧障碍，使毛细血管中氧合血红蛋白高于正常，故组织中毒性缺氧患者皮肤、黏膜呈玫瑰红色。

缺氧虽然分上述几类，但临床上单一类型的缺氧少见，常常为两种或多种缺氧同时存在的混合性缺氧。如失血性休克，既有微循环灌流量减少所致的循环性缺氧，又有血红蛋白减少所致的血液性缺氧，如并发肺淤血、肺水肿，则易出现低张性缺氧（表 11-1）。

表 11-1 各型缺氧的血氧变化

缺氧类型	动脉血氧分压	动脉血氧饱和度	血氧容量	动脉血氧含量	动-静脉血氧含量差
低张性缺氧	↓	↓	N	↓	↓
血液性缺氧	N	N	↓	↓	↓
循环性缺氧	N	N	N	N	↑
组织性缺氧	N	N	N	N	↓

注：↓表示降低，↑表示升高，N 表示正常。

第二节 缺氧时机体的功能和代谢变化

缺氧时机体的功能代谢变化，既包括机体克服和适应缺氧的代偿性变化，又包括缺氧导致机体的损害性变化。不同类型的缺氧所引起的变化不尽相同，现主要以低张性缺氧为例，说明缺氧时机体的功能代谢变化。

一、呼吸系统变化

1. 代偿性变化　动脉血氧分压降低至 60 mmHg（8.0 kPa）以下时，可刺激颈动脉体和主动脉体化学感受器，反射性地兴奋呼吸中枢，引起呼吸加快加深，通气量增加。同时，呼吸加深使胸腔负压加大，可促使静脉血回流，提高心输出量，增加肺血流量，促进氧摄取和运输。慢性低张性缺氧患者、久居高原的人，由于颈动脉体化学感受器对缺氧的敏感性下降，呼吸加快加深相对不明显。

2. 损害性变化　正常呼吸活动增强时，呼吸肌做功稍增大，即可获得较大的通气增强效应。但在通气功能障碍的情况下，即使加强呼吸运动，也不能相应增加肺泡通气量，结果因呼吸肌耗氧量的增加，反而加重缺氧；严重缺氧，氧分压低于 30 mmHg（4 kPa）时，呼吸中枢由兴奋转入抑制，缺氧更加严重。

二、循环系统变化

1. 代偿性变化　主要表现为心输出量增加、肺血管收缩、血流重新分布和毛细血管增生。缺氧早期，由于：① 通气增加对肺牵张感受器的刺激，反射性引起心率加快；② 低氧引起的交感神经兴奋，使心肌收缩性增强；③ 胸廓呼吸运动增强，导致静脉回流和心输出量增加。缺氧可致肺小动脉收缩，使缺氧肺泡血流量减少，有利于维持肺泡通气与血流比例。交感神经兴奋，皮肤、内脏血管收缩，脑和冠状动脉血管舒张，保证心、脑的血液供应。慢性缺氧可使毛细血管增生，尤其见于脑、心和骨骼肌等组织。毛细血管密度的增加，缩短了动脉血与细胞间的距离。

2. 损害性变化　主要表现为肺动脉高压、心肌舒缩功能降低和静脉回流减少。长期缺氧使肺小动脉平滑肌肥大，管壁增厚，当肺动脉收缩压持续超过 30 mmHg（4.0 kPa）或其平均压超过 20 mmHg（2.7 kPa）时，称为肺动脉高压，肺动脉高压最终可引发肺源性心脏病。缺氧导致的心肌供能不足、酸中毒和高钾血症，使心肌舒缩功能降低，严重缺氧会发生心肌细胞变性坏死，导致心力衰竭。严重缺氧时，乳酸、腺苷等代谢产物在体内蓄积，舒张外周血管，使回心血量减少，心输出量减少。

三、血液系统变化

1. 代偿性变化　主要表现为红细胞增多和氧解离曲线右移。低氧血症刺激肾产生并释放促红细胞生成素，促进骨髓造血使红细胞增多，增加血液的携氧能力，为组织细胞提供更多的氧。缺氧时，由于糖酵解加强，酸性物质蓄积，2,3-DPG 生成增加，引起氧解离曲线右移，使 Hb 结合的氧易于释放供组织利用。

2. 损害性变化　红细胞过多，可增加血液黏滞性，增大外周阻力，参与肺源性心脏病的发生。当肺泡氧分压过低时，氧解离曲线右移会导致血液通过肺泡时结合的氧量减少，进而加剧缺氧。

四、中枢神经系统变化

中枢神经系统对缺氧十分敏感，脑质量仅占体重的 2.2%，而脑耗氧量却占总耗氧量的 23%。脑组织的氧、葡萄糖等能量储备少，主要依靠葡萄糖有氧氧化供能。急性轻度缺氧时，兴奋过程相对占优势，引起头痛、情绪激动，思维、记忆力、判断力降低或丧失以及运动不协调等。严重者以中枢神经抑制为主，如反应迟钝、淡漠、昏迷，甚至死亡。慢性缺氧可表现为易疲劳、精力不集中、嗜睡、轻度精神抑郁等。中枢神经系统功能障碍的发生机制，主要与缺氧引起脑能量生成不足、脑水肿、脑细胞损伤相关。

五、组织细胞和代谢的变化

1. 代偿性反应　① 毛细血管密度增加：慢性缺氧组织中毛细血管数量增多，缩短氧的弥散距离；② 肌红蛋白量增多：可增加机体氧的储存；③ 细胞内线粒体数目增多：氧化还原酶活性增强，增加组织利用氧的能力；④ 低代谢状态：缺氧使细胞的耗能过程减弱，细胞处于低代谢状态，有利于在缺氧下生存；⑤ 糖酵解增强。

2. 损害性变化　缺氧超过细胞代偿和适应能力时，将导致细胞的损伤，由于氧化磷酸化受阻，细胞供能障碍，使细胞膜上 Na^+-K^+ 泵功能失灵，导致细胞内 Na^+ 增多，进而促使水进入细胞引起细胞水肿。严重缺氧时，有膜的亚细胞结构如线粒体、内质网等也发生肿胀，溶酶体稳定性下降，甚至破裂，导致细胞变性、坏死。

第三节　缺氧的治疗原则

1. 消除缺氧的原因　防治呼吸系统疾病，积极治疗贫血，控制心力衰竭，改善血液循环。

2. 吸氧　各类缺氧的治疗，除了消除引起缺氧的原因以外，均可给患者吸氧，但氧疗的效果因缺氧的类型而异。

氧疗对低张性缺氧的效果最好。由于患者 PaO_2 及 SaO_2 明显低于正常。吸氧可提高肺泡气氧分压，使 PaO_2 及 SaO_2 增高，血氧含量增多，因而对组织的供氧增加。但由静脉血分流入动脉引起的低张性缺氧，因分流的血液未经肺泡直接掺入动脉血，故吸氧对改善缺氧的作用不大。

血液性缺氧、循环性缺氧和组织性缺氧者 PaO_2 及 SaO_2 正常，因为可结合氧的血红蛋白已达95%左右的饱和，故吸氧虽然可明显提高 PaO_2，而 SaO_2 的增加却很有限，但吸氧可增加血浆内溶解的氧。通常在海平面吸入空气时，100 mL 血液中血浆内溶解的氧仅为 0.31 mL；吸入纯氧时，可达 1.7 mL；吸入 3 个大气压的纯氧时，溶解的氧可增至 6 mL。而通常组织从 100 mL 血液中摄氧量平均约为 5 mL。组织性缺氧时，通过氧疗提高血浆与组织之间的氧分压梯度，以促进氧的弥散，也可能有一定治疗作用。一氧化碳中毒者吸入纯氧，使血液的氧分压升高，氧可与 CO 竞争与血红蛋白的结合，从而加速 HbCO 的解离，促进 CO 的排出，故氧疗效果好。

氧虽为生命活动所必需，但 0.5 个大气压以上的氧却对任何细胞都有毒性作用，可引起氧中毒。氧中毒的发生与气体中的氧分压的高低、氧浓度的大小、吸氧时间的长短呈正相关关系，与氧分压关系最大。氧中毒时细胞受损的机制一般认为与活性氧的毒性作用有关。

本章小结

1. 缺氧是指供应组织的氧不足或组织利用氧障碍，从而引起其功能、代谢以致形态结构发生异常变化的病理过程。

2. 根据原因及血氧的变化可分为：动脉血氧分压降低引起低张性缺氧，血红蛋白数量减少或性质改变引起血液性缺氧，组织血流量减少引起循环性缺氧，细胞生物氧化障碍引起组织性缺氧。

3. 缺氧时，还原血红蛋白增多，当毛细血管内还原血红蛋白超过 50 g/L，皮肤、黏膜呈紫蓝色称为发绀，发绀是缺氧常见的临床征象；但缺氧患者不一定都出现发绀，发绀不能作为判断缺氧的唯一指标。

4. 缺氧时机体的功能代谢变化包括机体克服和适应缺氧的代偿性变化和缺氧导致机体的损害性变化。

5. 各类缺氧的治疗，除了消除呼吸系统疾病，积极治疗贫血、控制心力衰竭、改善血液循环等引起缺氧的原因以外，均可给患者吸氧，但氧疗时一定要注意给氧原则，以免发生氧中毒。

练习与思考

1. 简述各种类型缺氧的血氧变化特点及机制。

2. 缺氧时机体主要的功能和代谢变化有哪些？

3. 某患者血氧指标检查为：PaO_2 95 mmHg，PvO_2 55 mmHg，血氧容量 10.8 mL/dL，动脉血氧饱和度 95%，动-静脉血氧含量差 2.8 mL/dL，此患者有何种类型缺氧？

4. 以低张性缺氧为例，说明急性缺氧时机体的主要代偿方式。

5. 肠源性发绀和氰化物中毒引起的缺氧有什么不同？

（包　莉）

第十二章 肿　瘤

【学习目标】

掌握：

1. 基本概念。
2. 肿瘤的生长方式及常见转移方式。
3. 良性肿瘤与恶性肿瘤的区别。
4. 肿瘤的分类和命名原则。

熟悉：

1. 癌和肉瘤的区别。
2. 肿瘤对机体的影响。

了解：

肿瘤性增生与炎症和损伤修复时增生的主要区别。

肿瘤是严重危害人类健康和生命的常见病、多发病，其发病率呈上升趋势，病死率高，仅次于心、脑血管疾病，居第2位。常见且危害性严重的恶性肿瘤为胃癌、肝癌、肺癌、食管癌、大肠癌、白血病、淋巴瘤、子宫颈癌、鼻咽癌和乳腺癌等。目前，恶性肿瘤尚无有效的治疗方法。因此，肿瘤的防治仍然是当代医学的重要课题。

第一节　肿瘤概述

一、肿瘤的概念

肿瘤（tumor 或 neoplasm）是机体在各种致瘤因素作用下，局部组织的细胞异常增生、分化而形成的新生物，常形成局部肿块。

二、肿瘤性增生的特点

肿瘤细胞在基因水平上丧失正常的生长、分裂、分化的调控机制，因而具有异常的形态、代谢和功能，并在不同程度上失去分化成熟的能力。肿瘤性增生与正常组织的生理性再生和炎性、修复性增生存在本质的区别（表12-1）。

表 12-1 肿瘤性增生与非肿瘤性增生的区别

区别点	肿瘤性增生	非肿瘤性增生
引发原因	致瘤因素长期作用	生理性更新或炎症、组织损伤刺激
分　化	细胞分化差,形态、代谢、功能异常	细胞分化成熟,形态、代谢、功能正常
生长自主性	+	-
生长自限性	-	+
与机体协调性	-	+
危　害	大,恶性肿瘤常危及生命	小,一般不危及生命

第二节　肿瘤的一般形态和结构

一、肿瘤的一般形态

肿瘤的形态多种多样,与发生部位、组织来源、生长方式和肿瘤性质有关,在一定程度上可反映其良、恶性。

（一）肿瘤的大小

肿瘤的大小可相差悬殊,小的肿瘤仅在显微镜下可见,大的肿瘤直径可达数十厘米,质量可达数千克乃至数十千克。生长在体表或体腔内的肿瘤一般较大,而生长在深部组织的肿瘤因生长相对受限常较小。

（二）肿瘤的形状

肿瘤形状多种多样,与发生部位和肿瘤性质有关。发生于深部组织和器官内的良性肿瘤多呈结节状、分叶状、哑铃状或囊状;发生于体表和空腔器官内的肿瘤常突出于皮肤、黏膜表面,呈息肉状、蕈伞状、乳头状或菜花状;恶性肿瘤则大多呈浸润包块状、弥漫肥厚状或因坏死脱落而呈溃疡状(图 12-1)。

（三）肿瘤的数目

肿瘤的数目常为一个,称为单发瘤;也可多个,称为多发瘤;如多发瘤同时出现,称为同步性多发瘤;如多发瘤在不同时间先后出现,称为不同步性多发瘤。

（四）肿瘤的颜色

肿瘤的颜色一般与来源组织的颜色相近,如脂肪瘤呈浅黄色,血管源性瘤呈暗红色,黑色素瘤呈黑褐色,间叶组织肉瘤多呈鱼肉状。当肿瘤发生变性、坏死、出血或感染,或肿瘤成分复杂时,可见多种颜色混杂,呈现多彩状。

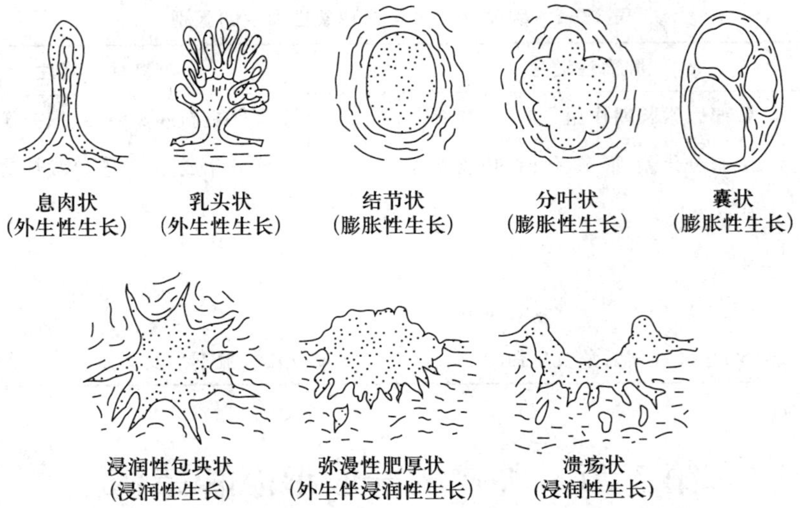

图 12-1　肿瘤的外形和生长方式模式图

(五) 肿瘤的质地

肿瘤的硬度与组织来源有关,如脂肪瘤、腺瘤质地较软,纤维瘤、平滑肌瘤质地较韧,骨瘤则质地较硬。肿瘤的硬度还与实质、间质的比例有关,当瘤细胞丰富而间质成分少时,肿瘤质地脆软;当瘤细胞成分少而间质丰富时,肿瘤质地则较硬。此外,肿瘤的继发性改变也会影响其硬度,如当肿瘤发生玻璃样变、钙化、骨化时,肿瘤质地变硬;而当肿瘤发生坏死、液化、囊性变时,肿瘤的质地则变软。

(六) 肿瘤的包膜

一般说来,良性肿瘤常有完整包膜,与周围组织分界清楚,容易完整摘除;而恶性肿瘤则呈树根样浸润性生长,大多无包膜,与周围组织分界不清,不易完整摘除。

二、肿瘤的组织结构

肿瘤由实质和间质两部分构成。

(一) 肿瘤实质

肿瘤实质是肿瘤细胞的总称,是肿瘤的主要成分。机体的任何组织几乎都可发生肿瘤,因此,肿瘤实质的形态多种多样。通常根据肿瘤的实质形态来识别各种肿瘤的组织来源,进行肿瘤的分类和命名,并根据实质细胞的分化程度和异型性大小来确定肿瘤的良、恶性。

(二) 肿瘤间质

肿瘤间质成分不具特异性,主要由结缔组织和脉管组成,对肿瘤实质起支持和营养作用,目前认为间质血管的多少与肿瘤生长的快慢有关。肿瘤间质中可有淋巴细胞和单核细胞浸润,是机体对肿瘤的免疫反应,具有积极意义。此外,肿瘤间质中还可见成纤维细胞和肌成纤维细胞,可能通过增生、收缩包绕肿瘤细胞而限制瘤细胞活动，遏制瘤细胞沿血管、淋巴管播散。

第三节 肿瘤的异型性

肿瘤组织在细胞形态和组织结构上，都与其起源的正常组织有不同程度的差异，这种差异称为异型性(atypia)。异型性是肿瘤分化程度的形态学表现，是判断肿瘤良、恶性的主要形态依据。

一、肿瘤组织结构的异型性

（一）良性肿瘤

细胞分化较成熟，一般异型性不明显，与其起源的正常细胞形态相似。因此，良性肿瘤的异型性主要表现在组织结构的空间排列方式上与其起源的组织有一定差异，结构排列紊乱，可失去原有的组织器官结构。例如纤维瘤的细胞与正常纤维细胞的形态很相似，只是其排列与正常纤维组织不同，呈束状或编织状排列。

（二）恶性肿瘤

组织结构异型性明显，瘤细胞的排列更为紊乱，失去正常的排列结构或层次。例如腺癌，其腺体大小及形态极不一致，数目异常增多，腺体拥挤，可呈“背靠背”“共壁”“筛状”等结构；肿瘤细胞排列紧密、重叠或层次增多，常失去极向。腺癌低分化时，腺样结构可消失，以致难以辨认其组织来源。

【相关链接】

分　化

分化是指幼稚或原始细胞发育成为成熟细胞的过程。在肿瘤学中，分化程度是指肿瘤细胞和组织与其来源的正常细胞和组织在形态和功能上的相似程度。

二、恶性肿瘤细胞的异型性

恶性肿瘤细胞异型性明显，可见如下特点。

（一）胞体

细胞体积大，大小、形态不一，可出现瘤巨细胞。分化差或未分化的瘤细胞则小而一致，呈明显幼稚分化状态。

（二）胞核

胞核体积增大，核质比例失调(正常为1/6～1/4)；核大小、形状不一，可见双核、多核、巨核、奇异形核；核染色质粗大，分布不均，常堆积在核膜下使核膜增厚；核仁肥大，数目增多；核分裂象增多，可见不对称性、多极性、顿挫性等病理性核分裂象。

（三）胞质

胞质也因核糖体增多而多呈嗜碱性，并可因瘤细胞产生的异常分泌物或代谢产物（如激素、糖原、脂质、色素等）而有不同特点。

第四节　肿瘤的生长与扩散

一、肿瘤的生长

（一）肿瘤的生长方式

肿瘤常见的生长方式有3种。

1. 膨胀性生长　为多数良性肿瘤的生长方式。瘤细胞分化好，肿瘤生长缓慢，不侵袭周围正常组织；瘤体在组织内渐渐膨胀，挤压、推开周围组织，形成结节状、分叶状的肿块，常有完整的包膜，活动度大，手术易完整摘除，术后很少复发（彩图12-1）。

2. 浸润性生长　为多数恶性肿瘤的生长方式。瘤细胞旺盛地分裂增殖，分化差，生长快，如树根长入泥土一样，浸润并破坏周围组织、淋巴管或血管，因而肿瘤无包膜，固定，活动度小，与周围组织界限不清，是手术难以切除干净及术后容易复发的主要原因。

3. 外生性生长　发生在体表、体腔或空腔器官的肿瘤，常呈乳头状、息肉状、蕈伞状或菜花状向表面突起生长（彩图12-2）；良性肿瘤和恶性肿瘤都可呈外生性生长，但恶性肿瘤往往同时向组织深部浸润性生长。

（二）肿瘤的生长速度

良性肿瘤生长较缓慢，当其速度突然加快，短期内体积迅速增大时，应考虑恶性转变或继发变化的可能；恶性肿瘤生长快，短期内即可形成明显肿块，且因血管形成及营养供应的相对不足，常发生坏死、出血等继发性变化。肿瘤的生长速度主要与以下因素有关。

1. 生长分数　是指肿瘤细胞群体中处于增殖阶段（S期+G_2期）细胞的比例。生长分数大，处于增殖阶段的瘤细胞多，肿瘤生长速度快。

2. 瘤细胞丢失因数　是指一个肿瘤群体内总的瘤细胞丢失（瘤细胞凋亡、坏死等）率与瘤细胞新生率的比例。瘤细胞丢失因数小，新生的瘤细胞多，肿瘤生长速度快。

3. 肿瘤血管形成　肿瘤生长至直径1~2 mm或一定厚度后（约10^7个细胞），如无新生血管形成，将不再增大。研究发现，肿瘤细胞本身和浸润到肿瘤组织内、肿瘤组织周围的炎细胞可产生一类血管生成因子，具有促进血管内皮细胞分裂增生和毛细血管出芽生长的作用。瘤细胞还可诱导形成多种抗血管生成因子，抑制肿瘤的血管形成。可见，肿瘤生长是通过血管生成因子和抗血管生成因子共同调控的。抑制血管生成因子的形成，促进抗血管生成因子的产生，从而可抑制肿瘤新生血管的形成，对遏制肿瘤生长和转移，具有重要意义。

（三）肿瘤的分级与分期

肿瘤的分级和分期，对评价恶性肿瘤的恶性程度及发展进程，决定临床治疗方案和估计预后具有重要的意义。

1. 分级　对恶性肿瘤的分级，近年来倾向于用简明的三级分级法。即Ⅰ级分化较好，属低度恶性；Ⅱ级分化中等，属中度恶性；Ⅲ级分化低，属高度恶性。例如鳞状细胞癌，若癌巢内见细胞间桥和大量的角化物，属分化较好，为Ⅰ级；若癌巢内角化物和间桥少见，属中等分化，为Ⅱ级；癌细胞有显著异型性，病理性核分裂象多见，不见间桥和角化物，属分化差，为Ⅲ级。

2. 分期　恶性肿瘤的分期通常采用国际抗癌协会制定的TNM分期法，主要根据肿瘤大小、浸润深度、范围及有无局部或远处淋巴结转移、血道转移等来确定肿瘤发展的程度或早晚。

【拓展提高】

肿瘤的演进和异质化

恶性肿瘤在生长过程中变得越来越富有侵袭性的现象称为肿瘤的演进。由一个克隆来源的肿瘤细胞在生长过程中形成在侵袭能力、生长速度、耐药性等方面有所不同的亚克隆的过程称为肿瘤异质化。

二、肿瘤的扩散

肿瘤扩散是恶性肿瘤的生物学特征之一，也是其引起严重损害和死亡的重要原因。肿瘤扩散主要表现为侵袭和转移。

（一）肿瘤侵袭的机制

肿瘤侵袭也称局部扩散，是肿瘤扩散转移的前奏和基础，其机制目前尚未十分明了，但已知是经过多步骤的复杂过程，完成从瘤体分离，侵入血管，逃避机体免疫随血流到达远方，再移出血管继续生长，形成转移瘤的过程。

（二）肿瘤扩散的途径

1. 直接蔓延　恶性肿瘤细胞沿着组织间隙或血管、淋巴管、神经束衣，向周围组织浸润，破坏邻近组织和器官，并继续生长，称为直接蔓延。如晚期宫颈癌蔓延到直肠、膀胱、子宫旁组织或骨盆壁。

2. 转移　恶性肿瘤细胞从原发部位侵入血管、淋巴管、体腔，被带到其他部位继续生长，形成与原发瘤同样类型的肿瘤，这个过程称为转移（metastasis）。所形成的肿瘤称为转移瘤。

（1）淋巴道转移　瘤细胞随淋巴液到达局部淋巴结，先聚集于边缘窦，此后或被局部免疫反应所杀死或不适应局部微环境而死亡，或暂处于休眠状态，或继续增殖逐渐波及整个淋巴结（彩图12-3），再经输出淋巴管，引流到下一站淋巴结继续扩散，最后可经胸导管进入血流继发血道转移。

（2）血道转移　瘤细胞从原发部位侵入毛细血管或小静脉，进入血管，这些瘤细胞若能逃避机体免疫，可穿过血管内皮和基底膜，侵入组织继续生长，形成转移瘤。血道转移的途径常与血流方向一致，肺和肝是肿瘤转移最常累及的器官。

（3）种植性转移　体腔内器官的肿瘤蔓延到器官浆膜面时，瘤细胞可脱落并像播种一样散落在体腔浆膜或体腔器官表面形成转移瘤，这种转移方式称为种植性转移，多见于腹腔器官的肿瘤。例如胃癌侵及浆膜后，可种植到大网膜、腹膜、腹腔内器官等处，常伴血性积液和癌性粘连。手术偶尔可造成种植性转移，应引起重视。

第五节　肿瘤对机体的影响

良、恶性肿瘤对机体的影响明显不同，可归纳如下。

一、良性肿瘤对机体的影响

良性肿瘤分化较成熟，生长缓慢，不浸润，不转移，对机体的影响一般相对较小，主要表现为局部压迫和阻塞症状，且与发生部位和继发变化有关。如体表良性肿瘤除少数可发生局部症状外，一般对机体无严重影响。但当有下列情况时也可引发较为严重的后果。

1. 腔道器官的良性肿瘤　如消化管的良性肿瘤，可引起肠梗阻或肠套叠。

2. 重要器官的良性肿瘤　如颅内的脑膜瘤、星形胶质细胞瘤，可压迫脑组织、阻塞脑室系统而引起颅内压增高等相应的神经系统症状。

3. 继发性改变　如子宫黏膜下肌瘤伴有浅表糜烂或溃疡时，可引起出血和感染。

4. 内分泌肿瘤或产生激素类物质的非内分泌良性肿瘤　具有产生激素功能的内分泌肿瘤或产生激素类物质的非内分泌良性肿瘤，常因某种激素或激素类物质分泌过多而产生全身性影响，如胰岛细胞瘤分泌过多的胰岛素，可引起阵发性血糖过低等。

二、恶性肿瘤对机体的影响

恶性肿瘤分化低，生长迅速，常浸润、破坏器官的结构和功能，并可发生转移，常对机体造成严重影响，除引起局部压迫和阻塞症状外，发生于消化管者更易并发溃疡、出血甚至穿孔，导致腹膜炎。有时肿瘤产物或合并感染可引起发热。肿瘤压迫、浸润局部神经还可引起顽固性疼痛等症状。恶性肿瘤晚期患者机体严重消瘦、乏力、贫血，呈现全身衰竭的状态，称为恶病质（cachexia）。

由于肿瘤的产物（包括异位激素产生）或异常免疫反应（包括交叉免疫、自身免疫和免疫复合物沉着等）或其他不明原因，可引起内分泌、神经、消化、造血、骨关节、肾及皮肤等系统发生病变，出现相应的临床表现。这些表现不是由原发肿瘤或转移灶所在部位直接引起的，而是通过上述途径间接引起，故称为副肿瘤综合征（paraneoplastic syndrome）。认识此种综合征的意义在于它可能是一些隐匿肿瘤的早期表现，从而指导发现、治疗早期肿瘤，具有十分重要的临床意义。

【拓展提高】

肿瘤的预防与治疗

肿瘤是严重危害人类健康和生命的常见病、多发病，且目前尚无有效的诊断、治疗方法。因此，加强和普及防癌的健康教育，开展对肿瘤的普查，做到早期发现、早期诊断、早期治疗是肿瘤防治的关键。

第六节　良性肿瘤与恶性肿瘤的区别

良性肿瘤与恶性肿瘤的生物学行为及对机体的影响差异显著，治疗方法和预后也迥然不同。正确区分良、恶性肿瘤，具有重要的临床意义。良、恶性肿瘤的主要鉴别见表12-2。

表 12-2　良、恶性肿瘤的鉴别

鉴别点	良性肿瘤	恶性肿瘤
分化程度	分化高，异型性小，与起源组织形态相似	分化低，异型性大，与起源组织形态差别大
核分裂象	无或稀少，不见病理性核分裂象	多，可见病理性核分裂象
生长速度	通常缓慢	较快
生长方式	多呈膨胀性或外生性生长，常有包膜或蒂形成，边界清楚，通常可推动	多呈浸润性或外生性生长，无包膜，边界不清，常粘连固定，触诊时不易推动
继发改变	很少发生坏死、出血	常发生出血、坏死、溃疡、感染等
转移	不转移	转移
复发	切除后很少复发	常复发
对机体影响	较小，主要为局部压迫或阻塞。发生在重要器官也可引起严重后果	较大，除压迫阻塞外，可浸润、破坏周围组织及转移处的组织，引起坏死、出血、合并感染或恶病质

值得注意的是，有些肿瘤介于良、恶性肿瘤之间，称为交界性肿瘤。有些肿瘤在形态上是良性的，但呈侵袭性生长；有的良性肿瘤可发展转变为恶性。而恶性肿瘤的恶性程度也不尽相同，有的转移率低，有的较早便发生转移，而极个别恶性肿瘤，也可因机体免疫力增强，而自动停止生长甚至完全消退。

第七节　肿瘤的命名与分类

人体几乎任何器官和组织都可发生肿瘤，其组织学类型繁多，生物学行为和临床表现各不相同，必须进行科学的命名和分类，才能进行正确的诊断和治疗。

肿瘤一般根据其组织来源和生物学行为来进行命名，肿瘤命名原则见表 12-3。

表 12-3　肿瘤的命名原则与举例

名称	命名原则	举例
良性肿瘤	组织来源+瘤	纤维瘤、腺瘤、畸胎瘤、囊腺瘤等
上皮性恶性肿瘤	组织来源+癌	鳞状细胞癌、腺癌、肝细胞性肝癌等
间叶性恶性肿瘤	组织来源+肉瘤	纤维肉瘤、横纹肌肉瘤、骨肉瘤等
幼稚组织肿瘤	组织来源+母细胞瘤	神经母细胞瘤、成骨细胞瘤、成肌细胞瘤等

续表

名称	命名原则	举例
习惯性命名	以“人名”命名恶性肿瘤	霍奇金淋巴瘤、尤因肉瘤等
	以“病”命名恶性肿瘤	白血病、佩吉特病等
	以“瘤”命名恶性肿瘤	精原细胞瘤、骨髓瘤、黑色素瘤等
	以“恶性瘤”命名恶性肿瘤	恶性淋巴瘤、恶性畸胎瘤、恶性神经鞘瘤等

肿瘤有时还结合其发生部位或形态特点命名,如皮肤乳头状瘤、肝海绵状血管瘤、卵巢黏液性乳头状囊腺癌;若肿瘤实质中既有癌成分,又有肉瘤成分,则称为癌肉瘤。具有多项分化潜能的生殖细胞发生肿瘤,往往含有3个胚层的多种多样组织成分,如牙齿、毛发、油脂、幼稚的血管和神经等,排列结构混乱,称为畸胎瘤。

第八节 常见肿瘤举例

一、常见上皮组织肿瘤

(一)良性上皮组织肿瘤

1. 乳头状瘤 来源于鳞状上皮、柱状上皮、腺上皮或移行上皮等被覆上皮。瘤体常形成多个乳头状或手指状突起,根部变窄成蒂。镜下观,血管结缔组织间质伸向乳头状突起的内部,构成其轴心,表面覆盖增生上皮,分化良好(彩图12-4)。发生于外耳道、阴茎、结肠及膀胱者易复发或恶变。

2. 腺瘤 是腺上皮发生的良性肿瘤,多见于甲状腺、乳腺、胃肠道、涎腺和卵巢等处。腺瘤的腺体与其起源的腺体在结构上相似,也具一定的分泌功能,细胞分化良好。腺瘤的异型性主要表现在腺体的大小、形态不规则。发生于有小叶和导管结构器官的腺瘤,其小叶结构往往不明显也无导管形成,故其分泌物常不能排出而聚积成囊状。根据腺瘤的成分和形态特点,又可分为如下几类。

(1) 息肉状腺瘤 发生于黏膜,呈息肉状与黏膜相连,多见于胃、结肠、直肠等处,表面呈绒毛状者易癌变。

(2) 纤维腺瘤 腺上皮细胞和结缔组织同时增生构成肿瘤实质。常见于女性乳腺,多为单个结节状或分叶状。

(3) 多形性腺瘤 瘤体由腺组织、鳞状上皮、黏液样和软骨样组织等构成,因而得名。多见于涎腺,尤多见于腮腺,可能是闰管上皮和肌上皮发生的腺瘤。该瘤切除后易复发,为交界性肿瘤。

(4) 囊腺瘤 常见于卵巢、胰腺和甲状腺,瘤细胞分泌大量黏液或浆液并淤积,使腺腔扩大呈囊腔。浆液性囊腺瘤伴乳头增生时,易癌变。

（二）癌前病变、非典型增生与原位癌

1. 癌前病变　指具有明显癌变潜在危险性的良性病变，如不及时治疗，可能转变为癌。认识并重视癌前病变诊治，对防控恶性肿瘤的发生具有重要意义。常见的癌前病变有以下几种。

（1）黏膜白斑　常发生在口腔、外阴、子宫颈、食管处的黏膜。主要病变为黏膜鳞状上皮过度增生和角化，伴一定的异型性。肉眼观，呈白色斑块，故称为白斑。若长期不愈，可转变为鳞状细胞癌。

（2）慢性宫颈炎伴宫颈糜烂　为妇女常见疾病。慢性宫颈炎时，子宫颈阴道部鳞状上皮被颈管柱状上皮替代，呈粉红色或鲜红色，称为宫颈糜烂（假性糜烂）。随后病变处又可被再生的鳞状上皮替代，称为糜烂愈复。上述过程反复进行，少数病例可转变为鳞状细胞癌。

（3）纤维囊性乳腺病　常见于40岁左右妇女，由内分泌失调所致。主要病变为乳腺小叶导管和腺泡上皮细胞增生，大汗腺化生及导管囊性扩张，间质纤维组织增生。伴有导管内乳头状增生者，较易发生癌变。

（4）结肠、直肠腺瘤性息肉　可以单发或多发，均可癌变。多发者常有家族史，为常染色体显性遗传病，癌变率更高。

（5）慢性萎缩性胃炎及胃溃疡　慢性萎缩性胃炎可致胃黏膜腺体肠上皮化生，慢性胃溃疡时溃疡边缘黏膜因受刺激而不断增生，经久不愈时，两者均可癌变。

（6）慢性溃疡性结肠炎　在反复溃疡伴黏膜上皮增生的基础上可发生癌变。

（7）皮肤慢性溃疡　经久不愈的皮肤溃疡或瘘管，尤其是小腿皮肤的慢性溃疡，因长期慢性炎症刺激，表皮鳞状细胞增生，有的可发生癌变。

（8）乳头状瘤　外耳道、膀胱、阴茎及喉的乳头状瘤，易发生癌变。

2. 非典型增生与原位癌　非典型增生指上皮细胞过度增生，并具一定程度的异型性。表现为增生的细胞大小不一，形态多样，层次增多；核大而浓染，核质比例增大，核分裂增多但多属正常；细胞排列紊乱，极向消失。

非典型增生常发生于鳞状上皮或黏膜表面被覆的腺上皮。根据异型性的程度和累及范围，可分为轻、中、重3级。轻度非典型增生只累及上皮层下部的1/3以内；中度非典型增生累及上皮层下部的1/3以上，但不超过2/3。当病因消除后，轻、中度非典型增生可恢复正常。非典型增生超过2/3但未达上皮全层时称为重度非典型性增生。

近年有人将非典型增生称为上皮内瘤变，将轻、中、重度非典型性增生分别称为上皮内瘤变的Ⅰ、Ⅱ、Ⅲ级，并将原位癌列入上皮内瘤变Ⅲ级内。

原位癌是指上皮（表皮及黏膜上皮）层内的重度非典型增生已累及上皮的全层，但尚未突破基底膜者，亦称为上皮内瘤变Ⅲ级；如子宫颈、食管、皮肤的原位鳞状细胞癌、乳腺导管原位癌、小叶原位癌等。因上皮或表皮内无血管和淋巴管，故原位癌不发生转移，如能早期发现，积极治疗，完全可以治愈。

（三）恶性上皮组织肿瘤

1. 鳞状细胞癌（squamous cell carcinoma）　多发生在皮肤、鼻咽、食管、阴茎、阴道和子宫

颈等有鳞状上皮被覆处，肾盂、膀胱、支气管、胆囊等非鳞状上皮被覆部位也可经鳞状上皮化生而发生。肉眼观，肿瘤多呈菜花状或溃疡状。镜下可见异型性明显的上皮样癌细胞聚集成不规则的条索、片块状癌巢，与间质分界清楚。癌组织突破基底膜向深层组织浸润生长、破坏。在分化较好的鳞癌癌巢中，可见层状的角化物，称为癌珠（彩图 12-5），细胞间还可见到细胞间桥，代表向成熟的分化倾向。在分化差的鳞癌则无角化物形成，甚至无细胞间桥。

2. 基底细胞癌（basal cell carcinoma）　多见于中老年人面部的眼睑、颊部和鼻翼等处，由上述部位上皮的基底细胞发生。镜下观，癌巢由深染的多角形或梭形的基底细胞样癌细胞构成，边缘的癌细胞呈栅栏状排列。该肿瘤常向表面破坏形成溃疡，并向深部组织浸润生长，但生长缓慢，很少转移，且对放射性治疗敏感，预后较好。

3. 移行细胞癌（transitional cell carcinoma）　来源于膀胱、肾盂等处的移行上皮，常呈多发性乳头状，乳头纤细而质脆。可形成溃疡或广泛浸润膀胱壁。镜下观，癌细胞呈多层排列，分化好者似移行上皮，分化差者异型性明显。临床主要表现为无痛性血尿，易广泛侵袭和早期转移。

4. 腺癌（adenocarcinoma）　来源于腺上皮或覆盖于黏膜的柱状上皮，常见于乳腺、胃肠道、肝、胆囊、子宫体和甲状腺等处。高分化腺癌癌细胞形成大小不等、形态不规则的腺样结构。腺样结构拥挤，可呈“背靠背”“共壁”“筛状”等结构；肿瘤细胞排列紧密、重叠或层次增多，常失去极向，异型性明显（彩图 12-6）。

腺癌伴大量乳头状结构时，称为乳头状腺癌。腺癌的腺腔因黏液聚积而高度扩张成囊状时，称为囊腺癌。腺癌细胞分泌大量黏液聚积在癌细胞内，将核挤向一侧，使该细胞呈戒指状，常称为印戒细胞癌。腺癌细胞分泌大量黏液堆积在腺腔中，并可因腺体崩裂形成黏液池，成堆或散在的印戒细胞漂浮其中，称为黏液腺癌。黏液腺癌的大体组织呈灰白色，湿润，半透明如胶样，故又称为胶样癌。常见于胃癌或大肠癌。腺癌低分化时，腺样结构往往消失，癌细胞呈实体巢片状排列，称为实性癌或单纯癌。当癌细胞巢小而少，间质纤维结缔组织占优势时，癌组织质地硬，称为硬癌。而当大片癌巢占优势，间质少，癌组织质地软如脑髓者，称为髓样癌。

二、常见间叶组织肿瘤

（一）良性间叶组织肿瘤

1. 纤维瘤（fibroma）　多见于皮下或筋膜处，由纤维组织发生。瘤体呈结节状，有包膜。切面灰白色，可见编织状条纹，质地韧硬。镜下观，肿瘤由分化好的成纤维细胞、纤维细胞和胶原纤维构成，间质为血管及疏松结缔组织（彩图 12-7）。肿瘤生长缓慢，切除后不复发。

2. 脂肪瘤（lipoma）　常发生于背、颈、肩、四肢皮下组织，多为单发，呈分叶状或结节状，有完整的薄层包膜，切面淡黄色，质地柔软，似正常脂肪组织。镜下观，肿瘤由分化成熟的脂肪细胞构成，与正常脂肪组织的区别是常有不均等的纤维组织和血管构成的间隔。脂肪瘤除局部压迫外常无明显症状，极少恶变，切除后不复发。

3. 脉管瘤 包括血管瘤和淋巴管瘤,为先天性脉管组织发育畸形而非真性肿瘤,多见于儿童。

(1) 血管瘤(hemangioma) 可发生于身体任何部位,但常见于皮肤或黏膜。外观呈紫红色,无包膜,边界不规则如地图状。分为毛细血管瘤、海绵状血管瘤、混合型血管瘤3种类型。在皮肤或黏膜可呈突起的黏膜肿块,或仅呈暗红色或紫红色斑。内脏的血管瘤多呈结节状。

(2) 淋巴管瘤(lymphangioma) 由增生的淋巴管构成,内含淋巴液。好发于唇、舌、颊、口底、腋窝和腹腔等处,界限清楚或不清楚,呈蜂窝状或囊状。分为毛细淋巴管瘤、海绵状淋巴管瘤、囊状淋巴管瘤3种类型。

4. 平滑肌瘤(leiomyoma) 多见于子宫、胃肠道,也发生于软组织。瘤体呈球形结节,境界清楚,有或无包膜,切面灰白色编织状。镜下可见肿瘤由形态较一致的梭形平滑肌样瘤细胞构成,排列呈束状或栅栏状,细胞核为长杆状,两端圆钝,状如腊肠,可作为与纤维瘤相鉴别的依据。

5. 骨瘤(osteoma) 好发于头面骨或颌骨,也可见于四肢骨,在局部形成无痛性隆起。主要由成熟的骨质构成,骨小梁排列紊乱,缺乏正常的骨单位(哈弗斯系统),间质为纤维组织,可见脂肪及造血细胞。发生于颅骨内板、眼眶、鼻窦、颌骨的骨瘤,可引起相应部位的压迫症状。

6. 软骨瘤(chondroma) 主要成分是透明软骨。自骨膜发生并向外突起者,称为外生性软骨瘤。发生于骨髓腔内者称为内生性软骨瘤,使骨膨胀,外有薄层骨壳。切面呈银白或淡蓝色。镜下观,由分化成熟的软骨细胞和软骨基质构成,呈不规则分叶状结构。发生在手、足短骨者多为良性,发生在胸骨、肋骨、盆骨、椎骨及四肢长骨者易恶变。

(二) 恶性间叶组织肿瘤

1. 纤维肉瘤(fibrosarcoma) 好发部位与纤维瘤相似,但以四肢皮下软组织多见。瘤体呈结节状或不规则形,可有假包膜。镜下观,分化好者异型性小,由梭形瘤细胞和胶原纤维组成,束状或交织状排列,似正常纤维组织。分化差者瘤细胞丰富,异型性明显,胶原、网状纤维少见(彩图12-8),生长快,易复发和转移。

2. 脂肪肉瘤(liposarcoma) 好发于成人大腿、腹膜后的深部软组织,是肉瘤中的常见类型。瘤体呈结节状或分叶状,直径多为5~10 cm,可有薄层包膜;分化好者呈黄色,分化差者呈黏液样或鱼肉状。镜下观,肿瘤由不同程度异型性的脂肪细胞和成脂肪细胞构成,后者形态多样,可呈星形、梭形、小圆形或多形性,胞质内有大小不等的脂滴空泡。

3. 横纹肌肉瘤(rhabdomyosarcoma) 为较常见高度恶性肿瘤,根据细胞的分化程度、排列结构、大体特点可分为胚胎性横纹肌肉瘤、腺泡状横纹肌肉瘤、多形性横纹肌肉瘤3型。横纹肌肉瘤生长迅速,易早期经血道转移,预后极差。

4. 平滑肌肉瘤(leiomyosarcoma) 多见于子宫、胃肠道,偶见于腹膜后、肠系膜、大网膜及皮下软组织。瘤体呈不规则结节状,可有假包膜。中老年人多发。镜下观,分化较好者瘤细胞呈梭形,异型性不明显,相互交织状排列;分化差者呈显著异型性,排列紊乱,核分裂象易见,且数量多少对判断其恶性程度有重要意义。

5. 血管肉瘤(hemangiosarcoma) 起源于血管内皮细胞,可见于各器官和软组织。好发于成年人,男性多见。瘤体大小不等,边界不清,呈紫红色结节状;切面是灰褐色或棕红色,质软呈细海绵状。镜下观，肿瘤主要由肿瘤性内皮细胞构成，血管腔形成明显。被覆血管内皮多有异型性。分化差者瘤细胞呈实性巢状或弥漫分布，血管腔形成不明显。血管肉瘤的复发率和转移率都较高，预后很差。

6. 骨肉瘤(osteosarcoma)　好发于青少年男性，多见于股骨下端、胫骨和肱骨上端多发，由骨膜多潜能成骨细胞发生，形成梭形肿块。镜下观，瘤细胞呈圆形、梭形或多角形，异型性明显，并产生数量不等的肿瘤性骨样组织和骨质，散布于瘤细胞之间。骨肉瘤为高度恶性肿瘤，生长快，侵袭破坏能力强，常经血道转移到肺，预后差。

三、癌与肉瘤的区别

癌与肉瘤均为恶性肿瘤，但其组织来源、形态特点及生物学行为不同，两者之间的区别如表12-4。

表12-4　癌与肉瘤的区别

区别点	癌	肉瘤
组织来源	上皮组织	间叶组织
发病率	较常见，约为肉瘤的9倍，多见于成年人	较少见，大多见于青年人
大体特点	质较硬，灰白色，较干燥	质软，灰红色，湿润，鱼肉状
组织学特征	多形成癌巢，实质与间质分界清楚，常有纤维组织增生	肉瘤细胞多弥漫分布，实质与间质分界不清，间质内血管丰富，纤维组织少
网状纤维	癌细胞间多无网状纤维	肉瘤细胞间多有网状纤维
转移	多经淋巴道转移	多经血道转移

第九节　肿瘤的病因学与发病学

肿瘤的病因、发生和发展是一个十分复杂的问题，涉及环境因素、机体内在因素、机体与肿瘤相互作用等多方面问题，其中很多问题至今尚未明了，现仅将已经探明的方面归纳如下。

一、环境致癌因素及机制

（一）化学性致癌因素

化学致癌物大多与环境和职业因素有关，常见化学致癌物的类型、存在形式和致癌作用如表12-5。

表12-5　常见化学致癌物及致癌作用

致癌物	存在形式	致癌作用
多环芳烃如3,4-苯并芘、3-甲基胆蒽等	石油、煤焦油、烟草燃烧的废气、烟雾及烟熏烧烤的鱼肉食品	其在肝内经氧化形成环氧化物后，以亲电子基团与核酸共价结合而致突变引起肺癌、胃癌

续表

致癌物	存在形式	致癌作用
芳香胺与氨基偶氮染料	为工业用品和原料	在肝内活化为羟胺衍生物,再在泌尿道活化为羟胺致膀胱癌;奶油黄、猩红则引起肝癌
亚硝胺类	食品保存剂和着色剂	在胃内与来自食物的二级胺,合成亚硝胺,经羟化活化成烷化碳离子引起食管癌、胃癌、肝癌
真菌毒素	霉变的谷物作物中	黄曲霉毒素 B_1 为异环芳烃,在肝细胞内氧化成环氧化物而致突变引起肝细胞性肝癌
直接致癌物	金属元素镍、铬、镉 非金属元素砷、氯乙烯	引起鼻咽癌、肺癌、前列腺癌、肾癌 引起皮肤癌、白血病

(二)物理性致癌因素

1. 离子辐射和紫外线照射　离子辐射能使染色体断裂、易位,发生点突变,因而激活癌基因或灭活肿瘤抑制基因,导致肿瘤的发生。长期接触镭、铀、氡、钴、锶等放射性同位素可引起多种癌症;日本长崎、广岛在第二次世界大战时因原子弹爆炸受到辐射的幸存居民,慢性粒细胞白血病、甲状腺癌、乳腺癌等肿瘤发生率明显增高。

动物实验证明,紫外线长期过度照射,可引起外露皮肤的鳞状细胞癌、基底细胞癌和恶性黑色素瘤。其机制是细胞内 DNA 吸收了光子,使其中的两个嘧啶碱基友联形成二聚体,影响 DNA 复制,导致肿瘤发生。

2. 慢性刺激　慢性机械性和炎症非特异性刺激,可致细胞增生,在此基础上可发生癌变,如慢性皮肤溃疡癌变。

3. 异物　有证据表明,长期接触大量石棉或石棉制品可导致胸膜间皮瘤的发生。此外,动物实验证明,植入体内的塑料、金属、玻璃纤维等可诱发各种肉瘤。

(三)生物性致癌因素

1. 致肿瘤病毒　已知能引起人类或动物肿瘤的病毒有上百种,其中 2/3 为 RNA 病毒,1/3为 DNA 病毒。DNA 病毒致瘤机制主要表现在两个方面:① 直接作用:病毒感染细胞后,其基因组的 DNA 不整合到细胞基因组内,病毒的复制不会受到干扰,大量的病毒复制最终导致细胞死亡;② 引起肿瘤细胞转化:病毒感染后其基因整合到宿主的 DNA 中去,改变细胞的生长分化导致肿瘤的发生。

2. 幽门螺杆菌　幽门螺杆菌引起的慢性胃炎与胃低度恶性 B 细胞性淋巴瘤的发生有关,但机制未明。绝大多数胃淋巴瘤伴有幽门螺杆菌的感染,对胃淋巴瘤患者采用抗生素治疗可以使部分淋巴瘤消退。

3. 寄生虫　有资料表明,日本血吸虫病与结肠癌的发生有关,华支睾吸虫病与胆管细胞性肝癌的发生有关。

（四）其他因素

1. 内分泌因素　内分泌失调与多种肿瘤发生相关。如雌激素水平过高或雌激素受体异常，可导致乳腺癌的发生；腺垂体激素可促进肿瘤的生长和转移等。

2. 性别因素　女性乳腺癌、胆囊癌和甲状腺癌、膀胱癌等的发生率高于男性，而肺癌、食管癌、胃癌、肝癌、结肠癌和鼻咽癌等则以男性多见。性别上的差异，可能因男女性染色体不同，也可能与某一性别较多地接受某些致癌因子作用有关。

3. 年龄因素　一般说来，肿瘤的发病率随年龄的增大而增加。这种现象是体细胞突变积累的结果。

4. 种族和地理因素　有些肿瘤在不同种族和地区的发病率有明显差别，如鼻咽癌常发于我国广东人；欧美国家乳腺癌的年病死率高，约为日本的 5 倍；而日本胃癌的年病死率比美国高 7 倍。说明种族和地理因素与肿瘤有一定的相关性。

二、肿瘤发生发展的内在因素及机制

（一）遗传因素

1. 常染色体显性遗传的肿瘤　遗传因素在肿瘤发生中起决定作用，其特点是有明显家族史，以常染色体显性遗传的规律遗传，常早年发病，呈多发性。如视网膜母细胞瘤、家族性结肠多发性腺瘤病等，其发病学基础是肿瘤抑制基因（如 *Rb*、*P53*、*APC* 等）的突变或缺失所致。

2. 常染色体隐性遗传的肿瘤　遗传因素不决定肿瘤的发生，只决定肿瘤的易患性，如着色性干皮病患者经紫外线照射后易患皮肤癌，毛细血管扩张性共济失调症患者易患白血病和淋巴瘤，其发病学基础是 DNA 修复基因突变，导致 DNA 修复缺陷。

3. 协同作用　遗传因素与环境因素在肿瘤发生起协同作用，环境因素可能更重要，大多数肿瘤属此类。

（二）免疫因素

肿瘤是异常增生的新生物，各种致瘤因素导致的基因突变或基因表达异常，是导致肿瘤发生的关键步骤。基因异常必然导致肿瘤细胞表达异常的肿瘤蛋白，宿主免疫系统可以识别并排除它，这种识别并消灭“非己”或“外来”的转化细胞的功能，称为机体免疫监视。

引起机体免疫反应的肿瘤抗原可分为两类。

1. 肿瘤特异性抗原　它只存在于肿瘤细胞而不见于正常细胞，但肿瘤特异性抗原是个体独立的，其原因是癌变时癌基因突变的随机性导致异常蛋白的随机出现。因此，并无特定的针对某一类肿瘤的特异性抗原，也无法用检测某种肿瘤的特异性抗原的方法来诊断肿瘤。

2. 肿瘤相关抗原　它存在于肿瘤细胞和某些正常细胞。肿瘤相关抗原又可分两类，即肿瘤胚胎性抗原和肿瘤分化抗原。

（1）肿瘤胚胎性抗原　在正常情况下只出现于发育中的胚胎组织，而不见于成熟组织，但可见于癌变组织。如在胚胎性肝细胞中出现的甲胎蛋白，也可见于肝细胞癌中。

（2）肿瘤分化抗原　是指肿瘤细胞具有的与肿瘤分化程度有关的某些抗原。如前列腺癌细胞和正常的前列腺上皮均可见前列腺特异抗原。肿瘤相关抗原可用做诊断标志,也可制备其抗体,用于肿瘤的免疫治疗。

机体抗肿瘤的免疫反应以细胞免疫为主,体液免疫为辅,主要有以下几类:① 抗体依赖性细胞毒作用(antibody dependent cellular cytotoxicity,ADCC);② 自然杀伤(natural killer,NK)细胞对肿瘤细胞的作用;③ 吞噬细胞对肿瘤细胞的杀伤作用;④ 细胞毒性淋巴细胞对肿瘤细胞的杀伤作用;⑤ 体液免疫,杀伤性抗体与肿瘤相关抗原(tumor associated antigen,TAA)结合,激活补体,引起肿瘤细胞的溶解。某些肿瘤可逃避宿主的免疫监视,其机制尚不清楚。

三、肿瘤的发病学

肿瘤的发病机制未明,但以下几点较为肯定:① 从遗传学角度讲,肿瘤是一种基因病;② 肿瘤形成是瘤细胞单克隆性增生的结果;③ 环境和遗传致癌因素通过激活原癌基因或灭活肿瘤抑制基因而导致细胞的恶性转化;④ 肿瘤的发生是一个长期的分阶段的多基因突变积累的过程;⑤ 机体的免疫监视功能在抑制肿瘤的发生上起重要作用。

病例讨论

病例一:患者,男,55 岁。右前臂尺侧距腕关节 5 cm 处见一菜花状肿物,从发现到现在已有 2 年时间,无明显疼痛,触之易出血。临床以"肿物待查"送检。肉眼观,可见肿物 5 cm × 4 cm ×3 cm大小,附梭形皮肤,外观如前述,肿物基底部境界不清。切面灰白色,质稍硬。诊断为右前臂尺侧鳞状上皮癌,切缘可见癌组织,局部淋巴组织有转移。

讨论:1. 该肿物的显微镜下结构如何?

2. 局部淋巴组织会有何病变?

3. 应建议患者进一步做何治疗?

病例二:患者,女,25 岁。自诉右肩部自发一圆形肿物,至今已有 5 年时间,偶觉局部闷胀感,无其他不适。查体可见肿物约 5 cm ×5 cm 大小,触之,边界清,质软,易推动。

讨论:1. 该肿物的初步临床诊断最可能是何疾病?

2. 该患者预后如何?

本章小结

本章的主要内容可以用"一个概念、一种理论、一种行为和两个区别"来概括。

1. "一个概念"是指肿瘤的概念。肿瘤是机体在各种致癌因素的刺激下,局部组织的细胞基因突变,导致异常增生所形成的新生物,通常形成肿块。致癌因素包括内因和外因。各种致癌因素均可引起细胞的遗传物质 DNA 损伤,导致基因突变。因此,肿瘤实质上是一种基因病。肿瘤细胞增生方式与正常的细胞不同,表现为与机体不协调、相对自主性地生长,并形成肿块。肿瘤细胞代谢旺盛,与机体的正常细胞争夺营养成分。肿瘤细胞产生的肿瘤胚胎蛋白、酶等产物可以作为肿瘤标志。肿瘤在组织结构上和细胞形态上与所起源的组织存在的差异被称为异型性。良性肿瘤异型性不明显,恶性肿瘤异型性明显,表现为细胞的多形性、细胞核多形性、核分裂增多,并出现病理核分裂、细胞质嗜碱性、组织结构紊乱。

2. "一种理论"是指恶性肿瘤发生发展的理论是一个长时间、多因素、多步骤、多基因突变、逐渐演化的过程。如大肠癌的发生发展经过腺上皮增生，不典型增生，原位癌，黏膜内癌，黏膜下癌，癌细胞浸及肌层、浆膜层，发生转移。这是一个几年、十几年的漫长过程。在这一过程中，有多个基因的突变。癌基因和肿瘤抑制基因都是细胞的固有基因，癌基因对细胞生长起正调控作用，而肿瘤抑制基因起负调控作用。在肿瘤的发生发展中，这两类基因均发生突变。

3. “一种行为”是指恶性肿瘤的浸润和转移的不良生物学行为。浸润周围的正常组织、血管、淋巴管是恶性肿瘤的生物学特征，是肿瘤发生转移的基础。恶性肿瘤的这一特性决定了肿瘤无包膜、边界不清、手术后易复发等临床病理表现。由于肝和肺既是原发性肿瘤的好发部位，又是转移的靶器官，故对于发生在这两个部位的肿瘤需要特别注意鉴别原发性肿瘤和转移瘤。一般说来，转移瘤具有多发性结节，弥漫分布于两叶，结节大小较一致，边缘较清楚的特点。

4. “两个区别”是指良性肿瘤与恶性肿瘤的区别、癌与肉瘤的区别。已在正文中有表列出，这里不再重复。

练习与思考

1. 简述肿瘤及肿瘤异型性的概念。
2. 试述良、恶性肿瘤及癌与肉瘤的鉴别。
3. 试述肿瘤的转移和扩散。
4. 试述癌前病变、非典型性增生和原位癌的概念及相互间的关系。
5. 试述肿瘤的命名。

（刘 硕 徐义荣）

第十三章　心血管系统疾病

【学习目标】

掌握：

1. 基本概念。
2. 动脉粥样硬化、冠心病、高血压、风湿病的基本病变特点。
3. 心力衰竭的病因和诱因。
4. 心力衰竭时机体的功能、代谢变化。

熟悉：

1. 常见心瓣膜病对血流动力学的影响。
2. 心力衰竭的分类。
3. 心力衰竭的代偿功能。
4. 心力衰竭的发生机制。

了解：

1. 高血压、动脉粥样硬化、冠心病对机体的影响。
2. 心力衰竭的防治原则。

心血管系统包括心脏和血管，为一封闭的管道系统。正常的血液循环是保证机体新陈代谢正常进行和体内外环境动态平衡的重要条件之一。心血管疾病是危害人类健康最严重的一类疾病，其影响范围一方面是全球性的（包括发达国家和发展中国家），另一方面是全身性的（身体任何部位的血管均可发生硬化）。据 WHO 报道，2008 年有 1 730 万人死于心血管疾病，预计到 2030 年死于心血管疾病（主要是心脏病和脑卒中）的人数将增加至 2 330 万人。

第一节　动脉粥样硬化

动脉硬化（arteriosclerosis）泛指动脉壁增厚，弹性降低的一类疾病。动脉粥样硬化（atherosclerosis，AS）是动脉硬化中最常见的类型，是发生在大、中动脉内膜的脂质浸润和细胞反应的代谢性疾病。动脉硬化常见的类型有动脉粥样硬化、动脉中层钙化（medial calcific sclerosis）和小动脉硬化（arteriolosclerosis）。动脉粥样硬化是指动脉内膜的脂质、复合糖类和血液成分的灶状沉积，平滑肌细胞增生及胶原纤维增多，伴有坏死及钙化等不同的组合性病理变化过程。

一、危险因素

动脉粥样硬化多见于中老年,但以 40~49 岁发展较快。流行病学调查发现,与动脉粥样硬化形成有关的因素可分为 3 类。

(一)个体危险因素

个体危险因素是指一些个体与生俱来的因素。

1. 年龄　随着年龄的增加,动脉壁的损害增加。

2. 性别　由于雌激素的保护作用,围绝经期前女性发病低于男性,男女比例为 2∶1,围绝经期后男女发病相当。

3. 遗传因素　家族性高脂血症(familial hyperlipidemia)与动脉粥样硬化有关。

4. 地域因素　欧美发病率高,中国、日本和非洲国家发病率低。可能与饮食生活习惯有关。

(二)重要危险因素

重要危险因素是指与动脉粥样硬化直接有关的因素。

1. 高脂血症　众所周知,高脂血症是动脉粥样硬化的重要危险因素,尤其是高胆固醇血症(hypercholesterolemia)。

【相关链接】

脂　蛋　白

大量流行病学调查资料证明,血浆低密度脂蛋白(LDL)、极低密度脂蛋白(VLDL)水平升高者,其动脉粥样硬化的发病率也增加。高密度脂蛋白(HDL)具有抗动脉粥样硬化的作用。

2. 高血压　高血压患者,尤其是舒张压增高的患者。这是由于血流对血管壁的压力和冲击作用造成内皮损伤的缘故。

3. 糖尿病　可能与高胆固醇血症有关。

4. 吸烟　吸烟与冠状动脉性心脏病的死亡直接相关。尤其对高血压、糖尿病和高脂血症患者,吸烟的危害更为突出。

(三)一般危险因素

一般危险因素指与缺血性心脏疾病直接相关,与动脉粥样硬化间接有关的因素,如缺乏锻炼、肥胖、压力和某些个性特点。

二、发病机制

动脉粥样硬化发病机制不清,目前有以下几种学说:损伤应答学说、血栓形成学说、致突变学说和脂质浸润学说。其中,损伤应答学说是一种被广泛接受的学说。

损伤应答学说认为慢性、低强度的内皮损伤是粥样斑块形成的第一步。吸烟、高血压和高脂血症可直接损伤内皮,引起血小板黏集。粥样斑块的形成分以下几个阶段(图 13-1)。

三、基本病理变化

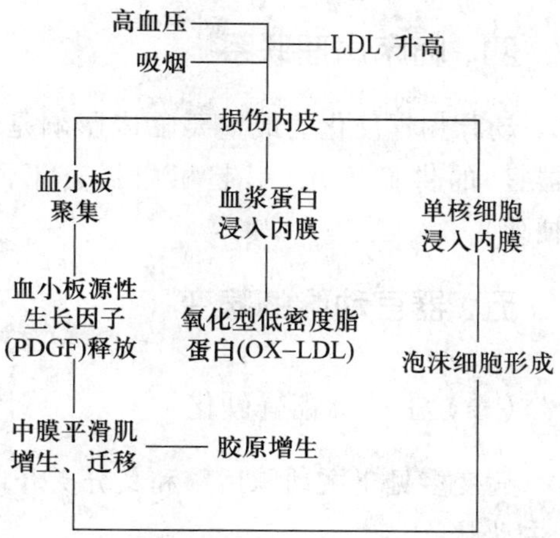

图 13-1 损伤应答学说

动脉粥样硬化好发于主动脉(尤其是腹主动脉)、冠状动脉、脑动脉和髂动脉。依病变发展经过可分为以下 3 个时期。

(一) 脂纹、脂斑期

脂纹(fatty streak)、脂斑肉眼观为点状或条纹状黄色不隆起或微隆起于内膜的病灶。常见于主动脉后壁及其分支开口处,亦见于冠状动脉和脑动脉等。镜下,脂纹病灶中含有两种来源的泡沫细胞(吞噬脂质的平滑肌细胞和巨噬细胞)。

(二) 纤维斑块期

随着时间的推移,脂纹病灶内平滑肌细胞(smooth muscle cell,SMC)不断增生而成为主要细胞成分,致使其转变为纤维斑块(fibrous plaque)。平滑肌细胞在迁移和增生之前先发生表型转变,即由收缩型变为合成型。肉眼观,斑块也逐渐变成瓷白色,蜡滴状。斑块直径为 0.3~1.5 cm,并可融合。镜下观,斑块表层为厚薄不一的纤维帽,由大量胶原纤维、平滑肌细胞及细胞外基质组成。纤维帽之下可见多少不等的平滑肌细胞、巨噬细胞和泡沫细胞以及细胞外脂质和基质。

(三) 粥样斑块期

粥样斑块(atheromatous plaque)亦称为粥瘤(atheroma)。肉眼观,为黄白色隆起于内膜表面的病灶,直径 0.5~1.5 cm不等,可融成大块病灶。切面,斑块的管腔面为白色质硬组织,深部为黄色或黄白色,质软。镜下观,斑块表层为纤维帽(fibrous cap),由大量胶原纤维和多层平滑肌细胞组成。纤维帽之下含有数量不等的肌源性和巨噬细胞源性泡沫细胞。底部和中心部为坏死崩解产物、胆固醇结晶(针状空隙)和钙盐沉积,病变严重者,斑块下的中膜呈不同程度的萎缩、变薄,内弹力板可发生断裂(彩图 13-1)。

(四) 复合病变

1. 粥样化性溃疡 粥样斑块表面的纤维帽可溃破而形成。

2. 血栓形成 粥样化性溃疡表面很快被附壁血栓所覆盖。

3. 斑块出血 斑块内薄壁的毛细血管破裂,或因斑块的纤维帽破裂,血液由动脉腔经破裂处进入斑块内(彩图 13-2)。

4. 动脉瘤形成 严重的粥样斑块底部的中膜平滑肌细胞发生萎缩,不能承压扩张形成动脉瘤(aneurysm)。另外,血流侵入或中膜内血管破裂可形成夹层动脉瘤(dissecting aneurysm)。

5. 斑块钙化 斑块的钙化多发生于坏死灶周围,尤其在纤维帽内可使动脉管壁变硬变脆(彩图 13-3)。

四、临床病理联系

动脉粥样硬化的最重要临床影响是病变所致的动脉管腔狭窄,其结果可导致相应区域(器官)的供血不足,引起相应器官不同程度的功能障碍、形态结构改变,甚至局部坏死(梗死)。

五、器官动脉的病变

(一)主动脉粥样硬化

病变多见于主动脉后壁和其分支开口处,以腹主动脉最重,其次为胸主动脉、主动脉弓和升主动脉。

【相关链接】

主动脉粥样硬化复合病变

主动脉溃疡、附壁血栓、钙化,主动脉瘤,如累及瓣膜,则瓣膜变硬、增厚、钙化引起瓣膜病。

(二)冠状动脉粥样硬化

冠状动脉粥样硬化内容详见本章第二节。

(三)脑动脉粥样硬化

脑动脉也常发生粥样硬化,一般在 45 岁以后出现。病变以 Willis 环和大脑中动脉最显著。内膜呈不规则增厚,管壁变硬,管腔狭窄甚至闭塞,血管伸长、弯曲。脑组织长期供血不足可以导致脑萎缩和脑软化,继发小动脉瘤破裂可发生脑出血。

(四)肾动脉粥样硬化

病变好发于肾动脉开口处、叶间动脉和弓形动脉,由于病变的动脉管腔狭窄,使肾实质发生萎缩,间质纤维组织增生,也可因血管阻塞而发生相应区域的肾梗死。

(五)四肢动脉粥样硬化

病变以下肢动脉多见,由于四肢动脉吻合支较丰富,一般不致发生严重后果。

【相关链接】

四肢动脉粥样硬化的发展

明显狭窄,可产生间歇性跛行症状。长期缓慢的缺血可引起肢体萎缩。病变严重可继发血栓形成,肢体可发生缺血性坏死(梗死),甚至发展为坏疽。

第二节 冠状动脉粥样硬化及冠状动脉粥样硬化性心脏病

冠状动脉粥样硬化(coronary atherosclerosis)是最常见的冠状动脉疾病,占 95%~99%,其余为冠状动脉的炎性疾病及畸形,因此习惯上把冠状动脉粥样硬化与冠状动脉病等同使用。

一、冠状动脉粥样硬化

冠状动脉粥样硬化是动脉粥样硬化中对人类威胁最大的疾病。

冠状动脉粥样硬化的好发部位最常见于冠状动脉的前降支,其次为右主干,再次为旋支。病变常呈多发性、阶段性分布,横切面上斑块多呈半月形,管腔发生不同程度的狭窄。

冠状动脉粥样硬化常伴发冠状动脉痉挛,后者可使原有的管腔狭窄程度加剧,甚至导致供血的中断,引起心肌缺血及相应的心脏病变(如心绞痛、心肌梗死等),并可作为心源性猝死的原因。

二、冠状动脉粥样硬化性心脏病

冠状动脉性心脏病(coronary heart disease,CHD)简称冠心病,是因冠状动脉狭窄引起的心肌缺血所引起,也称为缺血性心脏病。因冠状动脉粥样硬化占冠状动脉疾病的绝大多数,因此习惯上把冠心病视为冠状动脉粥样硬化性心脏病。

冠状动脉粥样硬化性心脏病常见的临床病理类型有心绞痛、心肌梗死、心肌硬化和冠状动脉性猝死。

(一) 心绞痛

心绞痛(angina pectoris)是心肌急性、暂时性缺血和缺氧所引起的临床综合征。表现为突然发作的心前区、胸骨后压榨性疼痛或紧迫感,疼痛常放射到左肩和左臂,一般只持续 3~5 min,休息或用硝酸甘油可以缓解。

【拓展提高】

心绞痛诱因

心绞痛的发作常有明确的诱因,如体力活动、情绪激动、寒冷及暴饮暴食等。

(二) 心肌梗死

心肌梗死(myocardial infarction,MI)是指心肌由于严重而持久的缺血、缺氧所引起的较大范围坏死。

1. 原因 冠状动脉粥样硬化并发血栓形成,冠状动脉持续痉挛,斑块内出血致斑块急性增大而阻塞管腔,以及在冠状动脉粥样硬化基础上,心脏过度负荷。

2. 好发部位 MI 的部位与病变血管的供血区域一致。50% MI 发生于前降支供血区即左心室前壁、心尖部及室间隔前 2/3;25% MI 发生于右主干供血区,即左心室后壁、室间隔后 1/3 及右心室;少数发生于左心室侧壁,相当于旋支的供血区。

3. 类型　MI 的范围与受阻冠状动脉分支的大小或阻塞的部位有关系。按梗死的厚度，可将 MI 分为两种。

(1) 心内膜下 MI　较少见，其特点是梗死范围限于心内膜下心室壁内层 1/3 的心肌，可波及肉柱和乳头肌。

(2) 透壁性 MI　最常见，梗死累及心室壁全层，梗死面积也较大。

4. 病理变化　MI 属于贫血性梗死，一般在梗死发生 6 h 后肉眼才能辨认。

肉眼观　梗死 6 h 心肌呈苍白色；8~9 h 呈土黄色，较干燥，失去光泽；24 h 后周边出现充血、出血带。2 周后周围肉芽组织向病灶内增生而呈红色，5 周后梗死区呈灰白色，成为陈旧性梗死灶，逐渐被瘢痕组织取代，形状不规则，呈地图样外观。

镜下观　MI 属凝固性坏死，梗死灶边缘可见充血、出血带及中性粒细胞浸润，2 周后肉芽组织长入梗死灶，5 周后变为瘢痕组织。

5. 生化改变　急性 MI 时，能较早地从血液和尿液中检出肌红蛋白值增高，各种酶释放入血，使血清中某些酶的浓度先后增高，以后下降再恢复正常，如肌酸磷酸激酶(CPK)、谷草转氨酶[天冬氨酸氨基转移酶(AST)]及乳酸脱氢酶(LDH)等。

6. 并发症及后果

(1) 心脏破裂　较少见。心脏破裂多发生在 MI 后 1~3 周，以 1 周左右时最多。

(2) 室壁瘤　较多见。可发生于 MI 的急性期，但更常发生在愈合期，由于梗死灶坏死组织或瘢痕组织在心腔内血液压力作用下，局部组织向外膨出而形成。多发生于左心室前壁近心尖处，可引起心功能不全或室壁瘤内继发附壁血栓形成。

(3) 附壁血栓　多见于左心室。由于梗死部位的心内膜粗糙，以及心室颤动、血液出现涡流等所形成。

(4) 心力衰竭及休克　梗死的心肌收缩力减弱或丧失，故常引起急性充血性心力衰竭，以左心衰竭最常见，是患者死亡的最常见原因之一。

(三) 心肌硬化

广泛的心肌纤维化称为心肌硬化(myocardial sclerosis)。这是由于冠状动脉粥样硬化，造成心肌长期慢性缺血，使心肌萎缩、间质纤维结缔组织增生所致。

(四) 冠状动脉性猝死

冠状动脉性猝死(sudden coronary death)较常见，多见于 39~49 岁患者。多有明显诱因，患者突然昏倒，四肢抽搐，大小便失禁，或突然发生呼吸困难、口吐白沫，迅速昏迷，可立即或于 1 到数小时后死亡。

第三节　高　血　压

高血压是以体循环动脉血压长期持续性升高[收缩压≥140 mmHg 和(或)舒张压≥90 mmHg]为主要临床表现的独立疾病。病变主要累及全身细小动脉以及心、脑、肾等重要器官，并可以造成严重后果。本病是一种常见病，多见于中、老年人，一般呈慢性经过。

正常人的血压在不同的生理状态下有一定的波动幅度，且收缩压会随年龄的增长有所升高，但舒张压一般比较稳定。

高血压可分为原发性高血压和继发性高血压，前者占高血压总数的 80% ~ 90%，病因尚不完全明了，亦称特发性高血压。后者由某些疾病引起，如慢性肾小球肾炎、肾动脉狭窄和肾上腺肿瘤，又称为症状性高血压。本节仅叙述原发性高血压。

一、病因与发病机制

原发性高血压的病因至今尚未明确。决定动脉血压的因素主要是心输出量和外周阻力，凡能够增强心肌收缩力、增加血容量和（或）引起全身细小动脉痉挛的各种因素均可引起高血压。

高血压发病有以下学说：精神神经源学说、内分泌学说、肾源学说、摄钠过多学说和遗传因素。高血压可能是多种因素综合作用的结果。

二、类型与病理变化

原发性高血压根据起病和病程进展及长短分为两型：良性高血压和恶性高血压。

（一）良性高血压

良性高血压又称为缓进型高血压，多发生在中年以后，临床起病隐匿，经过缓慢。早期血压波动；随着病情进展，血压逐步升高并呈持续性，继而出现多个脏器的继发病变；晚期可因心、肾衰竭或脑出血而死亡。

1. 功能失调期　此期是良性高血压的最早期变化，表现为全身细、小动脉痉挛，常呈间断性。故血压升高亦呈波动性。心血管系统没有明显的器质性改变。患者多无明显症状，偶尔有头痛、头晕等。经过适当的休息和治疗，血压可恢复正常。

2. 动脉系统病变期　此期病变主要累及全身细、小动脉，表现为细、小动脉壁玻璃样变和硬化，大中动脉可有动脉粥样硬化。

(1) 细动脉玻璃样变　由于细动脉长期或反复痉挛，管壁通透性增加，血浆蛋白渗入内皮下间隙，凝固成为均质的玻璃样物质。另外，内皮细胞和平滑肌细胞合成基底膜样物质增多。细动脉管壁增厚、管腔狭窄，弹性减弱，即细动脉硬化。

(2) 小动脉硬化　由于动脉血压持续升高，小动脉长期承受较高压力，内膜纤维组织和弹力纤维呈弥漫性增生，内膜弹力板分离、断裂，中膜平滑肌细胞增生肥大，结果使小动脉管壁增厚，弹性减弱、管腔狭窄。

细、小动脉硬化是良性高血压主要的形态学特征，也是外周阻力增加、血压持续升高的病变基础。

由于小动脉病变广泛，外周阻力持续增加，使血压持续增高并相对恒定。患者症状明显，常有头痛、眩晕、心悸、疲乏、健忘等表现。

3. 内脏病变期　为良性高血压的晚期。由于血压持续升高，特别是全身细、小动脉硬化，使组织供血不足，导致全身各器官（特别是心、脑、肾等脏器）的病变。

(1) 心脏的病变　心脏的主要改变为左心室肥大。早期，血压长期升高，左心室必须加强收缩，心肌处于代偿期，心脏体积明显增大，质量增加，但心腔扩张不明显，称为向心性肥大。镜下观，心肌纤维肥大增粗，细胞核深染，形状不规则。晚期，由于心肌纤维过度的代偿肥大，心肌常发生点状、灶状坏死，并逐渐出现心肌纤维化及小瘢痕形成，而进入失代偿期，最终引起左心衰竭，此时心腔明显扩张，称为离心性肥大。

【拓展提高】

高血压左心室变化

左心室代偿性肥大，心脏体积明显增大，质量增加一般均在 400 g 以上（正常 250 g 左右）甚至可达 900~1 000 g。左心室壁肥厚，可达 1.5~2 cm（正常 1.2 cm 左右），左心室肉柱和乳头肌亦明显增粗。

血压的持续升高，可以促进动脉粥样硬化的发生与发展。此期患者临床上常表现为血压升高且固定于较高水平，心脏（主要是左心室）增大，叩诊心界向左向下扩大，X 线检查显示左心明显肥大。当左心衰竭时患者出现肺淤血、肺水肿的临床表现，如呼吸困难、咳粉红色泡沫状痰，肺内水泡音等。当右心衰竭时患者出现全身淤血的表现，如下肢水肿、腹水、肝脾大等。

（2）脑的病变　高血压时，脑细、小动脉痉挛和硬化，常出现脑软化、脑水肿和脑血管破裂引起的脑出血。

1）脑出血　俗称中风，是高血压晚期最严重、最常见的并发症，也是高血压最常见的死亡原因。脑出血常发生于基底核、内囊，其次为大脑白质。脑桥出血可有同侧面神经麻痹及对侧上、下肢瘫痪等。

2）脑软化　高血压引起的脑软化多表现为小灶状、多发性，常见于基底核、视丘、丘脑、脑桥和小脑等部位。

3）高血压脑病　指高血压患者在血压突然或短期内明显升高的同时，出现中枢神经系统功能障碍征象。患者常出现严重的头痛、呕吐、抽搐、神志改变甚至昏迷。

【相关链接】

高血压脑出血

出血常发生于大脑基底核和内囊部。常为较大的出血灶。其病变特点为出血区域的脑组织被破坏，形成囊腔状，其内充满坏死的脑组织和凝血块。

（3）肾的病变　高血压时，肾的改变主要表现为原发性颗粒性固缩肾。

肉眼观　肾体积双侧对称性缩小，表面呈均匀、弥漫分布的细小颗粒状。皮髓质交界区，常可见到管壁增厚的叶间动脉或弓形动脉。肾质量减轻，每侧均小于 100 g（正常 150 g 左右）。切面，肾皮质变薄，一般仅 0.2 cm 左右（正常为 0.3~0.5 cm）。

镜下观　主要是肾内细、小动脉硬化所致的病理改变。表现为肾小叶间动脉、弓形动脉等管壁纤维组织增生而致管壁增厚，管腔狭窄。肾小球入球小动脉玻璃样变性。部分肾单位变性、坏死、纤维化和玻璃样变（彩图 13-4），部分肾单位代偿性增大，间质纤维组织增生和淋巴细胞浸润。因此，肉眼所见肾表面呈颗粒状。晚期，部分肾小管腔内可见数量不等的管型。

由于肾小球滤过率逐渐降低，最终可出现肾功能不全，临床上表现有氮质血症、水肿、蛋白尿、管型尿、多尿、低相对密度尿等，甚至可出现尿毒症。

（4）视网膜的病变 高血压时，视网膜中央动脉经常受累，眼底检查可见血管迂曲，反光增强，动静脉交叉处有压痕，严重者视盘水肿，视网膜出血渗出，视力减退。

（二）恶性高血压

恶性高血压又称为急进性高血压，较少见，占原发性高血压的1%～5%，多见于中青年。病理上以细小动脉管壁的纤维素样坏死和增生性小动脉内膜炎为特征。全身各器官血管均可受累，但以肾小球入球小动脉和脑的细小动脉病变尤为严重。脑的血管病变常造成局部缺血、微梗死和脑出血。

临床特点是迅速加重的严重高血压。病程短，预后差，约65%的患者在几个月至1～2年内出现严重的肾、脑、心损害，发生尿毒症、脑出血或心力衰竭，多因尿毒症而死亡，也可因脑血管意外或心力衰竭而死亡。

第四节 风 湿 病

风湿病是一种与A组乙型溶血性链球菌感染有关的变态反应性疾病，可累及全身结缔组织，表现为胶原纤维的变性、坏死，继而出现细胞增生，形成具有诊断特征的风湿性肉芽肿。本病常侵犯心脏、关节、皮肤、浆膜、脑和血管等，其中以关节病变最为常见，但以心脏病变后果更为严重。本病急性期称为风湿热，临床上常出现反复发作的多发性关节炎、皮肤环形红斑、皮下结节等。慢性期可见程度不等的心脏病变，特别是心脏瓣膜的器质性改变，形成瓣膜病。

风湿病反复发作。任何年龄均可发生，发病高峰为6～9岁，出现心瓣膜变形多在20～40岁。

一、病因与发病机制

风湿病的病因和发病机制不清，一般认为其发生与A组乙型溶血性链球菌感染后的变态反应有关。其主要依据是：① 本病多发生于寒冷、潮湿地区，与链球菌感染盛行地区、季节一致；② 风湿病常发生于咽峡炎后10～15天，患者血清抗链球菌抗体滴度明显升高；③ 抗生素广泛使用后，风湿病发病率下降；④ 病灶内未能检测或分离出链球菌。

关于风湿病的发病机制有多种学说，以自身免疫学说的支持者最多。

二、基本病变

风湿病的病变主要累及全身结缔组织，按其发展过程可分为3期。

1. 变质渗出期 是风湿病的早期改变，病变部位的结缔组织发生黏液样变性和纤维素样坏死。同时，有少量浆液渗出和淋巴细胞、浆细胞浸润。此期病变持续约1个月。

2. 增生期（肉芽肿期，granulomatous phase） 此期病变特点是形成风湿小体，又称为阿绍夫小体（Aschoff body），对本病具有诊断意义。

风湿小体（彩图13-5）体积很小，多呈梭形，在显微镜下才能看见，常见于心肌间质小血管旁、心内膜下和皮下结缔组织。风湿小体中心部位为纤维素样坏死灶，周围有各种细胞成分：① 风湿细胞，细胞体积较大，胞质丰富，嗜碱性。单核或多核，核大，空泡状，核膜清楚，核的横切面状似鹰眼；纵切面上，染色质状如毛虫，称为阿绍夫（Aschoff）细胞，一般认为来自心肌间的组织细胞。② 成纤维细胞和少量浸润的炎细胞（主要是淋巴细胞）。此期持续 2~3 个月。

3. 纤维化期（愈合期） 风湿小体发生纤维化是本期的特点。病变经过 3~4 个月后，纤维素样坏死物质被吸收，细胞成分减少，风湿细胞和成纤维细胞相继转变为纤维细胞，产生胶原纤维，使整个风湿小体成为梭形小瘢痕。此期持续 2~3 个月。

风湿病病变的自然病程为 4~6 个月，但由于风湿病常反复发作，因此，在同一个受累的组织或器官中，新、旧病变常同时存在，随着病变的纤维化、瘢痕不断增多，可导致器官的功能障碍。

三、各器官的病理变化

（一）心脏病变

风湿病时以心脏的损害最为严重，可以累及心内膜、心肌、心外膜，常表现为风湿性心内膜炎、风湿性心肌炎、风湿性心外膜炎，若心脏各层同时受累，则表现为风湿性全心炎（rheumatic pancarditis）。

1. 风湿性心内膜炎（rheumatic endocarditis） 是风湿性心脏病中最常见的病变，主要累及心瓣膜，导致瓣膜变形及功能障碍。二尖瓣受累最常见，其次为二尖瓣和主动脉瓣联合受累，病变除累及瓣膜外，尚可侵犯腱索和左心房后壁等处的心内膜。

病变早期 瓣膜肿胀、增厚，失去正常的光泽，继而，在瓣膜的闭锁缘上出现粟粒状单行排列的疣状赘生物（verrucous vegetation），称为疣状心内膜炎。赘生物与瓣膜粘连紧密，不易脱落。常位于受血流冲击较重的二尖瓣的心房面及主动脉瓣的心室面的闭锁缘。镜下观，瓣膜闭锁缘的赘生物是由血小板与纤维蛋白构成的白色血栓。

病变后期 心内膜下的风湿病灶发生纤维化，瓣膜上的赘生物被机化，形成少量瘢痕。由于风湿病变常反复发作，机化瘢痕越来越多，大量纤维组织增生，瓣膜因此增厚、变硬、卷曲、缩短，瓣叶相互粘连；受累的腱索亦可增粗、缩短、相互粘连、融合，使瓣膜口狭窄或关闭不全，成为慢性心瓣膜病的主要原因。

2. 风湿性心肌炎（rheumatic myocarditis） 可单独发生，但常与心内膜炎合并发生。病变主要累及心肌间质的结缔组织，特别是小血管周围。风湿性心肌炎肉眼改变不明显，可有轻度扩张，心肌稍苍白，质地变软。病变早期，表现为心肌间质水肿，心肌小动脉近旁的结缔组织发生黏液变性和纤维蛋白样坏死，继而形成风湿小体。后期，风湿小体纤维化，在心肌间质内形成梭形小瘢痕。

少数病例（主要见于儿童），以渗出性改变为主，心肌间质明显浆液渗出及弥漫性炎细胞浸润，严重者常引起急性心力衰竭。

3. 风湿性心外膜炎（rheumatic pericarditis） 常与风湿性心内膜炎、风湿性心肌炎同时发生。病变主要累及心包脏层，表现为浆液和纤维蛋白渗出。渗出的纤维蛋白黏附在心外膜表面，因心脏搏动，脏层及壁层心包摩擦，致心脏表面呈绒毛状，称为绒毛心（彩图 13-6）。

（二）心脏外其他器官的风湿病变

1. 关节病变　约75%的风湿病患者，早期可以出现风湿性关节炎（rheumatic arthritis）。主要累及大关节，关节先后受累，游走性疼痛，反复发作。受累关节局部出现红、肿、热、痛和功能障碍。镜下观，主要为关节滑膜的浆液性炎症，滑膜及关节周围组织充血、水肿。关节软骨一般不受侵犯。愈合时，渗出物被吸收，一般不留后遗症，预后良好。

2. 皮肤病变　风湿病时皮肤的病变表现为环形红斑（erythema annulare）或皮下结节（subcutaneous nodules）。环形红斑是风湿热急性期皮肤的渗出性病变，主要见于躯干及四肢皮肤，呈淡红色环形或半球形红晕。皮下结节是风湿病时皮肤的增生性改变，多出现在关节的伸侧皮下，单发或多发。这两种皮肤病变均出现于风湿病的活动期，临床上对风湿病具有诊断意义。

3. 动脉病变　风湿病累及动脉形成风湿性动脉炎（rheumatic arteritis），多发生于冠状动脉、肾动脉、肠系膜动脉、脑动脉、主动脉等处。病变早期，血管壁结缔组织发生黏液样变性和纤维蛋白样坏死，伴有炎细胞浸润，可有风湿小体形成。病变后期，血管壁因瘢痕形成而不规则增厚，管腔狭窄，常可继发血栓形成。

4. 中枢神经系统的病变　多见于5~12岁儿童。病变主要累及锥体外系，病变局部充血，血管周围淋巴细胞浸润，出现神经元变性及胶质细胞增生等改变。患儿常出现肢体的不自主运动，临床上称为舞蹈症（chorea）。

第五节　感染性心内膜炎

感染性心内膜炎（infective endocarditis）是指由细菌直接侵袭心内膜而引起的炎症性疾病。感染性心内膜炎多继发于败血症或菌血症。分为急性和亚急性两类。

一、急性感染性心内膜炎

急性感染性心内膜炎（acute infective endocarditis）是心内膜的一种急性化脓性炎症。此类心内膜炎起病急剧，主要由致病力强的化脓菌金黄色葡萄球菌引起，常为严重化脓性感染引起败血症时的重要并发症。

（一）病理变化

此型心内膜炎大多发生在原来正常的心内膜上，常单独侵犯主动脉瓣或二尖瓣。受累瓣膜主要表现为化脓性炎症，瓣膜表面为黄色脓性渗出物覆盖形成大而松软的赘生物，组织坏死脱落形成溃疡并继发血栓形成。赘生物较大，质松软，灰黄色，易脱落形成带有化脓菌的栓子，引起脓毒败血症。病变严重者瓣膜可有穿孔、破裂。腱索也可受累，严重时腱索断裂，导致急性心瓣膜关闭不全而猝死。镜下观，赘生物主要由血小板、纤维蛋白、坏死组织及细菌菌落构成。病变部位瓣膜组织坏死，有大量中性粒细胞浸润及肉芽组织形成。

（二）结局和并发症

此型心内膜炎比较少见，但起病急，病情重，患者多在数周或数月死亡。近年来由于抗生素的广泛应用，病死率已经大大下降，但治愈后常形成大量瘢痕组织而导致心瓣膜病。

二、亚急性感染性心内膜炎

亚急性感染性心内膜炎（subacute infective endocarditis）远比急性感染性心内膜炎多见。大多由致病力较弱的草绿色链球菌引起（约占75%）。

亚急性感染性心内膜炎与风湿性心内膜炎均可在瓣膜上形成赘生物，但赘生物的形态和性质不同。

1. 病理变化　亚急性感染性心内膜炎常发生在已有病变的心瓣膜上，最常见的是在风湿性心内膜炎的基础上发生。病变最常侵犯主动脉瓣和二尖瓣。受累瓣膜除原有病变外，主要为赘生物形成，该赘生物大小不一，灰黄色，干燥质脆，呈菜花状或息肉状分布于瓣膜的表面，易脱落引起栓塞。病变瓣膜呈不同程度的增厚、变形、变硬，部分可发生钙化，也可有溃疡形成，严重时瓣膜也可穿孔。镜下观，赘生物由血小板、纤维蛋白、细菌菌落、炎细胞及少量坏死组织构成，赘生物基底部瓣膜内可见不同程度的肉芽组织增生或纤维化和淋巴细胞、单核细胞、少量中性粒细胞浸润。

2. 结局和并发症

（1）瓣膜损害　亚急性感染性心内膜炎89%可治愈。但由于愈合过程中瘢痕形成，极易造成瓣膜的变形，导致瓣膜口狭窄和（或）关闭不全。

（2）栓塞　由于心瓣膜上的赘生物颇易脱落，形成栓子，可引起各器官的栓塞，最多见的是脑、肾、脾和心脏动脉的栓塞，造成局灶性梗死。

第六节　心瓣膜病

心瓣膜病（valvular vitium of heart）是指由各种原因引起的心瓣膜的慢性器质性病变而导致瓣膜功能障碍。主要表现为瓣膜口狭窄和（或）关闭不全，并引起血流动力学改变。心瓣膜病大多为风湿性心内膜炎及感染性心内膜炎的结局，也可由动脉粥样硬化和梅毒性主动脉炎引起，少数由瓣膜钙化或先天性心脏发育异常所致。

【相关链接】

瓣膜狭窄与关闭不全

瓣膜狭窄　是指瓣膜口在开放时不能充分张开，造成血流通过障碍。

瓣膜关闭不全　是指心瓣膜关闭时不能完全闭合，使一部分血液发生反流。

一、二尖瓣狭窄

二尖瓣狭窄（mitral stenosis）大多数由风湿性心内膜炎所致，少数可由感染性心内膜炎引起。瓣膜炎症反复发作，纤维组织增生，瘢痕形成，致使瓣叶交界处粘连，瓣膜增厚、变形，或瓣膜环缩小，瓣膜口变窄。严重狭窄的瓣膜口呈鱼口状或漏斗状外观。

二尖瓣狭窄可引起左心房、右心室、右心房肥大，而左心室一般无明显变化，有时甚至缩小。

临床病理联系　二尖瓣狭窄时，临床听诊在心尖区可听到舒张期隆隆样杂音。由于血流动力学改变，除左心室无改变或轻微萎缩外，其他三个心腔均可发生肥大与扩张，特别是左心房的扩张更为明显，故 X 线检查可见心底部增宽，称“梨形心”。由于肺淤血，患者出现呼吸困难、发绀、咳嗽、咳带血丝的泡沫状痰。左心房高度扩张时，左心房血流缓慢或涡流形成，易在左心房后壁或在左心耳内形成附壁血栓，血栓可脱落引起栓塞。右心衰竭时，患者可出现颈静脉怒张，肝淤血性增大，下肢水肿及体腔积液等体循环淤血的症状和体征。

二、二尖瓣关闭不全

二尖瓣关闭不全(mitral insufficiency)也常为风湿性心内膜炎反复发作的结果，其次可由感染性心内膜炎引起。主要由于二尖瓣呈不同程度的增厚、变硬、畸形，弹性减弱或消失，腱索增粗、缩短、融合所致。

临床病理联系　X 线检查示左、右心房室四个腔都发生扩张与肥大，心脏呈球形。临床听诊时，在心尖区可听到收缩期吹风样杂音，其他症状和体征与二尖瓣狭窄相同。

三、主动脉瓣狭窄

主动脉瓣狭窄(aortic stenosis)多由风湿性心内膜炎引起，常与风湿性二尖瓣病变合并发生，少数由先天性发育异常或主动脉粥样硬化引起。主动脉瓣发生粘连、增厚、变硬甚至钙化。

临床病理联系　主动脉瓣狭窄时，左心室肥大是主要病变，故 X 线检查心脏呈靴形。临床听诊时，主动脉瓣听诊区可闻及吹风样收缩期杂音。血压降低，冠状动脉或脑动脉供血不足，出现心绞痛或晕厥。

四、主动脉瓣关闭不全

主动脉瓣关闭不全(aortic insufficiency)主要由风湿性心内膜炎引起，少数由感染性心内膜炎、梅毒性主动脉炎和主动脉粥样硬化累及主动脉瓣所致。病变瓣膜增厚、变硬、缩短、缺损或瓣膜环扩大(如梅毒性主动脉炎)。

临床病理联系　主动脉瓣关闭不全，听诊时，在主动脉瓣区可闻及舒张期杂音，也可出现冠状动脉供血不足，导致心绞痛发作。

第七节　心　肌　炎

心肌炎(myocarditis)是指各种原因引起的心肌局限性或弥漫性炎症。引起心肌炎的原因很多，如病毒、细菌等感染及免疫反应、理化因素等。

一、病毒性心肌炎

病毒性心肌炎(viral myocarditis)甚为常见，是由嗜心肌病毒引起的一种原发性心肌炎。

（一）病因与发病机制

可引起心肌炎的病毒种类很多，其中最常见的是柯萨奇（Coxsackie）病毒，其次是埃可（ECHO）病毒、风疹病毒、流感病毒、肝炎病毒和麻疹病毒等。尤其是柯萨奇病毒和风疹病毒可以引起成年人心肌炎性病变。关于病毒引起心肌病变的机制可能是直接破坏心肌细胞或者是通过免疫反应间接破坏心肌细胞。

（二）病理变化

在成年人，此类型心肌炎多累及心房后壁、室间隔、心尖区，有时可累及传导系统。镜下观，心肌散在的灶性坏死或单一心肌纤维的坏死，心肌间质水肿，有淋巴细胞、巨噬细胞浸润。晚期出现明显的间质性心肌纤维化，伴有代偿性心脏肥大。

二、细菌性心肌炎

细菌性心肌炎（bacterial myocarditis）常指由化脓菌直接感染所引起的心肌局限性或弥漫性化脓性炎症。另外，细菌感染机体后其毒素引起心肌的中毒性反应也常归为细菌性心肌炎。

（一）病因与发病机制

细菌可以来源于脓毒败血症时的转移性细菌菌落，也可以来源于化脓性血栓栓子（如感染性心内膜炎赘生物脱落等），其中的细菌直接感染心肌。由细菌毒素引起的心肌炎常见于白喉性心肌炎。其发病机制为，一方面，使心肌细胞内脂肪不能被利用而过多堆积；另一方面，心肌细胞功能活动的能量不足，心肌细胞出现变性、坏死。

（二）病理变化

肉眼观，细菌性心肌炎心脏切面可见散在的灰黄色小脓肿。镜下观，可见心肌层内弥漫性中性粒细胞浸润，常有多发性小脓肿形成。脓肿内心肌细胞变性、坏死和溶解，混有大量脓细胞和数量不等的细菌菌落。由细菌毒素引起的心肌炎，心肌细胞变性、坏死；病灶内常为淋巴细胞和单核细胞浸润，也可见少量中性粒细胞。

少数患者有弥漫性心肌坏死，常出现猝死。白喉性心肌炎以右心室壁受累最多，愈复后形成细网状心肌小瘢痕。

第八节　心力衰竭

心力衰竭（heart failure）是指由于心脏收缩和（或）舒张功能障碍，以致心输出量减少，不足以适应全身组织代谢需要的一种病理过程。当心力衰竭呈慢性经过时，往往伴有血容量和组织间液的增多，临床上称之为充血性心力衰竭。习惯上，人们将心功能不全看做是心力衰竭的同义语，并且经常混用。严格地讲，心力衰竭仅指心功能不全的晚期（失代偿阶段）。

一、原因、诱因与分类

心力衰竭是在一定原因下发生的，许多因素可促进其发生、发展，由于具体情况的不同，其临床表现也各不相同。

（一）心力衰竭的原因

引起心力衰竭的具体原因很多，可大体归纳为两大类。

1. 原发性心肌舒缩功能障碍　可以是心肌结构受损导致，也可以是心肌能量代谢障碍的结果。

（1）心肌结构受损　如心肌炎、心肌病、心肌梗死等。

（2）心肌能量代谢障碍　主要见于各种原因引起的心肌缺血、缺氧，如冠状动脉粥样硬化、严重贫血、低血压等。由于心肌缺血、缺氧，ATP 生成减少，酸性代谢产物增多，使心肌舒缩功能障碍。维生素 B_1 缺乏时，丙酮酸不能通过氧化脱羧转变为乙酰辅酶 A 进入三羧酸循环（维生素 B_1 是丙酮酸脱羧酶的辅酶组成成分），也可导致 ATP 生成障碍。

2. 心脏负荷过重　可分为压力负荷过重、容量负荷过重两种类型。

（1）压力负荷过重　压力负荷又称为后负荷，是心脏收缩时遇到的阻抗负荷。左心室压力负荷过重常见于高血压、主动脉瓣狭窄以及主动脉缩窄等，右心室压力负荷过重可见于肺动脉瓣狭窄或肺动脉高压。

（2）容量负荷过重　容量负荷又称为前负荷（preload），是心脏在收缩之前所承受的负荷，相当于心室舒张末期容量。左心室容量负荷过重见于二尖瓣或主动脉瓣关闭不全，右心室容量负荷过重见于三尖瓣或肺动脉瓣关闭不全。在动-静脉瘘、严重贫血、发热以及甲状腺功能亢进等情况下，因循环加快及回心血量增加，常可导致两侧心室容量负荷过重。

（二）心力衰竭的诱因

据统计，临床上 90%以上心力衰竭的发生都是有诱因的。常见的诱因如下。

1. 感染　各种感染尤其是上呼吸道感染是心力衰竭的最常见诱因。感染患者发热使机体代谢率增强、交感-肾上腺髓质系统活动增强，可增加心脏负荷，某些病原体产生的毒素可以直接损害心肌。

2. 心律失常　心律失常尤其是快速型心律失常，常可诱发和加重心力衰竭，这是由于心率过快，使心肌耗氧量增加，同时，心室舒张期明显缩短，造成心肌缺血、缺氧（心室肌的血供主要来自于心室舒张期）。

3. 妊娠与分娩　妊娠妇女为了满足自身和胎儿的营养需求，血容量、心率及心输出量都增多，造成心脏负担过重；分娩时的精神紧张及疼痛刺激，都可反射性地使交感-肾上腺髓质系统活动增强，全身小动、静脉收缩，增加心室前、后负荷，这些因素很容易使原来处于心功能代偿期的心脏病患者发生心力衰竭。

4. 其他　体内酸碱平衡失调、情绪激动、劳累、临床过多过快的输液、洋地黄中毒等都可诱发心力衰竭。

（三）心力衰竭的分类

心力衰竭有多种分类方法，常用的有以下几种。

1. 根据心力衰竭的发生部位分类

（1）左心衰竭　多见于冠心病、高血压、二尖瓣或主动脉瓣关闭不全等。左心衰竭时，机体的主要变化是左心室射血能力下降，不能充分排出来自肺循环的血液，致使肺静脉乃至肺循环毛细血管内血液淤滞，严重时出现肺水肿。

（2）右心衰竭　多起源于肺源性心脏病、肺动脉及肺动脉瓣狭窄等。右心衰竭时，右心室不能有效地将上、下腔静脉回流的血液排至肺循环，因而出现体循环淤血，甚至全身水肿。

（3）全心衰竭　严重的心肌炎、心肌病等，病变同时侵犯左、右心室而致全心衰竭，或因长期左心衰竭导致右心负荷过重而并发右心衰竭。

2. 根据心力衰竭的发生速度分类

（1）急性心力衰竭　起病急剧，发展迅速，由于机体来不及代偿，往往出现比较明显的症状。

（2）慢性心力衰竭　见于高血压、心瓣膜病及肺动脉高压等，多有心肌肥大等代偿反应，患者往往有较长一段时间不出现症状或症状不明显。

3. 根据心力衰竭时心输出量的高低分类

（1）低心输出量心力衰竭　绝大多数心力衰竭属于此种类型。患者在安静情况下，心输出量已处于正常水平的下限。

（2）高心输出量心力衰竭　见于甲状腺功能亢进症、严重贫血、维生素 B_1 缺乏病等患者。这类患者即使在安静状态下也需要较高的心输出量，才能满足机体代谢的需求。发生心力衰竭时心输出量比心力衰竭以前有所降低，但仍高于正常水平。

二、发生机制

心力衰竭的发生机制比较复杂，不同原因所引起的心力衰竭以及心力衰竭发展的不同阶段，其具体机制有所不同，而且有些机制尚不完全清楚，但最终都是通过减弱心肌收缩和（或）舒张功能而引发心力衰竭的。

（一）心肌收缩功能降低

心肌收缩功能降低是造成心脏泵功能减弱的主要原因，可由心肌的结构破坏、心肌能量代谢障碍和心肌兴奋-收缩耦联障碍分别或共同引起。

1. 心肌的结构破坏　心肌炎、心肌病、心肌缺血、缺氧及心肌梗死等因素均可导致大量心肌细胞肿胀、变性和坏死及细胞凋亡，使整个心脏的收缩力下降。

2. 心肌能量代谢障碍　心肌收缩是一个主动的耗能过程，不论是 Ca^{2+} 的转运，还是粗、细肌丝的相对滑行都需要 ATP 供能。因此，凡是干扰能量代谢的因素，都可影响心肌的收缩性能。

（1）能量物质生成障碍　在冠心病、严重贫血和过度肥大的心肌，由于心肌缺血和缺氧，氧化磷酸化障碍，导致能量生成减少。维生素 B_1 缺乏时，丙酮酸不能进入三羧酸循环，也会使 ATP 生成不足。

（2）能量利用障碍　在心肌收缩过程中，肌球蛋白顶部 ATP 酶水解 ATP，将化学能转变为机械能，供肌丝滑行用。肌球蛋白 ATP 酶有 V_1、V_2 和 V_3 三种同工酶，V_1 活性最高，V_3 活性最低。在过度肥大的心肌肌球蛋白顶端的 ATP 酶 V_1 减少 V_3 增多，从而导致心肌能量利用障碍。

3. 心肌兴奋-收缩耦联障碍　各种原因造成的 Ca^{2+} 转运和分布失常，Ca^{2+} 与肌钙蛋白的结合受阻，都将导致心肌收缩功能障碍。

【相关链接】

心肌兴奋-收缩耦联

心肌的兴奋属于电活动，而收缩则为机械活动，将兴奋和收缩耦联起来的过程称为兴奋-收缩耦联。在这个过程中，Ca^{2+} 发挥极其重要的作用。当心肌细胞兴奋除极时，细胞外的 Ca^{2+} 顺浓度差进入细胞质，同时激发肌质网释放 Ca^{2+} 进入细胞质。细胞质内 Ca^{2+} 浓度从 10^{-7} mol/L 升至 10^{-5} mol/L，Ca^{2+} 与肌钙蛋白结合，进而促进肌球-肌动蛋白复合体（横桥）形成，同时 Ca^{2+} 又激活肌球蛋白 ATP 酶释放能量，启动肌球蛋白头部定向偏转，细肌丝沿着粗肌丝向肌节中央滑行，心肌收缩。

（1）肌质网摄取、储存和释放 Ca^{2+} 减少　当心肌收缩后复极化时，肌质网通过钙泵逆浓度差将 Ca^{2+} 从细胞质内摄取回来，当心肌再次兴奋时向细胞质内释放 Ca^{2+}，使心肌再次收缩。造成肌质网 Ca^{2+} 转运障碍的机制是：① 心力衰竭时，心肌内去甲肾上腺素减少，使肌质网摄取 Ca^{2+} 能力降低，肌质网内储存 Ca^{2+} 减少，心肌细胞再次兴奋时 Ca^{2+} 释放减少，进而影响心肌细胞再次收缩；② 多种原因可造成心肌能量物质不足，肌质网通过钙泵缺乏能量，摄取 Ca^{2+} 减少；③ 心肌缺血缺氧可引起心肌酸中毒，而酸中毒时 Ca^{2+} 与肌质网钙储存蛋白结合牢固，不易解离，从而影响 Ca^{2+} 的释放；④ 心力衰竭时，Ca^{2+} 的释放通道蛋白质合成减少，造成肌质网释放 Ca^{2+} 障碍。

（2）细胞外 Ca^{2+} 进入细胞内减少　心肌收缩时胞质中的 Ca^{2+} 除来自肌质网外，还有一部分来自细胞外液。心力衰竭尤其是已出现心肌肥大的患者，不仅有心肌内部儿茶酚胺含量的减少，而且还有 β 受体敏感性的降低，甚至受体数量的减少，使受体操纵性钙通道的开放受限，Ca^{2+} 进入细胞内减少。同时，心力衰竭的患者多有不同程度的酸中毒，酸中毒时常伴高钾血症，细胞外液钾浓度增高可竞争性地抑制 Ca^{2+} 的内流。

【相关链接】

心肌细胞钙通道

细胞外液的 Ca^{2+} 是通过细胞膜上的电压依赖性和受体调控性钙通道进入心肌细胞内的。电压依赖性通道的启闭，取决于膜电位的高低；受体调控性通道的启闭，则决定于激素的作用。如儿茶酚胺与心肌细胞膜上的 β 受体结合可激活膜上的受体调控性钙通道，促使 Ca^{2+} 内流。

（3）肌钙蛋白与 Ca^{2+} 结合障碍　从细胞外和从肌质网释放的 Ca^{2+} 的浓度必须达到 10^{-5} mol/L，同时又必须与肌钙蛋白结合，才能实现心肌兴奋-收缩耦联。H^+ 也能与肌钙蛋白结合，而且 H^+ 与肌钙蛋白结合能力更强，但不能启动心肌的收缩。在各种原因造成的心肌细胞酸中毒时，大量的 H^+ 和肌钙蛋白结合，阻碍了心肌的兴奋-收缩耦联，使心肌收缩力下降。

（二）心肌舒张性障碍

据统计，30%左右的心力衰竭是由心室舒张功能障碍引起的。心力衰竭时心肌舒张功能障碍的发生机制如下。

1. 舒张期胞质内 Ca^{2+} 复位延缓 心肌细胞舒张的先决条件是胞质内 Ca^{2+} 浓度迅速下降并脱离肌钙蛋白。舒张期胞质 Ca^{2+} 浓度下降是通过重新摄回肌质网和排出到细胞外来实现的。在心肌缺血缺氧时，ATP 供应不足使钙泵功能降低，舒张期胞质内 Ca^{2+} 浓度下降延缓，Ca^{2+} 脱离肌钙蛋白也延缓，从而使心肌舒张功能降低。

2. 肌球-肌动蛋白复合体解离障碍 在 Ca^{2+} 脱离肌钙蛋白后，肌球-肌动蛋白复合体的解离也是一个需能的过程，任何原因造成的心肌能量供应不足，都可能造成肌球-肌动蛋白复合体解离障碍，进而引起舒张功能障碍。

3. 心室顺应性降低 心室顺应性是指心室单位压力变化所引起的容积改变，反映心室的可扩张性。心室壁厚度增加（如心肌肥大）或心室壁组成成分改变（如炎细胞浸润、水肿、心肌纤维化等）可引起心室顺应性下降。

4. 心室舒张势能降低 心肌收缩性下降导致收缩末期心脏的构型改变，冠脉充盈不足，可降低心室舒张势能，也参与心力衰竭时心肌舒张性降低的发生过程。

（三）心脏舒缩活动不协调

正常情况下，心脏各区域之间处于高度协调的工作状态，以保证有足够的心输出量。心脏兴奋传导障碍可引起房-室活动不协调和两侧心室不同步舒缩，从而降低心输出量。心肌梗死时，心室壁有严重病变区、轻微病变区和非病变区，使同一个心室壁的收缩力、收缩时间出现不协调，也使心输出量降低。

三、心力衰竭发生过程中机体的代偿

心功能受损时，体内出现一系列的代偿活动，使心血管系统的功能维持于相对正常状态。如果病因持续作用及加重，代偿状态可以向失代偿状态转化而出现心力衰竭。心力衰竭时机体的代偿包括心脏本身的代偿和心脏以外的代偿两方面。

（一）心脏本身的代偿

1. 心率加快 心脏泵功能减退时心输出量减少，动脉血压下降，对颈动脉窦、主动脉弓压力感受器的刺激作用减弱，反射性地导致心率加快。心率加快是心力衰竭早期最容易被迅速动员的一种代偿形式，一定程度的心率加快可提高心输出量。但心率过快（如超过150 次/min）时则由于心舒张期过短、冠状动脉供血减少及心肌耗氧量过大而失去代偿意义。

2. 心脏扩张 心肌收缩性在一定限度内（肌节长度不超过 2.2 μm）与肌节初长度相关，肌节初长度越长心肌收缩力越强。心功能受损时，由于心输出量减少，致使心室舒张末期容量增加，心肌初长度增大，心肌收缩力增强，从而使心输出量得以回升。

3. 心肌肥大 是长期心脏负荷过重出现的另一种代偿形式。心肌肥大一般是心肌纤维增粗或加长，使心脏质量增加，通常心肌纤维的数量并不增加。心肌肥大使心脏总的收缩力增强，可在较长一段时间内维持心输出量相对稳定，因此是一种较为持久而有效的代偿方式。但随着心肌肥大进一步发展，其他相应的结构或功能不能成比例地增加或增强，即心肌肥大时的不平衡生长，将直接或间接影响心肌细胞的收缩射血能力而最终失去代偿效应，发生心力衰竭。

【相关链接】

心肌肥大不平衡生长

心肌肥大时的不平衡生长表现为：① 心脏交感神经元轴突的生长相对不足，交感神经分布密度下降，去甲肾上腺素合成减少，使心肌收缩性下降；② 心肌细胞线粒体数量相对不足，导致心肌细胞能量供给不足，收缩力下降；③ 肥大的心肌内微动脉和毛细血管数量不能随心肌肥大而按比例增加，肥大心肌的室壁张力增加和收缩时间延长使毛细血管受压等因素导致心肌供血供氧不足；④ 肥大心肌的肌球蛋白 ATP 酶活性下降，可出现能量利用障碍；⑤ 肥大的心肌细胞表面积相对减少，Ca^{2+}内流不足，影响心肌兴奋-收缩耦联。

（二）心脏以外的代偿

1. 交感-肾上腺系统兴奋　心输出量不足时交感-肾上腺系统兴奋，使皮肤黏膜、骨骼肌、内脏等小血管收缩，血流量减少。这样既可防止血压下降，又能保障心、脑的血供。同时，由于肾血流减少，肾素-血管紧张素-醛固酮系统被激活，从而导致体内钠、水潴留，使血容量增加，这对维持心输出量也起一定作用。

2. 组织利用氧的能力增加　心功能不全患者因血流变慢而发生循环性缺氧。与此同时，组织、细胞中线粒体的呼吸酶活性增强，在慢性缺氧时，细胞内线粒体的数量还可增多，因而组织利用氧的能力增强。

3. 红细胞增多　缺氧又可使血液细胞数和血红蛋白量增多。红细胞增多可提高血液携氧的能力，同时又有助于增加血量，故具有代偿意义。

四、机体的功能代谢变化

心力衰竭时会出现多种临床表现，这些表现的根本原因在于心输出量减少，使动脉系统及组织血液灌注不足，静脉系统血液淤滞，继而出现各种症状、体征。

（一）心输出量减少的表现

由于心输出量减少，机体大部分器官、组织得不到足够的血供，因而出现相应的临床表现。

1. 皮肤苍白或发绀　由于得不到足够的血液灌流，患者出现皮肤苍白、皮温下降，严重时会出现发绀。发绀的出现是因为心脏射血能力不足，血流缓慢，一定量的血液流过组织时，在组织中停留时间延长，导致毛细血管及小静脉中脱氧血红蛋白增多。

2. 疲乏无力、失眠、嗜睡　心力衰竭时身体各部肌肉的供血减少，能量代谢水平降低，不能为肌肉的活动提供充足的能量；轻度心力衰竭时，由于代偿反应，特别是血流重分布效应可使脑血流仍保持在正常水平，但病情加重，代偿失调后，脑血流开始下降。患者出现头痛、失眠、烦躁不安、眩晕等症状，严重者发生嗜睡，甚至昏迷。

3. 尿量减少　由于心输出量下降，使肾血液灌流减少，进而使尿量减少。长时间尿量减少会使代谢产物的排出受阻，严重时引发肾功能不全。

（二）肺循环淤血的表现

这是左心衰竭的主要临床表现，由于肺循环淤血，可引起不同程度的呼吸困难，严重者出现肺水肿。

1. 劳力性呼吸困难　见于左心衰竭早期，在体力活动时引起呼吸困难。主要是由于体力活动时：① 机体耗氧量增加；② 心率加快，一方面冠状动脉灌注不足，加剧心肌缺氧，另一方面左心室充盈减少加重肺淤血；③ 血液循环加快，单位时间内回心血量增多，肺淤血水肿加重。

2. 端坐呼吸　左心衰竭严重时，患者因平卧可加重呼吸困难而被迫采取端坐或半卧体位以减轻呼吸困难的状态称为端坐呼吸。与平卧位相比，端坐时呼吸困难缓解的原因为：① 端坐时膈肌位置相对下移，胸腔容积增大；② 端坐时下半身静脉血液回流减少，水肿液的吸收减少，从而减轻肺淤血水肿。

3. 夜间阵发性呼吸困难　左心衰竭的患者，在夜间平卧熟睡时突然因胸闷气急而惊醒，在端坐咳喘后缓解，称为夜间阵发性呼吸困难。机制如下：① 平卧时，膈肌受腹腔器官压迫，胸廓容积减小，不利于吸气；② 平卧时，白天端坐时因重力关系积聚在身体下半部的水肿液，由于体位改变而回流入血，加剧了肺淤血；③ 入睡后，迷走神经紧张性相对增高，支气管平滑肌收缩，气道阻力变大；④ 入睡后中枢兴奋性降低，对缺氧敏感性减弱，虽然血液中氧分压逐渐减少，但并不能及时刺激呼吸，当氧分压明显下降时才刺激呼吸中枢，引起突然发作的呼吸困难。

（三）体循环淤血的表现

这是右心衰竭的主要临床表现。

1. 静脉淤血及静脉压增高　右心静脉回流障碍，使体循环静脉系统有大量血液淤积，静脉压升高，表现为颈静脉充盈或怒张，肺循环时间延长，肝大、压痛和肝功能异常，肝颈静脉回流征阳性等。

2. 全身水肿　水肿是右心衰竭及全心衰竭的主要表现之一。根据水肿液分布的不同可表现为皮下水肿、腹水、胸腔积液等，称为心性水肿。水钠潴留和毛细血管静压升高是心性水肿的主要发病因素。

五、防治原则

心力衰竭患者，不仅要积极治疗，而且要有效地预防。

1. 防治基本病因，消除诱因　病因治疗是最根本的治疗，解除了引起心力衰竭的致病因素，心力衰竭则可解除。90%以上的心力衰竭有诱因，所以去除诱因，有效地预防也不可忽视。

2. 改善心肌舒缩功能　可采用各种强心药物、钙离子拮抗剂、β 受体阻断剂等改善心肌舒缩功能。

3. 减轻心脏负荷　可选用利尿药及扩张静脉的药物使回心血量减少，减轻前负荷；选用动脉血管扩张剂减轻心室收缩的后负荷。

4. 纠正水、电解质紊乱和酸碱平衡失调　心力衰竭本身可引起水、电解质紊乱和酸碱平衡失调，若治疗不当，也会发生这类情况，这既可加重心力衰竭，又会妨碍心力衰竭的治疗效果。因此，纠正水、电解质紊乱和酸碱平衡失调也是防治心力衰竭的重要原则之一。

病例讨论

病例：患者，男性，63 岁。原发性高血压病史 28 年。近日受凉后出现胸闷、气短，夜间不能平卧，腹胀，双下肢水肿。查体：颈静脉怒张，肝颈静脉回流征阳性。双肺底可闻及散在湿性啰音。心界向两侧扩大。心音低顿，心尖区可闻及 3/6 级舒张期隆隆样杂音。肝肋下 3 cm。

讨论：1. 患者处于什么病理状态？

2. 试分析该患者临床表现的发生机制。

本章小结

1. 高血压和动脉粥样硬化是严重危害人类健康的常见病。前者基本病变是细动脉玻璃样病变引起管壁变硬、管腔狭窄，导致心肌肥大（大心）、肾颗粒性萎缩（小肾）和脑出血。后者由于脂质在大、中动脉内膜沉积引起粥样斑块形成，并继发溃疡、出血、血栓形成、钙化、动脉瘤形成。冠状动脉粥样硬化可引起心绞痛、心肌梗死，脑动脉粥样硬化可引起脑萎缩、脑梗死和脑出血，主动脉粥样硬化可引起夹层动脉瘤和主动脉瓣膜钙化，肾动脉粥样硬化可引起肾固缩；下肢动脉粥样硬化可引起下肢坏疽。

2. 多种疾病可累及心脏的瓣膜。风湿病是一种变态反应性炎症，是由于 A 组乙型溶血性链球菌的交叉抗原引起。虽然病变累及全身多个器官，但以心瓣膜的疣状心内膜炎引起的瓣膜损害对机体危害最大。感染性心内膜炎在健康的（急性）和原来有病变的（亚急性）心内膜形成含有细菌的疣状赘生物，不但造成瓣膜损害，而且引起瓣膜功能不全（狭窄、关闭不全或两者皆有）。心瓣膜病主要累及二尖瓣和主动脉瓣，通过血流动力学改变引起体循环和肺循环淤血。

3. 心力衰竭是指由于心脏收缩和（或）舒张功能障碍，以致心输出量减少，不足以适应全身组织代谢需要的一种病理过程。心力衰竭的基本病因是心肌原发性损害和心脏负荷过度。大多数心力衰竭的发生都有诱因，常见的诱因有：感染、心律失常、妊娠与分娩、过度体力劳动、过多过快输液、情绪激动等。

4. 引起心力衰竭的机制主要包括：心肌收缩性减弱，心室舒张功能障碍和顺应性降低，心脏各部分舒缩活动的不协调。心力衰竭发生过程中机体的代偿包括心脏本身结构与功能的代偿及心脏以外的代偿。

5. 心力衰竭时心输出量减少和静脉回流受阻是其各种临床表现的病理生理基础。主要表现为三大方面：① 肺循环淤血：临床表现为呼吸困难和肺水肿；② 体循环淤血：临床表现为颈静脉怒张、肝颈静脉回流征阳性、肝淤血增大和心性水肿等；③ 心输出量降低：主要表现为皮肤苍白或发绀、疲乏无力、嗜睡、尿量减少等。

练习与思考

1. 试述动脉粥样硬化的基本病理变化及其发生机制。
2. 试述心肌梗死的病变及临床病理联系。
3. 试述高血压的病变及临床病理联系。
4. 试述风湿病的病变及其后果。
5. 试述心力衰竭时心脏的代偿反应。

（王蓬文　刘　红　李素琴）

第十四章　呼吸系统疾病

【学习目标】

掌握：

1. 基本概念。
2. 慢性支气管炎、肺气肿、大叶性肺炎、小叶性肺炎的病变特点。
3. 反映血氧变化的指标及其意义。
4. 缺氧的原因和类型。
5. 缺氧时机体的功能和代谢变化。
6. 呼吸功能不全的主要功能代谢变化。

熟悉：

1. 病毒性肺炎的病变特点。
2. 肺源性心脏病的病因与病变。
3. 呼吸功能不全的原因、发病机制和分类。

了解：

1. 硅沉着病的病因和病理变化。
2. 呼吸功能不全的防治原则。

第一节　慢性支气管炎

慢性支气管炎(chronic bronchitis)是指气管、支气管黏膜及周围组织的慢性非特异性炎症。临床特征为反复发作的咳嗽、咳痰和喘息等症状。每年发作时间持续超过 3 个月,连续 2 年以上者,排除其他心肺疾病即可诊断为此病。

一、病因与发病机制

1. 感染因素　呼吸道反复遭受病毒和细菌感染是导致慢性支气管炎发生和加重的重要因素。

2. 理化因素　包括吸烟、空气污染、寒冷等。吸烟者的发病率比不吸烟者高出数倍,且与吸烟的持续时间和日吸烟量关系密切。

3. 过敏因素　部分慢性支气管炎患者,尤其是喘息型患者往往有过敏病史。

以上为引起慢性支气管炎的外部因素,而机体抵抗力降低和呼吸道防御功能受损是发病的内在因素。

二、病理变化

1. 黏膜上皮病变　黏膜上皮的纤毛粘连、倒伏或脱失，纤毛柱状上皮变性、坏死、脱落。上皮修复再生时，杯状细胞增多，并可发生鳞状上皮化生。

2. 腺体病变　黏膜腺体增生肥大或黏液化，晚期腺体萎缩、消失。

3. 管壁病变　支气管壁充血、水肿，淋巴细胞、浆细胞浸润。软骨发生变性、萎缩、骨化，平滑肌也有不同程度的破坏。

三、临床病理联系与并发症

临床主要表现为咳嗽、咳痰，是由于炎症刺激，腺体增生，黏液分泌亢进所致。痰液一般呈白色黏液泡沫状，急性发作时，咳出脓性痰。由于支气管痉挛、狭窄或阻塞而引起喘息。听诊时，肺部可闻及干、湿啰音或哮鸣音。晚期可并发慢性阻塞性肺气肿、肺源性心脏病。

第二节　慢性阻塞性肺气肿

肺气肿(pulmonary emphysema)是指末梢肺组织因含气量增多而呈持久性扩张，并伴肺泡间隔破坏，肺组织弹性减弱的一种病变。肺气肿可分为阻塞性肺气肿、间质性肺气肿、代偿性肺气肿和老年性肺气肿。其中以慢性阻塞性肺气肿在临床上常见，对人们的健康危害最大。

一、病因与发病机制

引起阻塞性肺气肿的原因主要为慢性支气管炎的并发症。其发生的机制为细支气管炎症引起管壁增厚、管腔狭窄或管腔内分泌物增多，均造成小气道不完全性阻塞。同时，炎症又可以破坏对细支气管起支撑作用的弹力纤维，使细支气管壁塌陷。当患者吸气时，随着肺泡扩张，细支气管口径变大，气体尚能进入肺泡；而呼气时，小气道变窄，或管腔被分泌物堵塞，小气道阻力增加，阻碍气体排出，使肺泡内储气量增多。

【拓展提高】

α_1-抗胰蛋白酶缺乏对慢性阻塞性肺气肿的发生所起的作用

α_1-抗胰蛋白酶是肝产生、释放的一种糖蛋白，能抑制弹性蛋白酶的活性，具有保护弹力纤维免遭损伤的作用。遗传性 α_1-抗胰蛋白酶缺乏者，使弹性蛋白酶活性增强，能过多地降解肺组织中的弹性蛋白、胶原基质中的Ⅳ型胶原和蛋白多糖，破坏肺组织结构，吸烟可促使中性粒细胞和巨噬细胞释放过多的弹性蛋白酶，同时也能抑制 α_1-抗胰蛋白酶的活性。

二、病理变化

慢性阻塞性肺气肿的肺显著膨胀，边缘圆钝，色泽灰白，质地柔软，弹性差，切面可见囊泡形成。镜下见肺泡扩张，间隔变窄、断裂，扩张的肺泡相互融合，形成较大囊腔。细小支气管可见慢性炎症改变。肺小动脉内膜呈纤维性增厚。

三、临床病理联系

患者出现逐渐加重的呼气性呼吸困难、缺氧和发绀，肋间隙加宽，胸部前后径增大呈桶状。X线检查肺野透明度增加。气肿大泡破裂，可引起自发性气胸，严重者引起肺源性心脏病和肺性脑病。

第三节 慢性肺源性心脏病

慢性肺源性心脏病(chronic cor pulmonale)是因慢性肺疾病、胸廓运动障碍和肺血管疾病引起肺动脉高压，导致以右心室肥厚、扩张甚至衰竭为特征的心脏病。

一、病因与发病机制

1. 肺部疾病 慢性支气管炎并发肺气肿最为多见，其次为硬化性肺结核、硅沉着病等。上述疾病能引起通气功能和换气功能障碍，导致动脉氧分压降低和二氧化碳分压升高，使肺小动脉痉挛，引起肺动脉压力升高。

2. 胸廓疾病 如胸廓畸形、胸膜广泛性粘连、脊柱弯曲等，不仅可引起限制性通气障碍，还可压迫或扭曲肺血管，导致肺动脉高压。

3. 原发性肺动脉疾病 如反复发作的肺动脉栓塞、原发性肺动脉高压、结节性多动脉炎等直接引起肺动脉高压。

上述疾病均可导致肺动脉高压，从而引起右心室负荷加重，右心室肥厚、扩张，因此，肺动脉高压是肺源性心脏病发生的关键环节。

二、病理变化与临床病理联系

慢性肺源性心脏病的病理变化除肺组织原发病变外，还可出现心脏质量增加，右心室肥厚、扩大，心尖圆钝，肺动脉圆锥隆起。通常以肺动脉瓣下2 cm处心室壁厚超过5 mm者，作为病理诊断指标。镜下观，心肌纤维肥大，肺小动脉内膜增厚，肌型小动脉中膜肥厚，肺泡壁毛细血管床减少。

临床表现除原有肺部疾病的症状和体征外，主要是逐渐出现呼吸功能不全及右心衰竭的症状和体征。

第四节 肺 炎

肺炎(pneumonia)通常是指肺组织的急性渗出性炎症，是呼吸系统的常见病、多发病。

根据病原生物体类型，可将肺炎分为细菌性、病毒性、支原体性、真菌性和寄生虫性肺炎。根据炎症发生的部位、范围，可将肺炎分为大叶性、小叶性和间质性肺炎。根据病变性质，可将肺炎分为浆液性、纤维蛋白性、化脓性、出血性、干酪性和肉芽肿性肺炎。

一、大叶性肺炎

大叶性肺炎(lobar pneumonia)是以肺泡内弥漫纤维蛋白渗出为主的急性炎症。病变起始于肺泡并迅速扩展至肺段或整个肺大叶。临床表现为起病急,寒战、高热、胸痛、咳嗽、咳铁锈色痰、呼吸困难,并有肺实变体征和白细胞增高。由于抗生素的应用,典型的大叶性肺炎已不常见。

(一)病因与发病机制

90%以上的大叶性肺炎由肺炎链球菌引起,少数病例由肺炎杆菌、溶血性链球菌、流感嗜血杆菌引起。在受寒、醉酒、感冒、麻醉和疲劳等诱因的影响下,常居在正常人体鼻咽部的肺炎链球菌大量生长繁殖,并侵入肺泡内生长繁殖,引起肺组织超敏反应性炎,细菌和渗出的成分沿肺泡间孔迅速向邻近肺组织蔓延,从而波及一个肺段或整个大叶。

(二)病理变化与临床病理联系

大叶性肺炎属纤维蛋白性炎,病程为8~9天,可分为4期,每期约2天。

1. 充血水肿期　肉眼观,病变肺叶肿大,质量增加,呈暗红色。镜下观,肺泡壁毛细血管扩张充血,肺泡腔内可见较多的浆液及少量的红细胞、中性粒细胞和巨噬细胞。患者在临床上出现毒血症表现,听诊可闻及湿性啰音,X线检查可见淡薄而均匀的阴影。

2. 红色肝样变期　肉眼观,病变肺叶肿大,质量增加,暗红色,质实如肝,切面呈粗糙颗粒状。镜下观,肺泡壁毛细血管显著扩张、充血,肺泡腔内充满了大量红细胞和纤维蛋白,少量中性粒细胞和巨噬细胞。患者出现咳铁锈色痰,这是由于肺泡腔内的红细胞被巨噬细胞吞噬,崩解后形成含铁血黄素混入痰中而使痰液呈铁锈色。如病变范围较广,肺泡通气和换气功能障碍,可出现低氧血症和呼吸困难,甚至发绀。病变累及胸膜时,患者常感胸痛。X线见大片致密阴影。体查时可有肺实变体征。

3. 灰色肝样变期　肉眼观,病变肺叶仍肿大,逐渐变为灰白色,质实如肝。镜下观,肺泡腔内充满了大量的纤维蛋白网,网眼中有大量中性粒细胞,肺泡壁毛细血管受压,纤维蛋白穿过肺泡间孔,使相邻肺泡内的纤维蛋白网相互连接(彩图14-1)。

患者临床表现缺氧状况有所改善,此期肺泡仍无通气,但病变区血流量也减少,故肺静脉氧合不足的状况减轻,缺氧状况有所改善。咳出的痰液由铁锈色逐渐变为黏液脓痰,肺实变体征仍存在。

4. 溶解消散期　肺泡腔内中性粒细胞坏死、崩解,释放出大量蛋白溶解酶,将渗出的纤维蛋白溶解。溶解物经气道咳出或经淋巴管吸收和巨噬细胞吞噬清除。肺组织结构和功能逐渐恢复正常。临床上症状和体征逐渐消失。

(三)结局与并发症

绝大多数患者完全治愈,炎症消散后肺组织结构多无破坏,少数患者可发生如下并发症。

1. 肺肉质变　因中性粒细胞渗出过少、释放蛋白溶解酶不足,肺泡腔内纤维蛋白等渗出物不能及时溶解和清除,则由肉芽组织予以机化,肺组织变成褐色肉样纤维组织。

2. 肺脓肿、脓胸　多见于合并金黄色葡萄球菌感染。

3. 败血症或脓毒败血症　严重感染时,细菌侵入血液并繁殖引起。

4. 感染性休克　严重的毒血症引起微循环障碍而导致休克,是大叶性肺炎的严重并发症,病死率较高。

二、小叶性肺炎

小叶性肺炎(lobular pneumonia)是以细支气管为中心的肺组织化脓性炎症。病变起始于细支气管,并向周围或末梢肺组织扩展,形成以肺小叶为单位、呈灶状散布的急性化脓性炎症。多见于小儿和年老体弱者。

(一) 病因与发病机制

常见的致病菌有葡萄球菌、肺炎链球菌、流感嗜血杆菌、链球菌、铜绿假单胞菌和大肠埃希菌。后来认识的嗜肺军团杆菌可引起军团菌肺炎。小叶性肺炎往往是多种细菌混合感染引起,常为某些疾病的并发症,如呼吸道急性传染病(流行性感冒、麻疹、百日咳)、昏迷、麻醉和手术后等,使机体抵抗力降低和呼吸系统防御功能受损,细菌经气道侵入肺内,引起细支气管炎,进而引起肺组织炎。

(二) 病理变化与临床病理联系

肉眼观,两肺内散在分布实性病灶,病灶大小不一,形状不规则,灰白色或浅黄色,直径多在 1 cm 左右。病变以两肺下叶及背侧较严重。一些严重的患者病变融合成大片实变区,称融合性小叶性肺炎。

镜下观,病变中心或边缘处细支气管壁充血、水肿,管腔内充满大量中性粒细胞及脱落坏死的黏膜上皮细胞(彩图 14-2),肺泡腔内充满了以中性粒细胞为主的炎性渗出物。病灶周围肺组织常有代偿性肺气肿和肺不张。

临床上主要表现为咳嗽和咳痰,痰液为黏液脓痰或脓痰。听诊可闻两肺散在的湿啰音。X 线检查,常显示散在小片状或斑点状模糊阴影。严重病例可出现呼吸困难和发绀。

(三) 结局与并发症

经及时有效治疗,本病多数可治愈。小儿、老年人和久病体衰者并发症多,预后差。常见的并发症有心力衰竭、呼吸衰竭、脓毒败血症、肺脓肿、脓胸及支气管扩张。

三、间质性肺炎

间质性肺炎(interstitial pneumonia)是指发生于肺间质的炎症,病变主要发生在肺小叶间隔、肺泡壁及细支气管周围组织,肺泡腔内渗出较轻微,本病多见于儿童。

(一) 病因与发病机制

间质性肺炎多由病毒和肺炎支原体引起。引起间质性肺炎的病毒主要是流感病毒、副流感病毒、呼吸道合胞病毒、麻疹病毒、疱疹病毒和腺病毒。常因上呼吸道病毒感染向下蔓延所致。肺炎支原体是目前已知最小的能独立生活的病原微生物，存在于患者呼吸道分泌物中，主要经飞沫传播。

（二）病理变化与临床病理联系

病毒性肺炎表现为肺间质炎症。镜下观，肺间质充血、水肿，淋巴细胞和单核细胞浸润，肺泡壁明显增宽。严重时肺泡腔内可见浆液、纤维蛋白、单核细胞渗出，并有肺泡透明膜形成。某些病毒可引起细支气管、肺泡上皮细胞增生，形成巨细胞，并在巨细胞内出现病毒包含体。病毒包含体的出现是病毒性肺炎病理组织学诊断的重要依据。

患者常表现为发热、剧烈干咳，严重者出现呼吸困难、缺氧和发绀。合并细菌感染时，常引起心力衰竭、呼吸衰竭。

支原体肺炎亦表现为肺间质炎症，病变常累及一侧肺叶，以下叶多见，病变呈斑片状，暗红色。镜下观，支气管壁、细支气管壁、小叶间隔、肺泡壁等间质充血、水肿，淋巴细胞和单核细胞浸润。严重者肺泡腔内出现浆液、纤维蛋白和单核细胞。

临床上患者常有发热、阵发性刺激性咳嗽，少量黏液痰，肺部检查常无湿啰音和肺实变特征。X 线检查出现浅淡而狭长的阴影。

【拓展提高】

非典型肺炎

非典型肺炎是相对于经典的大叶性肺炎而言，早年这种肺炎的病原体尚不明确，临床症状也不够典型，故称为“非典型肺炎”。也曾泛指细菌以外的病原体所致的肺炎。其病因除肺炎支原体、衣原体、病毒和军团杆菌外，还有一些病因不明。传播途径以近距离飞沫传播为主，也可通过手接触呼吸道分泌物，经口鼻眼传播。其主要临床表现为发热、头痛、全身肌肉酸痛和乏力、干咳，部分患者有呼吸困难，少数进展为呼吸窘迫综合征，早期白细胞数正常或降低，X 线检查有助诊断。非典型肺炎的流行与其他传染病的流行一样，必须存在传染源、传播途径和易感人群，加之自然环境和社会因素共同作用下，才能引起流行，只要切断其中任一环节，流行过程就会终止。

第五节　硅沉着病

长期吸入大量含二氧化硅（SiO_2）粉尘微粒而引起的肺尘埃沉着病称为硅沉着病（silicosis），简称硅肺。其主要病理变化是肺组织硅结节形成和弥漫性肺纤维化。70%的矿石中含大量 SiO_2，尤其在石英中含量高达 97%～99%，故长期从事开矿、采石、坑道作业或在石英粉厂、玻璃厂、耐火材料厂、陶瓷厂生产作业的工人若不采取适当防护措施，易患硅肺。

一、病因与发病机制

一般认为，空气中硅尘浓度越高，发病率越高，硅尘小于 5 μm 的方能被吸入肺泡，尤其以 1～2 μm 的微粒致病力最强，当吸入的硅尘较多，超过肺的清除能力，或肺的清除能力下降时,有利于硅尘的沉积。硅肺的发病机制尚未完全清楚,可能与 SiO_2的毒性作用有关,当巨噬细胞吞噬了硅尘微粒后会发生某些化学变化,使巨噬细胞内溶酶体膜受损,释放多种水解酶,引起巨噬细胞自溶崩解;另一方面,激活的巨噬细胞能释放氧自由基,也可使巨噬细胞崩解。崩解的巨噬细胞释放致纤维化因子和炎症介质,可促进巨噬细胞聚集、肺组织炎症反应、成纤维细胞增生和胶原形成;巨噬细胞崩解后也可再释放硅尘,引起巨噬细胞再吞噬和聚集。也有学者认为硅肺的发病与抗原抗体反应有关,从而导致硅结节形成和肺组织纤维化。

二、病理变化与分期

硅肺的基本病变为硅结节形成和肺间质弥漫性纤维化。早期硅结节在镜下观是由吞噬了硅尘微粒的巨噬细胞聚集组成,称为细胞结节。进一步发展,结节内成纤维细胞增生和胶原沉积,呈同心层状或旋涡状排列,胶原纤维常发生玻璃样变而形成玻璃样变的结节。肉眼观,硅结节为圆形或椭圆形,边界清楚,直径为 2~5 mm,灰白色,质硬,触之有沙粒感。肺间质有不同程度的纤维化。

根据病变程度和范围,临床上将硅肺分为 3 期。

1. 第一期　硅结节较小,主要局限于肺门淋巴结,肺膜也有硅结节形成。X 线检查肺门阴影增大,密度增加。临床上无明显症状。

2. 第二期　硅结节数量增多,病变范围扩大到肺内,结节融合增大,但病变不超过全肺的 1/3。此期肺组织质量、体积和硬度均增加,胸膜也增厚。

3. 第三期　肺质量、硬度均增加,硅结节融合直径达 2 cm 以上,胸膜广泛性增厚。临床上出现肺功能障碍。

三、并发症

1. 慢性肺源性心脏病　有 65%~70%的患者有此并发症。这是因为硅结节形成和弥漫性肺纤维化,使肺毛细血管床减少及肺小动脉硬化,肺循环阻力增加,从而导致肺动脉高压所致。

2. 硅肺结核病　可能是由于硅肺引起肺血液循环障碍,防御功能降低,易合并结核分枝杆菌感染。

3. 肺气肿和自发性气胸　硅肺晚期常发生肺气肿,气肿肺泡破裂则引起自发性气胸。

第六节　鼻　咽　癌

鼻咽癌(nasopharyngeal carcinoma)是鼻咽部黏膜上皮发生的恶性肿瘤。我国南方各省多见,特别是广东、广西、福建等省发病率最高。发病年龄多在 40~50 岁,男性多于女性。

一、病因

鼻咽癌的病因尚未完全清楚。可能与环境、病毒和遗传等因素有关。研究发现,有些化学物质(如多环芳烃类、亚硝胺类、微量元素镍等)与鼻咽癌有一定的关系。流行病学调查发现,有些鼻咽癌患者显示有家族癌史特点,提示鼻咽癌与遗传因素有关。之后的研究发现,鼻咽癌与 EB 病毒(Epstein-Barr virus,EBV)感染关系密切。癌细胞内存在 EBV-DNA 和核抗原。患者血清中有多种 EB 病毒特异性抗原的抗体(核抗原、膜抗原和壳抗原的抗体)。但 EBV 在鼻咽癌发生发展中的作用并没有明确结论。

二、病理变化

鼻咽癌常发生于鼻咽顶部,其次为外侧壁及咽隐窝,前壁发生较少。肉眼观,早期常表现为局部黏膜粗糙或稍有隆起,肿瘤逐渐发展形成结节型、菜花型、浸润型和溃疡型。有的病例,在原发癌尚未发现之前,已有颈部淋巴结转移。

鼻咽癌从组织学上可分为 4 种基本类型。

1. 鳞状细胞癌　镜下见癌巢清楚,细胞间桥清晰,可见角化珠和细胞内角化等特征者,为高分化鳞癌,此型较少见。低分化鳞癌较多见,此型癌细胞异型性大,无细胞间桥,无角化珠。

2. 腺癌　多来自鼻咽黏膜的柱状上皮,也可来自于鼻咽腺体的导管上皮。可形成乳头状腺癌、管状腺癌及腺泡细胞癌。低分化腺癌多呈弥漫性浸润,有时可见腺样结构或围成腺腔的倾向。

3. 泡状核细胞癌　亦称大圆细胞癌,癌细胞体积大,细胞界限不清,呈合体状,胞质丰富,核大,圆形或卵圆形,染色质少,着色浅,呈空泡状,核内有 1 个或 2 个肥大的核仁。

4. 未分化癌　此型极少见,癌细胞小,圆形或短梭形,癌巢不清,癌细胞呈弥漫分布。

三、扩散与转移

1. 直接蔓延　癌细胞向上蔓延可破坏颅底骨,癌细胞通过破裂孔侵犯颅内,使第Ⅱ~Ⅵ对脑神经受损;向外侧扩展,可侵犯咽鼓管而进入中耳;向前可蔓延至鼻腔,甚至侵入眼眶;向后可侵犯颈椎,甚至颈段脊髓。

2. 转移　鼻咽癌癌细胞常在早期就经淋巴道转移,先转移到咽后壁淋巴结,然后转移到颈深上淋巴结,多为同侧。晚期经血道转移至肝、骨、肺和肾等处。

四、临床病理联系

鼻咽癌早期有鼻出血、鼻塞、耳鸣、头痛和颈部肿块。

癌细胞侵犯第Ⅱ~Ⅵ对脑神经时,分别引起失明、眼球活动受限、眼球往外下运动障碍,三叉神经支配区感觉过敏和疼痛,复视和眼球外展运动障碍。

经血道转移到远处器官,则引起相应的临床表现。

放射治疗对鼻咽癌有较好的效果,尤其是泡状核细胞癌,其次为鳞癌。

第七节　肺　　癌

肺癌(lung cancer)是起源于支气管黏膜上皮、支气管腺体的恶性肿瘤。在男性中,现已成为所有恶性肿瘤死亡率最高的一种。在我国,肺癌的发病率和死亡率近年也有明显上升趋势,男女发病之比为(4~5):1,但近年来,女性发病率逐年增多。

一、病因与发病机制

肺癌的病因与发病机制虽然尚未明确，但吸烟和大气污染与肺癌的发生关系密切是无疑的。

1. 吸烟 燃烧的烟草中含有多种致癌物质，其中亚硝基化合物、苯并芘为重要致癌物。肺癌的危险性与吸烟时间长短、吸烟的量有直接关系，开始吸烟年龄越早、年限越长、日吸量越多，患肺癌的危险性越大。吸烟可致支气管黏膜上皮增生、鳞状上皮化生，核异型变。

2. 职业性致癌因子 包括无机砷、石棉、铬、镍、煤焦油等。

3. 大气污染 包括工业废气、汽车废气、家庭油烟排放等，污染的空气中含有较高浓度的苯并芘、二乙基亚硝胺等致癌物。

【拓展提高】

肺癌的组织发生

① 绝大多数肺癌起源于支气管黏膜上皮，少数起源于支气管腺体或肺泡上皮。② 小细胞肺癌有认为来源于支气管黏膜上皮或腺上皮内的嗜银细胞。③ 肺癌的发生一是由基底细胞直接癌变；一是经支气管上皮增生，鳞状上皮化生、不典型增生，演变为癌。

二、病理变化

（一）肉眼类型

1. 中央型 由主支气管和叶支气管发生，约占全部肺癌的75%，癌肿位于肺门，形成结节与巨块。以鳞状细胞癌和小细胞癌为主。

2. 周围型 常靠近胸膜的肺周边部，形成孤立的癌结节，结节直径多在2~8 cm。多起源于段以下支气管或肺泡。以腺癌为主。

3. 弥漫型 此型少见，癌组织弥漫浸润散布在肺组织中，呈灰白色的小结节，类似大叶性肺炎或融合性小叶性肺炎样外观。

（二）组织学类型

目前通用的肺癌组织学分型是1981年由WHO制定的，分为4种基本类型。

1. 鳞状细胞癌 占肺癌的30%~50%，患者多为中老年男性，多有吸烟史。肉眼观，多为中央型，癌灶分界不清、灰白色，多有坏死。组织学结构根据癌细胞分化程度可分为高分化型、中分化型和低分化型3种类型。以低分化型多见。

2. 腺癌 占肺癌的30%~35%，女性较多，大多与吸烟无关。肉眼观，多数为周围型。组织学上可分为高分化、中分化和低分化腺癌。高分化腺癌可见癌细胞形成腺腔结构；低分化腺癌镜下观无明显腺腔形成，癌细胞大小不等，呈实体状。

3. 小细胞癌 占肺癌的20%~25%，是肺癌中恶性程度最高的类型。肉眼观，多为中央型。与吸烟有一定的关系，生长快，转移早，预后较差。镜下观，见癌细胞呈片状、条索状或弥漫散在，癌细胞体积较小，胞质极少，形似裸核，状如燕麦，故又称燕麦细胞癌。电镜证实本型癌起源于支气管黏膜上皮内嗜银细胞，属胺前体摄取与脱羧作用瘤（amine precursor uptake and

decarboxylation tumor，APUD 瘤）。

4. 大细胞癌　占肺癌的 10%～15%。癌细胞体积大，核大，核仁明显。癌细胞排列呈巢状或弥漫分布。

【拓展提高】

腺癌的特殊类型

细支气管肺泡癌为腺癌的一种特殊类型，癌细胞呈高柱状，单层或多层沿支气管及肺泡生长而铺于其表面，肺泡结构完整性不受破坏。本癌起源于细支气管上皮细胞及肺泡Ⅱ型上皮细胞。肉眼观，多呈弥漫浸润型。

三、扩散与转移

中央型肺癌常直接侵入纵隔、心包、周围血管、喉返神经及膈神经。肺尖部肺癌可侵犯或压迫颈交感神经、臂丛神经。周围型肺癌蔓延到胸膜、胸壁。

肺癌主要经淋巴道转移，常转移到支气管旁、肺门及纵隔、锁骨上和腋下淋巴结。晚期经血道转移到脑、肝、骨和肾等处。

四、临床病理联系

肺癌的临床表现视肺癌发生的部位、大小和是否蔓延、转移等因素不同而异。中央型肺癌常表现为咳嗽、咯血和胸痛等；癌肿压迫大支气管时可出现呼吸困难；侵犯胸膜时可引起胸痛及胸腔积液；侵犯或压迫神经可引起相应的临床表现；转移到各器官时，则引起相应器官的功能异常或疼痛。

采用痰液脱落细胞学检查、影像学检查、支气管镜检查可提高早期肺癌的诊断率。

第八节　呼吸衰竭

呼吸的主要功能是不断地给机体提供氧气和从机体排出多余的二氧化碳。完整的呼吸功能包括外呼吸过程、内呼吸过程及血液携带运输氧和二氧化碳的功能。呼吸衰竭是指由于外呼吸功能的严重障碍，以致机体在海平面静息状态下吸入空气时，动脉血氧分压低于 60 mmHg（7.98 kPa）和（或）二氧化碳分压高于 50 mmHg（6.65 kPa），并出现相应的功能代谢和形态结构异常的病理过程。通常把呼吸衰竭分为Ⅰ型呼吸衰竭（低氧血症型）和Ⅱ型呼吸衰竭（低氧血症伴高碳酸血症型）；根据主要的发病机制不同，也可将呼吸衰竭分为通气性和换气性两大类；根据病程经过不同，还可将呼吸衰竭分为急性呼吸衰竭和慢性呼吸衰竭。

【相关链接】

呼吸衰竭的诊断指标

当吸入气体氧浓度（FiO_2）不足 20%时，可采用呼吸衰竭指数（respiratory failure index，RFI）作为呼吸衰竭的诊断指标。$RFI=PaO_2/FiO_2$（正常为 100/0.2），如 $RFI\leq 300$ 可诊断为呼吸衰竭。

一、病因与发病机制

外呼吸的两个基本过程是肺通气和肺换气，各种病因通过引起肺通气功能和（或）换气功能障碍而致呼吸衰竭。

(一) 肺通气功能障碍

肺通气是指通过呼吸运动使肺泡气与外界气体进行交换的过程。

1. 限制性通气障碍　一般情况下,吸气时肺泡扩张是呼吸肌收缩的主动过程,而呼气则是肺泡弹性回缩和胸廓复位的被动过程,主动过程较被动过程易发生障碍。限制性通气障碍指的是肺泡扩张受限制而引起的肺泡通气不足。其原因如下。

(1) 呼吸肌活动障碍　呼吸肌舒缩的正常活动有赖于呼吸中枢、神经冲动的传导及呼吸肌自身性能的完整。因此,中枢、外周神经的器质性病变与麻醉药物、镇静药物过量所致的呼吸中枢抑制,以及呼吸肌本身收缩力的减弱(如肌无力和肌萎缩),均可因呼吸肌活动障碍而致限制性通气障碍。

(2) 胸廓和肺的顺应性降低　顺应性指单位压力变化所引起的容量变化,为弹性阻力的倒数。胸廓的顺应性降低常因严重的胸部畸形、胸膜粘连增厚或纤维化所致。肺的顺应性降低多见于肺纤维化(硅沉着病、弥漫性肺间质纤维化等)、肺不张、肺水肿及肺泡表面活性物质的减少。Ⅱ型肺泡上皮受损(如肺循环灌流不足、氧中毒等)或发育不全(新生儿呼吸窘迫综合征),或表面活性物质被大量破坏或消耗(如急性胰腺炎、肺水肿、过度通气)时,均可使肺泡表面活性物质减少。

(3) 胸腔积液或气胸　胸腔大量积液时,肺严重受压,而造成肺扩张受限;开放性气胸时,胸内负压消失,在肺组织自身回缩力的作用下,导致肺塌陷,从而发生肺限制性通气障碍。

2. 阻塞性通气障碍　由于呼吸道狭窄或阻塞,使气道阻力增加引起的通气障碍,称为阻塞性通气障碍。根据气道阻塞的部位不同,以支气管分叉处为界,可分为中央性气道阻塞和外周性气道阻塞。

(1) 中央性气道阻塞　发生在胸内和胸外时,呼气与吸气的气道变化特征不相同。如阻塞部位位于胸外(如喉头气管部位的炎症、水肿、异物等)时,吸气时因气流经过狭窄处,使气道内压下降,并明显低于大气压,则管径变窄,气道阻力增大;呼气时则相反,气道内压大于大气压,而使阻塞减轻,气道阻力变小,故表现为吸气性呼吸困难。如阻塞部位位于胸内时,吸气时气道内压大于胸内压(此时胸内压为负压),气道有所扩张,可减轻气道阻塞;呼气时胸内压为正,使气道受压,加重阻塞,因而表现出明显的呼气性呼吸困难(图 14-1)。

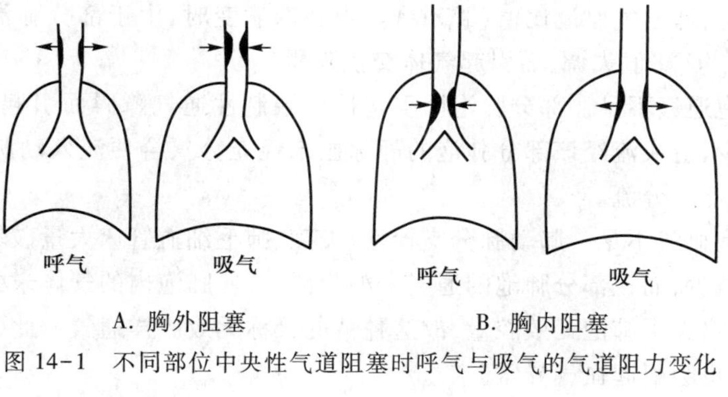

图 14-1　不同部位中央性气道阻塞时呼气与吸气的气道阻力变化

（2）外周性气道阻塞　又称为小气道阻塞，常发生于内径小于 2 mm 的细支气管，包括从终末细支气管到呼吸性细支管。由于这部分小气道无软骨支撑、管壁薄，与管周围的肺泡结构紧密相连，胸内压及周围弹性组织的牵引力均可影响其内径。吸气时，胸内压下降，管壁受牵拉而使管径增大；相反，呼气时，胸内压增高，管径变小，故外周小气道阻塞表现为呼气性呼吸困难，尤其是用力呼气时更明显。

无论是上述哪种类型的通气障碍，氧的吸入和二氧化碳的排出均受阻，肺泡气氧分压降低，肺泡气二氧化碳分压增高，使流经肺泡毛细血管的血液得不到充分交换，导致 PaO_2降低和 $PaCO_2$升高。

（二）肺换气功能障碍

肺换气功能障碍包括弥散障碍、肺泡通气血流比值失调和解剖分流增加 3 种情况。

1. 弥散障碍　是指由于呼吸膜面积减小、呼吸膜异常增厚或弥散时间明显缩短所引起的气体交换障碍。弥散障碍的主要机制如下。

（1）呼吸膜面积减小　常见于肺叶切除、肺实变、肺不张、肺水肿等。正常成人呼吸膜为 60～100 m^2，平静呼吸时，只需 35～40 m^2的面积参与气体交换。因此，肺换气面积的储备量很大。只有当弥散面积减小一半以上时，才可能因呼吸膜面积过小而发生弥散障碍型呼吸衰竭。

（2）呼吸膜厚度增加　呼吸膜非常薄，平均厚度小于 1 μm，由肺泡上皮、毛细血管内皮及两者共有的基底膜所构成。当肺水肿、肺间质纤维化、肺透明膜形成时，因弥散距离增加而使弥散速度减慢。

（3）血液与肺泡的接触时间过短　正常人在静息时，血液流经肺泡毛细血管的时间约为 0.75 s；在剧烈运动时，可缩短为 0.34 s。而完成气体交换的时间，O_2只需 0.25 s，CO_2仅需 0.13 s。因此，呼吸膜面积减小或厚度增加的患者，虽然弥散速度减慢，一般在静息时仍可完成气体交换；但是在体力负荷增加、情绪激动等使心输出量增加和肺血流速度加快时，血液和肺泡气接触时间则明显缩短，就易出现气体交换不充分。

单纯的弥散障碍主要影响氧由肺泡弥散到血液的过程，导致低氧血症，一般无 $PaCO_2$的升高。这是由于 CO_2在水中的溶解度比 O_2大，弥散速度快，甚至可因低氧血症，发生代偿性过度通气，而使 $PaCO_2$低于正常。

2. 肺泡通气血流比值失调　肺泡与血液之间有效的气体交换，还取决于肺泡通气量与肺血流量的比例配合，即通气血流比值（V_A/Q）。当肺部病变时，由于部分肺泡的通气量不足或血流量减少，使 V_A/Q 比值失调，而引起气体交换障碍。

（1）部分肺泡通气不足　部分肺泡因阻塞性或限制性通气障碍而引起严重通气不足，但血流量未相应减少，造成流经该部分肺泡的静脉血未经充分氧合便流入动脉血中，如同动-静脉短路，故又称功能性分流。

（2）部分肺泡血流不足　肺动脉分支栓塞、炎症、肺毛细血管床大量破坏可使流经部分肺泡的血液灌流量减少，而该部分肺泡的通气未相应减少，使肺泡内的气体未能与血液进行有效的气体交换，犹如增加了肺泡无效腔量，故这种情况又称无效腔样通气。此时肺总的有效通气量必然减少，因而也会引起血气异常。

肺泡通气血流比值失调时的血气变化，无论是部分肺泡通气不足引起的功能性分流增加，还是部分肺泡血流不足引起的无效腔样通气，均主要引起 PaO_2降低，而 $PaCO_2$可正常、降低或升高，这主要取决于机体的代偿过程，以及氧与二氧化碳解离曲线的特性。

功能性分流使血液氧分压降低，二氧化碳分压升高，反射性引起呼吸中枢兴奋，健全肺泡的通气量增加（代偿），使流经健全肺泡的血液氧分压显著升高，但由于氧解离曲线呈 S 形的特点，即氧分压达 100 mmHg（13.3 kPa）时，血氧饱和度已高达 95%以上（已处于 S 形曲线上端的平坦段），故通气加强可以进一步提高氧分压，但血氧含量的增加很少，无法代偿病变肺泡通气不足所造成的低氧血症；而二氧化碳解离曲线与之不同，$PaCO_2$在 37.5～60 mmHg（5.0～8.0 kPa）范围内，血液二氧化碳含量与 $PaCO_2$几乎呈直线关系，因此代偿性通气增强的肺泡血中的二氧化碳可以大量排出，甚至可因代偿过度，而致 $PaCO_2$低于正常，只有在病变严重和代偿不足时，$PaCO_2$才会高于正常。当部分肺泡血流不足时，流经该处的血液氧分压虽显著增高，血氧含量的增加也很少。而健全肺泡因血流量增加，使 V_A/Q 比值小于正常，流经此处的血流量虽多却不能充分氧合，相当于在健全肺泡发生了功能性分流。

3. 解剖分流增加　生理情况下，肺内也存在解剖分流，即有一小部分静脉血经支气管静脉和肺内动-静脉吻合支直接流入肺静脉，其分流量占心输出量的 2%～3%。这部分血液未经氧合即流入体循环动脉血中，称为真性分流。使解剖分流增加的原因可见于：支气管扩张症时伴有支气管血管扩张和各种原因导致的肺内动-静脉短路开放。

临床上，由单一因素导致呼吸衰竭较少，常常是几个因素共同或相继发生作用。例如慢性支气管炎发生呼吸衰竭的机制有：① 支气管炎症、分泌物堵塞等引起气道狭窄或阻塞，而有明显的阻塞性肺通气障碍；② 肺组织的炎症、间质纤维化，引起肺顺应性降低，导致限制性肺通气障碍；③ 肺泡的炎症及纤维化、肺大疱形成等引起弥散距离增加和弥散面积减小，导致弥散障碍；④ 由于气道、毛细血管床病变不均，导致 V_A/Q 失调（图 14-2）。

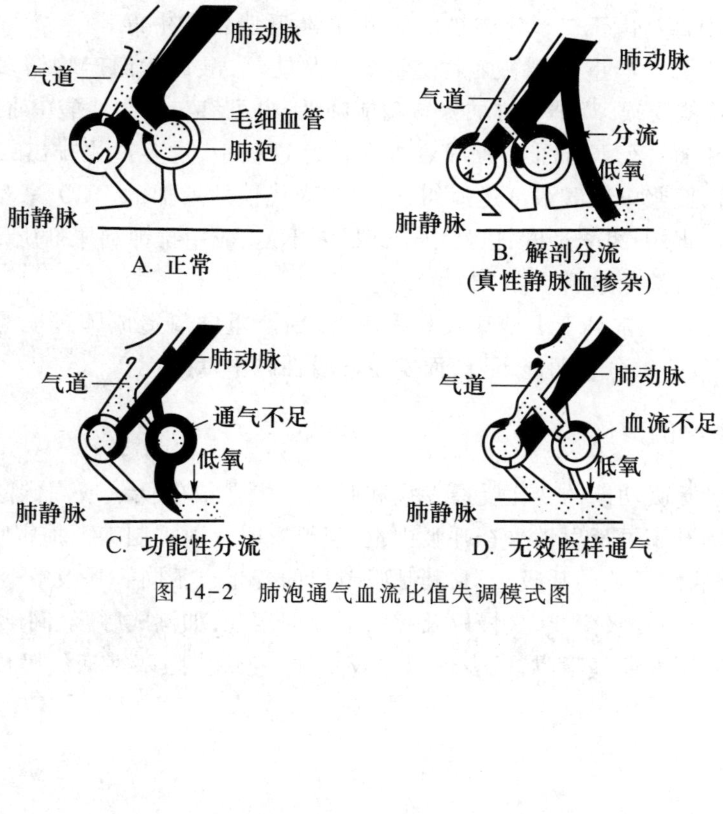

图 14-2　肺泡通气血流比值失调模式图

【拓展提高】

急性呼吸窘迫综合征

急性呼吸窘迫综合征(acute respiratory distress syndrome, ARDS)是由急性弥漫性肺泡-毛细血管膜损伤引起的急性呼吸衰竭。曾称为成人呼吸窘迫综合征(adult respiratory distress syndrome, ARDS),1992年更名为急性呼吸窘迫综合征。引起ARDS的原因很多,常见于严重感染、休克、创伤及吸入毒气、烟雾等。ARDS的主要病理变化是急性弥漫性肺泡-毛细血管膜损伤,表现为肺水肿、肺出血、肺透明膜形成、肺不张、微血栓形成等。其损伤机制很复杂,至今尚未完全阐明,可能与炎症介质、氧自由基损伤有关。ARDS的主要临床表现为进行性缺氧性呼吸衰竭(Ⅰ型呼吸衰竭),其主要发生机制是肺泡通气血流比值失调和肺弥散功能障碍。严重患者可因肺部病变广泛,肺总通气量减少,发生Ⅱ型呼吸衰竭。总之,ARDS是各种疾病的一种严重并发症,发病急,进展快,病死率高。

二、机体主要的代谢与功能变化

外呼吸功能障碍引起的直接效应是血液气体的变化,即PaO_2降低或同时伴有$PaCO_2$增高或降低。呼吸衰竭时机体各系统功能变化的最根本原因就是低氧血症和高碳酸血症。它们对机体的影响主要取决于发生速度、严重程度、持续时间和机体本身的功能状态。

(一)酸碱平衡失调

外呼吸功能障碍可引起各种类型的酸碱平衡失调。不仅因外呼吸障碍可引起酸碱平衡失调,而且还可因并发肾功能障碍、感染、休克以及某些治疗措施不当等因素而出现不同类型的酸碱平衡失调。因此患者的表现可能是多样的,常表现为混合型酸碱平衡失调。

1. 呼吸性酸中毒　由于二氧化碳排出受阻,产生呼吸性酸中毒。

2. 代谢性酸中毒　严重的低氧血症使组织细胞缺氧,酸性代谢产物增多,引起代谢性酸中毒。如合并肾功能受损,肾小管排酸保碱功能降低,也可参与代谢性酸中毒的发生。

3. 代谢性碱中毒　常见于Ⅱ型呼吸衰竭在治疗过程中,过多过快排出二氧化碳(如人工呼吸机使用不当),血浆中碳酸浓度迅速纠正,而体内代偿性增加的HCO_3^-来不及排出,则可发生代谢性碱中毒。此外,纠酸过度,以及由于钾摄入不足、应用排钾利尿剂所致低钾血症,也是导致代谢性碱中毒的常见原因。

4. 呼吸性碱中毒　常见于Ⅰ型呼吸衰竭患者,因严重缺氧造成肺过度通气,二氧化碳排出过多,动脉血二氧化碳分压明显下降,而发生呼吸性碱中毒。

(二)呼吸系统的变化

呼吸衰竭患者呼吸功能的变化受原发病和呼吸衰竭造成的低氧或高碳酸血症双重作用。PaO_2降低和$PaCO_2$升高可反射性兴奋呼吸中枢,但严重时反而抑制甚至损害呼吸中枢,使呼吸变浅、变慢。不同病因所致的呼吸衰竭,其呼吸节律的变化也不同。呼吸中枢功能障碍引起的呼吸衰竭,主要表现为呼吸变浅、变慢以及呼吸节律的紊乱,如潮式呼吸、间歇呼吸等。由肺顺应性降低引起的限制性通气障碍,常表现为呼吸变浅、变快。阻塞性通气障碍时,由于气流阻力增大,患者呼吸深而慢。根据气道阻塞部位的不同又表现为吸气性呼吸困难或呼气性呼吸困难。

(三)循环系统的变化

一定程度的缺氧和二氧化碳潴留可兴奋交感神经和心血管运动中枢,使心率加快、心肌收缩力加强及外周血管收缩,加上呼吸运动加强,胸腔负压增大,使回心血量增加,但缺氧和二氧化碳潴留对心血管运动中枢的直接作用是抑制,故血压一般只轻度升高。交感神经兴奋使体内血流重新分配,有利于保障心脑的血液供应。严重的缺氧和二氧化碳潴留,可直接抑制和损害心血管运动中枢,并直接损害心肌,加之二氧化碳直接扩张血管作用,可出现血压下降,甚至发生休克。

呼吸衰竭时常会累及心脏,以右心受累较为多见,表现为右心肥大及衰竭,即肺源性心脏病。肺源性心脏病主要发病机制与心肌受损、心脏负荷加重有关。

1. 心肌受损　低氧血症和高碳酸血症以及由此引起的酸中毒可直接损害心肌,降低心肌舒缩性,长期持续缺氧还可引起心肌变性、坏死、纤维化等病变。

2. 心脏负荷加重　主要与肺动脉高压相关。缺氧使肺血管收缩,酸中毒增加肺血管对缺氧的敏感性,加上原发病的作用,共同导致肺动脉高压。此外,长期缺氧使循环血液中红细胞生成增多,血液黏滞性增高,血流阻力变大,也是加重心脏负荷的因素。

(四)中枢神经系统的变化

由于低氧血症与高碳酸血症的作用,中枢神经系统的功能可发生明显变化,轻度时可使兴奋性增高,严重时将发生一系列中枢神经系统的功能障碍,如头痛、头晕、烦躁不安、精神错乱、嗜睡、抽搐及昏迷。由呼吸衰竭引起的中枢神经系统功能障碍,称为肺性脑病。

肺性脑病发病机制如下。

1. 高碳酸血症的作用　高碳酸血症可直接作用引起脑血管扩张,一般 $PaCO_2$ 升高 10 mmHg (1.33 kPa),脑血流量约可增 50%,并引起毛细血管通透性增高,其结果是脑血管充血、间质水肿、颅内压增高,严重时还可导致脑疝形成。高碳酸血症同时引起脑细胞内酸中毒,使神经元的功能发生障碍。

2. 低氧血症的作用　缺氧使脑细胞内能量代谢发生障碍,ATP 生成减少,以致神经元能量供应不足,使细胞膜泵功能降低,不能维持正常的膜电位。如钠泵失灵,引起细胞内钠、水增多,导致细胞毒性脑水肿;缺氧也可扩张脑血管,引起血管性脑水肿;缺氧时无氧酵解增加,加重酸中毒,缺氧和酸中毒共同损伤血管内皮细胞,增加了毛细血管通透性,出现脑间质水肿,导致颅内压增高。

(五)肾功能变化

呼吸衰竭常合并肾功能障碍。轻者尿中可出现蛋白、红细胞、白细胞和管型,重者表现为少尿、氮质血症和代谢性酸中毒等肾衰竭症状,一般认为其机制主要是缺氧和高碳酸血症反射性引起肾血管收缩,使肾血流量严重减少,肾小球滤过率降低。

（六）胃肠道变化

呼吸衰竭的晚期，常伴发上消化道出血，其机制如下。

1. 缺氧、二氧化碳蓄积和酸中毒　引起胃黏膜糜烂、坏死，从而降低或破坏胃黏膜的屏障作用，导致弥漫性渗血。

2. 二氧化碳潴留　增强胃壁细胞碳酸酐酶的活性，使胃酸分泌过多，参与溃疡的形成。

三、防治原则

1. 防治原发病　积极治疗原发病是防治呼吸衰竭的关键。

2. 保持呼吸道通畅　消除气道分泌物和内容物，解除支气管痉挛，抗感染治疗以控制和减轻气道黏膜的肿胀及减少分泌物产生，必要时使用呼吸中枢兴奋剂或气管插管及机械辅助通气。

3. 吸氧　无论是何种类型的呼吸衰竭，均会出现低氧血症，根据呼吸衰竭血气变化的不同特点，分别予以不同的氧疗方案。

针对只有缺氧而不伴有二氧化碳升高的Ⅰ型呼吸衰竭，宜吸入较高浓度的氧（40%～50%），尽快使 PaO_2超过 60 mmHg（8.0 kPa），血氧饱和度上升到 85%以上。

对于既有缺氧、又有二氧化碳潴留的Ⅱ型呼吸衰竭，当 $PaCO_2$超过 80 mmHg（10.6 kPa）时，会直接抑制呼吸中枢，因而此时呼吸的兴奋主要依靠低氧血症对外周化学感受器的刺激来维持，因此应持续性给予低浓度、低流量的氧（25%～29%），使 PaO_2 上升到 60 mmHg（8.0 kPa）即可，此时血氧饱和度已达 80%，以免缺氧完全纠正反而抑制呼吸，使 $PaCO_2$更高。

4. 改善内环境和支持重要器官功能　注意纠正水、电解质紊乱及酸碱平衡失调，保护心、脑、肾等其他重要器官的功能，防止常见的严重并发症的发生。

本章小结

1. 慢性阻塞性肺疾病、肺炎、硅沉着病、鼻咽癌、肺癌是当前呼吸系统的常见病，也是本章的主要内容。

2. 慢性支气管炎、慢性阻塞性肺气肿是常见的肺疾病。细支气管的炎症、阻塞，引起通气障碍，导致肺内残气增多；肺内弹性蛋白酶增多，活性增高，破坏肺的弹力组织。以上两个致病因素长时间作用，从而引起慢性阻塞性肺气肿。

3. 肺疾病、肺血管疾病、胸廓疾病均可导致肺源性心脏病。肺动脉高压是肺源性心脏病发生的关键，表现为右心肥大和扩张。

4. 引起肺炎的病原体繁多，病毒、支原体、衣原体、细菌、真菌等均可感染肺。病变分布可以是大叶性、小叶性和间质性（不典型性）。典型的大叶性肺炎由肺炎链球菌引起，病变累及整个大叶或大叶大部，属纤维蛋白性炎，已不多见。小叶性肺炎在肺内形成散在的小叶性或小叶融合性病变，属化脓性炎。

5. 硅沉着病是吸入二氧化硅粉尘而引起的肺尘埃沉着病，硅结节和肺间质广泛纤维化严重破坏肺的结构和功能。

6. 鼻咽癌与 EB 病毒关系密切。以低分化鳞癌多见。常发生淋巴道转移，对放射治疗敏感。

7. 肺癌实际上是支气管肺癌。肉眼可分中央型、周边型和弥漫性。组织学类型有鳞状细胞癌、腺癌、小细胞癌、大细胞癌等。小细胞癌来源于嗜银细胞,分化差,转移早。

8. 呼吸衰竭是指由于外呼吸功能严重障碍,以致机体在海平面静息状态下吸入空气时,PaO_2 低于 60 mmHg,伴有或不伴有 $PaCO_2$ 高于 50 mmHg,并出现相应的功能代谢和形态结构异常的病理过程。各种病因通过引起肺通气功能和(或)换气功能障碍而致呼吸衰竭。呼吸衰竭时机体可出现酸碱平衡失调、肺动脉高压、肺源性心脏病、肺性脑病等功能代谢变化。

练习与思考

1. 名词解释:呼吸衰竭　功能性分流　肺性脑病

2. 慢性支气管炎为什么咳嗽、多痰?常见并发症有哪些?慢性阻塞性肺气肿是怎样形成的?

3. 大叶性肺炎属什么性质的炎症?描述红色肝样变期和灰色肝样变期的病理变化。

4. 试比较大叶性肺炎和小叶性肺炎在病因、发病年龄、病理变化方面各有何特点。

5. 大叶性肺炎为什么会出现咳铁锈色痰、胸痛、呼吸困难及缺氧症状?

6. 简述肺癌肉眼类型的病变特点。

7. 某患者血氧指标检查为:PaO_2 95 mmHg,PvO_2 55 mmHg,血氧容量 10.8 mL/dL,动脉血氧饱和度 95%,动-静脉血氧含量差 2.8 mL/dL,此患者可有何种类型缺氧?

8. 简述呼吸衰竭的发病机制。

9. 为什么弥散障碍只有 PaO_2 降低而无 $PaCO_2$ 升高?

(陈基善　徐义荣　任亚丽)

第十五章　消化系统疾病

【学习目标】

掌握：

1. 基本概念。
2. 溃疡病的病理变化及并发症。
3. 病毒性肝炎的病变特点。
4. 肝硬化的病变特点与临床病理联系。
5. 肝性脑病的诱因。

熟悉：

1. 病毒性肝炎的病原体及传染途径。
2. 消化道肿瘤的肉眼分型。
3. 肝性脑病的发病机制。

了解：

1. 慢性萎缩性胃炎的病因与病理变化。
2. 肝性脑病防治原则。

消化系统包括消化管道和消化腺。消化管道的组成从口腔到肛门，消化腺有涎腺、肝、胰腺及消化管道的黏膜腺体。

消化系统常见病、多发病有：胃炎、溃疡病、肝炎、肝硬化、消化系统肿瘤等。消化系统肿瘤中的食管癌、胃癌、肝癌和大肠癌都属于我国常见肿瘤。本章主要介绍消化系统常见疾病。

【相关链接】

消化管道结构的共同特点

消化管道由内向外依次为：黏膜层、黏膜下层、肌层和浆膜层。

第一节　慢性胃炎

慢性胃炎（chronic gastritis）是由各种致病因素所致的胃黏膜慢性非特异性炎症，病变分布以胃窦部最常见，呈灶性或弥漫性。常见的类型有慢性浅表性胃炎、慢性萎缩性胃炎。

一、病因与发病机制

目前尚未完全明了，可能与下列因素有关。

1. 幽门螺杆菌感染　幽门螺杆菌可破坏胃黏膜的防御屏障。

2. 长期慢性刺激　如吸烟、过热食物、酗酒、辛辣食物、药物等。

3. 十二指肠液反流　破坏了胃黏膜的屏障，因幽门括约肌功能失调所致。

4. 自身免疫损伤　部分萎缩性胃炎（A 型）患者血清中有抗壁细胞抗体和抗内因子抗体。

二、类型与病理变化

（一）慢性浅表性胃炎

慢性浅表性胃炎（chronic superficial gastritis）又称为慢性单纯性胃炎，国内胃镜检出率高达 20%~40%。病变常发生在胃窦部，与长期慢性刺激有关。

1. 肉眼　胃镜检查可见病变呈多灶性或弥漫性分布，黏膜充血、水肿，表面有灰白或灰黄色黏液性分泌物覆盖，有时可见点状出血或糜烂。

2. 镜下　病变位于黏膜浅层，有水肿、点状出血及局部黏膜上皮坏死脱落，浸润的炎细胞主要为淋巴细胞、浆细胞。

（二）慢性萎缩性胃炎

慢性萎缩性胃炎（chronic atrophic gastritis）炎症变化不明显，主要变化是胃黏膜萎缩、变薄，腺体减少或消失，根据不同病因分为 A、B 两型（表 15-1），临床上胃酸减少，食欲减退。

表 15-1　A 型与 B 型萎缩性胃炎比较

分型	发病	部位	并发症
A 型	与自身免疫学有关，少见	胃体部	恶性贫血
B 型	与吸烟、酗酒有关，多见	胃窦部	发生癌变

1. 肉眼　胃镜可见萎缩的胃黏膜变薄，皱襞变平坦或消失，黏膜下小血管清晰可见。黏膜由正常的橘红色变为灰色或灰绿色。

2. 镜下　胃黏膜腺体萎缩并有囊性扩张，上皮发生假幽门腺化生和肠上皮化生。黏膜固有层内有淋巴细胞和浆细胞浸润。

【拓展提高】

假幽门腺化生和肠上皮化生

假幽门腺化生：胃底和胃体病变区壁细胞和主细胞消失，由类似幽门腺的黏液分泌细胞所取代。肠上皮化生：胃窦病变区，胃腺体上皮细胞被杯状细胞、肠吸收上皮细胞和帕内特细胞所取代，形态酷似肠黏膜腺体。

三、临床病理联系

慢性浅表性胃炎患者因病变较轻，常无明显症状，有时可出现轻度的消化不良、上腹部不适或隐痛。慢性萎缩性胃炎由于胃腺萎缩，胃液分泌减少，患者可出现明显的食欲减退、消化不良、上腹部不适或疼痛等。A 型常发生恶性贫血。有肠上皮化生的萎缩性胃炎可发生癌变。

第二节 溃 疡 病

溃疡病是以胃或十二指肠形成慢性溃疡为特征的一种常见病、多发病。因其发生与胃液的自身消化有关,故又称为慢性消化性溃疡(chronic peptic ulcer)。十二指肠溃疡较胃溃疡多见,两者的比例约为3∶1。胃和十二指肠溃疡同时发生者少见,称为复合性溃疡。患者多为青壮年,男性多于女性。主要临床表现为上腹部疼痛、反酸、嗳气、上腹部饱胀感。本病呈慢性经过,常反复发作。

一、病因与发病机制

溃疡病的病因与发病机制不清。多认为与胃、十二指肠黏膜防御屏障功能的破坏或胃液的消化能力增强有关。精神因素是溃疡病发病和复发的一个重要因素。

1. 黏膜防御屏障破坏　幽门螺杆菌感染和非甾体抗炎药(如阿司匹林等)均可导致黏膜上皮细胞的损伤及黏膜缺血。吸烟也可损害黏膜的血液循环,降低黏膜防御屏障作用。

【拓展提高】

黏膜防御屏障

① 胃黏膜表面有碱性黏液层;② 胃黏膜浅层细胞之间紧密连接;③ 健全的黏膜血液循环;④ 胃黏膜表层细胞具有两层类脂和蛋白质分子组成的细胞膜,能防止胃酸回渗和逆弥散。

2. 消化能力增强　伴有高胃酸的溃疡病患者,如Zollinger-Ellison综合征患者,由于其胰岛细胞瘤分泌大量促胃液素而使胃酸分泌高达正常的10~20倍,此类患者常伴有溃疡的形成,说明胃酸分泌过多在胃、十二指肠溃疡的发病中也起重要的作用,甚至在黏膜防御屏障正常时也可形成溃疡。

3. 精神因素　精神紧张、抑郁、长期过度脑力劳动等情况下,皮质功能失调,自主神经、内分泌功能失调可引起溃疡。

二、病理变化

1. 肉眼　常为一个,呈圆形、椭圆形,直径小于2 cm,边缘整齐,形如刀切,黏膜皱襞从溃疡向周围呈放射状分布,底部平坦洁净,溃疡深浅不一,可穿过黏膜下层,深达肌层甚至浆膜层。溃疡处的黏膜至肌层可完全被破坏,由肉芽组织或瘢痕组织取代。十二指肠溃疡多发生于十二指肠球部近幽门环处前后壁,形态与胃溃疡相似,但一般较小,直径多在1 cm内,较浅。

2. 镜下　溃疡底部从表面向深部依次由4层构成:渗出层、坏死层、肉芽组织层、瘢痕层(彩图15-1)。① 渗出层:主要由中性粒细胞和纤维蛋白构成。② 坏死层:由红染的无结构坏死组织构成。③ 肉芽组织层:主要由成纤维细胞和毛细血管组成。④ 瘢痕组织层:主要由胶原纤维和纤维细胞组成。在瘢痕组织中常见小动脉发生增殖性动脉内膜炎,使小动脉管壁增厚,管腔狭窄,并常伴血栓形成。

三、临床病理联系

本病症状以上腹部疼痛、嗳气、反酸和呕吐为特征，尤以上腹部疼痛为主。胃溃疡的疼痛常发生于餐后 0.5~2 h。十二指肠溃疡的疼痛发生于空腹或夜间，呈周期性发作，常与气候变化有关，如冬末春初时。

四、结局与并发症

（一）愈合

多数患者溃疡可愈合。溃疡表层的渗出及坏死物质被吸收和排除后，底部肉芽组织增生填满溃疡，周围黏膜上皮再生，覆盖溃疡面而愈合。

（二）并发症

并发症包括溃疡出血、穿孔、幽门梗阻和癌变。

1. 溃疡出血　是最常见的并发症，约有 1/3 的患者发生出血，十二指肠溃疡出血较胃溃疡略多。

2. 穿孔　由溃疡穿透胃壁或十二指肠壁所致，发生率为 5%。十二指肠壁较薄，穿孔比胃溃疡多见。急性穿孔发生时，可导致弥漫性腹膜炎。慢性穿孔常引起局限性腹膜炎。

3. 幽门梗阻　发生率为 3%。因溃疡经久不愈，形成的瘢痕组织可导致幽门狭窄、梗阻。十二指肠溃疡或幽门前溃疡亦可因组织炎性水肿或幽门括约肌痉挛使胃内容物暂时性通过困难，但此种梗阻经保守治疗后可缓解。

4. 癌变　很少见，发生率约为 1%。多为经久不愈的胃溃疡。十二指肠溃疡几乎不发生癌变。

第三节　病毒性肝炎

病毒性肝炎（viral hepatitis）是由肝炎病毒引起的以肝实质变质为主的炎症。目前已知的肝炎病毒有甲型、乙型、丙型、丁型、戊型、己型和庚型肝炎病毒。世界各地均有散发和流行。各年龄均可发生，乙型肝炎多见于成年人，甲型肝炎多见于儿童和青少年。

一、病因与传播途径

经过近 30 年的研究，目前对肝炎病毒已比较清楚，由最初仅知的甲型和乙型两种肝炎病毒，增加到由甲型到庚型 7 种肝炎病毒。

【拓展提高】

血清抗原抗体检测及其临床意义见表 15-2。

表 15-2 血清抗原抗体检测及其临床意义

检测指标	临床意义
HBsAg 阳性，抗-HBc 阳性，HBeAg 阳性	病毒复制活跃，传染性强
HBsAg 阳性，抗-HBc 阳性，抗-HBe 阳性	病毒复制减少，传染性弱
抗-HBs 阳性，抗-HBc 阳性，抗-HBe 阳性	过去感染或感染后期

注：HBsAg：表面抗原；抗-HBs：表面抗体；HBeAg：e 抗原；抗-HBe：e 抗体；抗-HBc：核心抗体。

二、发病机制

肝炎病毒引起肝细胞损伤的机制尚未完全明确。甲型肝炎病毒和丁型肝炎病毒可能直接导致肝细胞损伤。但乙型肝炎病毒（HBV）导致肝细胞损伤的机制比较复杂。许多研究表明，HBV 主要通过细胞免疫反应引起肝细胞损伤。

三、基本病理变化

各型肝炎的基本病变基本相同，都是以肝细胞的变性、坏死为主，同时伴有不同程度的炎细胞浸润、肝细胞再生及纤维组织增生。

（一）肝细胞变性、坏死

1. 肝细胞胞质疏松化和气球样变性　肝细胞肿大，胞质疏松淡染，称胞质疏松化。严重的肝细胞水样变性，肝细胞肿大呈球形，胞质几乎完全透明，称为气球样变性（ballooning degeneration）。

2. 肝细胞嗜酸性变和嗜酸性坏死　常累及单个或数个肝细胞。肝细胞胞质水分减少而浓缩，嗜酸性染色增强，胞质颗粒性消失，呈均匀红色，称为嗜酸性变。进一步发展胞质更加浓缩，嗜酸性染色更强，胞核亦浓缩消失最后形成红染的圆形小体，称为嗜酸性小体（acidophilic body），亦称为嗜酸性坏死（acidophilic necrosis）。

3. 肝细胞的溶解坏死　由重度气球样变发展而来，核固缩、溶解消失，胞质溶解、液化，最后细胞解体。根据坏死的范围及发生的部位不同分为以下几种。

（1）点状坏死（spotty necrosis）　肝小叶内散在的灶状肝细胞坏死，累及一个或几个肝细胞。

（2）碎片状坏死（piecemeal necrosis）　在肝小叶周边的肝细胞界板及门管区出现的带片状或灶状连接坏死。

（3）桥接坏死（bridging necrosis）　小叶中央静脉与门管区之间或两个小叶中央静脉之间出现肝细胞的带状坏死。

（4）大片状坏死　肝细胞弥漫性大片坏死，坏死多自小叶中央开始，向四周扩延，仅小叶周边部残留少数变性的肝细胞。

（二）炎细胞浸润

在门管区或小叶内常有不同程度的炎细胞浸润。浸润的炎细胞主要为淋巴细胞、单核细胞及少量的浆细胞、中性粒细胞。

（三）增生

1. 库普弗(Kupffer)细胞增生　增生的细胞胞质丰富,呈梭形或多角形,突出于窦壁或脱落于肝窦内,成为游走的吞噬细胞。

2. 间叶细胞及成纤维细胞增生　间叶细胞可分化为组织细胞参与炎细胞浸润,后期则分化为成纤维细胞,参与损伤的修复。在反复发生严重坏死的病例,大量纤维组织增生可导致肝纤维化或肝硬化。

3. 肝细胞再生　当肝细胞坏死时,邻近的肝细胞可再生修复。如肝细胞坏死而网状纤维支架存在,肝细胞可实现完全再生;如果肝细胞坏死严重,网状纤维支架塌陷,再生的肝细胞排列紊乱而形成再生的肝细胞结节,称为肝细胞结节状再生。

四、临床病理分型、病理变化、临床病理联系及转归

目前病毒性肝炎分3型:急性肝炎(黄疸型和无黄疸型肝炎)、慢性肝炎(轻度、中度和重度慢性肝炎)、重型肝炎(急性重型和亚急性重型肝炎)。

（一）急性病毒性肝炎

急性病毒性肝炎是肝炎最常见的临床病理类型。临床上分为黄疸型和无黄疸型,两型病变基本相同。

1. 病理变化

(1) 肉眼　肝体积增大,被膜紧张,质软。

(2) 镜下　广泛的肝细胞胞质疏松化、气球样变和肝细胞的点状坏死为急性病毒性肝炎的病变特点。黄疸型可见毛细胆管内有小胆栓形成,肝细胞胞质内可见胆色素沉积。

2. 临床病理联系　肝细胞体积增大,被膜紧张,临床上可出现肝大、肝区疼痛和压痛。肝细胞坏死,肝细胞内的酶类释放入血,故血清谷丙转氨酶升高,同时还会引起多种肝功能指标的异常。

3. 转归　急性肝炎大多在半年内逐渐恢复。少数病例可发展为慢性肝炎,多为乙型和丙型病毒性肝炎。

（二）慢性病毒性肝炎

病毒性肝炎病程超过半年者即为慢性。其中以乙型肝炎占绝大多数,丙型及丁型也可转为慢性。慢性肝炎分为轻、中、重3型。

1. 病理变化

(1) 轻度慢性肝炎　肉眼观,肝轻度增大,表面光滑。镜下观,肝细胞轻度变性、坏死,主要为点状坏死,偶见轻度的碎片状坏死;门管区及肝小叶内有淋巴细胞和单核细胞浸润;门管区周围纤维组织增生,肝小叶结构完整。

(2) 中度慢性肝炎　肉眼观,肝轻、中度增大,表面光滑。镜下观,肝细胞变性、坏死明显。出现特征性桥接坏死及中度的碎片状坏死。门管区及肝小叶内炎细胞浸润明显,且有纤维间隔形成,但小叶结构尚存。

(3) 重度慢性肝炎　肉眼观,肝表面不光滑,呈颗粒状,质地较硬。镜下观,肝细胞坏死严重且广泛,有重度的碎片状坏死和桥接坏死。坏死区有肝细胞的结节状再生。小叶内坏死区和小叶周边部之间增生的纤维间隔互相连接,并分割肝小叶。

2. 临床病理联系及转归　慢性肝炎早期临床表现为肝大、肝区疼痛,以及肝功能障碍等,轻度慢性肝炎大多数可以治愈,中度慢性肝炎恢复较慢,重度慢性肝炎如不及时治疗,大部分转为肝硬化,并出现肝硬化的临床表现(见本章第四节)。少数病例在原有病变的基础上出现大片的肝细胞坏死可转变为重型肝炎。

(三) 重型病毒性肝炎

重型病毒性肝炎病情严重,根据起病急缓及病变程度的不同可分为急性重型和亚急性重型两种类型。

1. 病理变化

(1) 急性重型肝炎　肉眼观,肝体积明显缩小,尤以左叶为甚,质量减至600~800 g,质地柔软,被膜皱缩。切面呈黄色或红色,故称为急性黄色或红色肝萎缩。镜下观,肝细胞坏死严重、广泛,肝索解离,肝细胞溶解,出现弥漫性大片状坏死。肝血窦明显扩张充血并出血。小叶内和门管区有多量淋巴细胞、单核细胞浸润,无明显的肝细胞再生。

(2) 亚急性重型肝炎　肉眼观,肝有不同程度的缩小,被膜皱缩,病程长者可形成大小不等的结节,质地变硬,切面呈黄绿色,其中可见红褐色或黄色坏死区。镜下观,既有大片状坏死,又有肝细胞的结节状再生,坏死区网状纤维支架塌陷、胶原化,形成较宽的纤维组织间隔,小叶内外有明显的炎细胞浸润,小叶周边部小胆管增生,肝细胞和小胆管内有淤胆现象。

2. 临床病理联系及转归　急性重型肝炎,起病急,进展快,病情凶险,病死率高。临床上又称为暴发型或电击型肝炎。主要死于肝衰竭,其次为消化道大出血、急性肾衰竭。亚急性重型肝炎多数是由急性重型肝炎迁延而来或一开始病变就比较缓和呈亚急性经过。少数病例可能由慢性肝炎转变而来。病程可达1至数月。本型肝炎如治疗及时,病变可停止;如继续发展可发展为坏死后肝硬化或死于肝衰竭。

第四节　门脉性肝硬化

门脉性肝硬化(portal cirrhosis)是由多种原因引起的一种常见的慢性肝病。主要病理变化是肝细胞变性、坏死,继而出现纤维组织增生和肝细胞结节状再生,三种病变反复交错进行,使肝的正常小叶结构和血液循环途径逐渐被破坏和改建,形成假小叶,最后导致肝变形、质地变硬,形成肝硬化。临床上早期无症状,后期可出现不同程度的门静脉高压和肝功能障碍。

一、病因与发病机制

(一) 病因

1. 病毒性肝炎　在我国,病毒性肝炎是引起门脉性肝硬化的主要原因,尤其是乙型和丙型肝炎,国内资料统计,肝硬化患者HBsAg阳性率可达75.3%。

2. 慢性酒精中毒　是欧美国家引起肝硬化的主要原因。

3. 营养缺乏　动物实验表明，缺乏胆碱和甲硫氨酸食物的动物，可出现肝细胞脂肪变性，在此基础上可发展为肝硬化。

4. 毒物中毒　许多毒性物质(砷、四氯化碳、磷、亚硝胺等)和药物(异烟肼、辛可芬、氯仿等)对肝细胞有损害作用，这些毒物长期作用可导致肝硬化。

(二) 发病

上述各种因素导致了肝细胞变性、坏死及炎症，以后增生的成纤维细胞、局部的贮脂细胞产生胶原纤维，加之因肝细胞坏死，局部的网状纤维支架塌陷、融合、胶原化而形成胶原纤维间隔。初期形成的纤维间隔尚未互相连接形成假小叶，称为肝纤维化，为可复性病变。如果继续发展，小叶内和门管区的纤维间隔互相连接，破坏和改建肝小叶的结构和血液循环途径，则假小叶出现而形成肝硬化。

二、病理变化

1. 肉眼　在肝硬化的早、中期，肝细胞常有明显的脂肪变性，肝体积正常或稍大，质地正常或稍硬。肝硬化后期，肝细胞有不同程度的坏死，纤维组织增生，因此肝体积缩小，质量减轻至1 000 g以下，质地变硬，被膜增厚，表面呈结节状，结节大小较一致，直径多在0.1~0.5 cm。切面可见圆形或椭圆形岛屿状的结节弥漫分布，结节周围有灰白色的纤维组织包绕，结节呈黄色(伴有脂肪变)或黄绿色(伴淤胆)(彩图15-2)。

2. 镜下　正常的肝小叶结构破坏，由广泛增生的纤维组织将肝细胞再生结节分割包绕成大小不等、圆形或椭圆形的肝细胞团，称为假小叶。假小叶内肝细胞可发生不同程度的变性和坏死，也可见到肝细胞再生，肝细胞排列紊乱，小叶中央静脉偏位、缺如或出现两个以上的中央静脉，有时在假小叶内可见被包绕的门管区，在周围包绕的纤维间隔内可见增生的小胆管、无明显管腔的假胆管及少量的慢性炎细胞浸润(彩图15-3)。

假小叶的形成及广泛的纤维组织增生，使肝内的血液循环途径遭到破坏和改建，肝内血管网减少并形成异常的吻合支，导致门静脉血液回流受阻，肝细胞缺血缺氧，加重肝细胞损伤，随之形成新的纤维间隔，使肝的病变反复进行性加重，最终导致临床上出现不同程度的门静脉高压和肝功能不全。

三、临床病理联系

在肝硬化早期，肝功能处于代偿期，常无明显异常。临床表现不明显，亦可出现乏力、食欲减退、肝脾轻度增大等症状。晚期进入失代偿，患者可出现不同程度的门静脉高压和肝功能不全。

1. 门静脉高压　形成原因：① 假小叶形成及纤维组织的压迫，使小叶下静脉、中央静脉及肝窦受压、扭曲甚至闭塞，致门静脉回流受阻；② 肝动脉和门静脉之间形成异常吻合支，压力高的动脉血流入门静脉，致门静脉压力升高。

门静脉高压时可出现脾大、胃肠道淤血、腹水和侧支循环形成。

(1) 脾大　门静脉高压出现后，脾静脉血液回流受阻，导致慢性脾淤血。脾大，质硬，被膜增厚，切面呈红褐色。镜下观，脾窦扩张充血，脾索增宽，纤维化，脾小体萎缩。患者可出现脾功能亢进引起的贫血或出血等表现。

（2）胃肠道淤血、水肿　胃肠静脉回流受阻，黏膜淤血、水肿，导致消化、吸收功能障碍，患者出现食欲减退、消化不良、腹胀、腹泻等症状。

（3）腹水形成　腹水为草绿色清亮的漏出液，为肝硬化晚期最突出的症状。

（4）侧支循环的建立　主要有食管静脉丛曲张（破裂后可引起上消化道大出血，是肝硬化患者死亡的常见原因之一）（彩图 15-4）；腹壁、脐旁静脉丛曲张（形如“海蛇头”，胸壁静脉和腹壁静脉亦明显扩张充盈）；直肠静脉丛曲张（破裂可引起便血，长期便血可引起贫血）。

2. 肝功能不全　主要是肝细胞长期反复受损伤的结果。肝功能不全时可出现出血、内分泌失调、黄疸、肝性脑病。

（1）出血倾向　临床上可出现鼻出血、牙龈出血、皮肤黏膜出血等。

（2）内分泌失调　对雌激素的灭活能力下降，引起男性乳房发育、睾丸萎缩、性功能减退、不育等，女性患者可出现月经不调、不孕等。患者在面部、颈、上胸部、前臂、手背等处皮肤出现的蜘蛛痣及肝掌均与雌激素增多有关。

（3）黄疸　是晚期肝硬化患者重要的临床表现之一。多因肝内胆管不同程度阻塞及肝细胞坏死引起。

（4）肝性脑病　出现在肝硬化的晚期，是肝功能不全的严重后果，也是肝硬化患者的常见死因之一。

3. 结局　肝硬化是肝的一种慢性进行性疾病。早期应积极治疗消除病因，某些患者肝内病变可以静止，增生的纤维组织可以消退，肝功能有所改善。晚期常预后不良，主要死因有肝性脑病、食管下段静脉丛曲张破裂大出血、肝癌及感染等。

第五节　肝功能不全

一、肝功能不全概述

肝是具有多种生理功能的腺体器官。各种病因严重损害肝细胞，使其代谢、分泌、合成、解毒、免疫等功能发生严重障碍，并出现黄疸、出血、继发性感染、肾功能障碍和肝性脑病等一系列相应的临床症状，这种综合征称为肝功能不全（hepatic insufficiency）。肝衰竭（hepatic failure）一般是指肝功能不全的晚期阶段。肝衰竭的主要临床表现为肝性脑病和肝肾综合征。肝肾综合征（hepatorenal syndrome，HRS）是指肝硬化失代偿期或急性重症肝炎时，继发于肝衰竭基础上的功能性肾衰竭，主要表现为突然或逐渐发生少尿和氮质血症。

【相关链接】

肝的主要功能及影响因素

肝的主要功能是参与物质代谢、生物转化、胆汁的生成与排泄、凝血、屏障解毒和免疫等。肝的代偿适应能力和再生能力很强，比较轻的损害通过肝的代偿，一般不会发生明显的肝功能异常；只有当损害严重且广泛时，才导致肝功能不全。引起肝功能不全的原因很多，主要有：生物性因素（如感染）、理化性因素（如化学药品、酒精中毒等）及其他（如遗传、免疫、营养等）

因素。

二、肝性脑病

肝性脑病(hepatic encephalopathy)是继发于严重肝疾病的神经精神综合征。肝性脑病可根据病情的进展情况(包括从轻微的精神、神经症状到深度昏迷的整个过程)分为4期:一期有轻微的性格和行为改变;二期出现精神错乱,行为异常,定向、睡眠障碍,并具有特征性的扑翼样震颤;三期主要以昏睡和精神严重错乱为主;四期患者意识完全丧失进入深度昏迷状态,临床上称为肝昏迷(hepatic coma)。肝昏迷是肝性脑病的最后阶段,是肝衰竭的终末表现。

【相关链接】

肝性脑病病因分类

肝性脑病根据病因分为:① 内源性肝性脑病(又称急性暴发性肝性脑病):主要由肝细胞广泛变性、坏死,导致解毒功能降低或丧失引起。发病急,一般在12~24 h后出现黄疸,2~4天后即由嗜睡进入昏迷状态,有明显的出血倾向;发作时无明显诱因,血氨大多正常,病死率高。常见于暴发性病毒性肝炎、重症肝中毒等患者。② 外源性肝性脑病(又称慢性复发性肝性脑病):是因肝硬化或门体侧支循环形成后,使肠源性毒物绕过肝直接进入体循环而引起的脑病。病情进展缓慢,病程较长,往往在诱因作用下反复发作,血氨常升高。这类患者给予去除诱因治疗能使症状改善。多见于肝硬化的失代偿期和肝癌晚期。

(一) 发生机制

临床和实验资料显示,肝性脑病发生时脑组织并无明显的特异性形态学改变,因此,多数学者主张肝性脑病的发生主要是脑组织的代谢和功能障碍所致。肝性脑病的发生机制至今尚未阐明,目前比较公认的学说有以下几种。

1. 氨中毒学说　正常人血氨浓度低于59 μmol/L,并且氨的来源和去路保持着动态平衡。肝性脑病患者80%~90%有血氨升高,且血氨的升高往往与临床症状相平行。有资料显示,肝硬化患者在摄入大量含氮物质(如口服铵盐、尿素等)或高蛋白质饮食后,血氨浓度明显升高,易诱发肝性脑病;相反,若给予降氨治疗病情好转。同样,给门-体分流术后的动物注入氯化铵可诱发肝性脑病。这些均说明肝性脑病的发生与血氨升高有密切关系。

(1) 血氨升高的原因和机制　正常情况下,血氨的来源和清除保持着动态平衡。肝性脑病患者血氨升高的主要原因是肝清除氨的功能障碍或氨生成过多超过其清除能力。

1) 氨的清除不足　生理情况下,氨的清除主要在肝内经鸟氨酸循环合成尿素排出体外。这是一个由多酶参与的耗能过程(通常生成1 mol尿素,清除2 mol氨,消耗3 mol ATP)。肝功能严重障碍时,由于肝内多酶系统受损,导致ATP供给不足、鸟氨酸循环障碍,血氨经肝合成尿素的能力降低,导致血氨升高。此外,在已建立侧支循环的肝硬化患者或门-体静脉吻合术后的患者,其血氨升高主要是来自肠道的氨绕过肝直接进入体循环所致。

2) 氨的产生过多　肝功能障碍时,引起血氨产生过多的因素有:① 肝功能障碍患者常发生上消化道出血,血液蛋白质在肠道细菌的作用下产氨增多;② 肝硬化时,由于门静脉回流受阻,致使消化道淤血、水肿,消化液分泌减少,食物的消化、吸收和排空都发生障碍,细菌生长活跃，肠内未经充分消化的蛋白质和从血液弥散来的尿素在细菌的作用下产氨增多；③ 肝硬化晚期并发肾功能障碍导致氮质血症，血中尿素大量堆积并向胃肠道弥散，在肠道细菌脲酶的作用下产氨剧增；④ 肝性脑病前期，患者高度不安与躁动，肌肉活动增强，肌肉组织中腺苷酸分解产氨增强。

除上述产氨增多外，肠道氨的吸收对血氨也有影响。肠道氨的吸收与肠道 pH 密切相关。当肠腔 pH 较低时，NH_3与 H^+结合生成 NH_4^+，NH_4^+不易吸收随粪便排出体外。此外，肾排氨也受 pH 的影响，当尿液 pH 偏低时，进入肾小管的 NH_3与 H^+结合生成 NH_4^+而被排出。

【相关链接】

血　氨

实验证明，当结肠内 pH 降至 5.0 以下时，出现肠道氨不再吸收，血氨反而排入肠腔的情况，这称为酸透析。此外，血液中的 NH_3与 NH_4^+可互相转化，当 pH 正常时，血液中以 NH_4^+为主（99% NH_4^+，1% NH_3），血液偏酸时 NH_4^+增多（$NH_3+H^+ \rightarrow NH_4^+$），血液偏碱时则 NH_3 增多。氨为脂溶性气体，易通过血脑屏障，而离子铵（NH_4^+）则很难通过血脑屏障。

（2）血氨增多对脑的毒性作用　血氨增多，通过血脑屏障进入脑细胞内的氨也增多，并对脑产生毒性作用。

1）干扰脑的能量代谢　氨中毒能干扰脑的能量代谢，使脑组织 ATP 生成减少、消耗过多，导致脑细胞功能障碍，甚至出现昏迷。其作用机制尚未完全清楚，可能是：① 大量氨与 α-酮戊二酸结合，形成谷氨酸，α-酮戊二酸被大量消耗，而血液中的 α-酮戊二酸又不易通过血脑屏障加以及时补充，结果导致三羧酸循环障碍，ATP 生成减少；② 氨与 α-酮戊二酸结合生成谷氨酸，谷氨酸与氨结合生成谷氨酰胺，这是一个耗能过程，ATP 被大量消耗；③ 氨与谷氨酸形成过程中，消耗了大量还原型烟酰胺腺嘌呤二核苷酸（NADH），阻碍了呼吸链中的递氢过程，使 ATP 生成不足。

2）干扰脑内神经递质间的平衡　氨中毒可干扰正常神经递质（图 15-1）间的平衡，使脑内兴奋性神经递质（谷氨酸、乙酰胆碱）减少，抑制性神经递质（γ-氨基丁酸、谷氨酰胺）增多，导致中枢神经系统功能失调（图 15-2）。其机制可能是：① 氨能抑制丙酮酸脱羧酶的活性，使乙酰辅酶 A 生成不足，导致乙酰胆碱（兴奋性递质）合成减少。② 氨与谷氨酸结合生成谷氨酰胺，使脑内重要的兴奋性递质谷氨酸减少，而抑制性递质谷氨酰胺增加。③ 高浓度氨能抑制 γ-氨基丁酸转氨酶的活性，导致 γ-氨基丁酸转化为琥珀酸的过程障碍，使中枢神经系统抑制性递质 γ-氨基丁酸（GABA）在脑组织内蓄积，而引起脑功能抑制。

苯丙氨酸 $\xrightarrow{\text{苯丙氨酸羟化酶}}$ 酪氨酸 $\xrightarrow{\text{酪氨酸羟化酶}}$ 多巴 $\xrightarrow{\text{多巴脱羧酶}}$ 多巴胺 $\xrightarrow{\text{多巴胺}\beta\text{-羟化酶}}$ 去甲肾上腺素

图 15-1　正常神经递质的产生过程

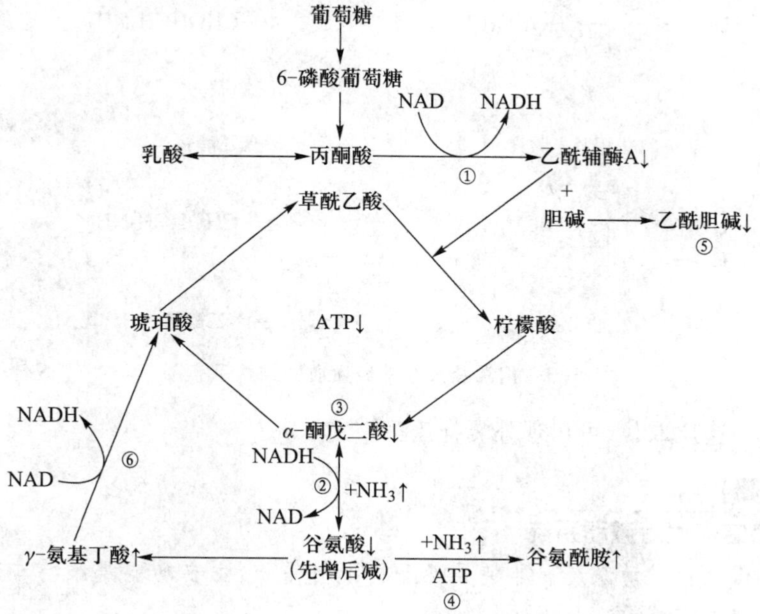

图 15-2 氨在脑组织代谢中的作用示意图

① 丙酮酸氧化脱羧障碍；② NADH 减少，呼吸链递氢过程受抑；③ α-酮戊二酸减少；
④ 合成谷氨酰胺时消耗 ATP，谷氨酰胺增多；⑤ 乙酰胆碱合成减少；⑥ γ-氨基丁酸蓄积

3）对神经元膜的抑制作用 目前认为高浓度氨能干扰神经元膜 Na^+-K^+-ATP 酶活性，并影响 Na^+、K^+在神经元膜内外的正常分布，从而导致膜电位变化、兴奋性异常及神经传导紊乱。

2. 假性神经递质学说 临床和实验研究发现，部分肝性脑病患者血氨并不升高，降氨治疗的效果也差，这表明肝性脑病的发生还存在其他一些因素的作用。1970 年，Parkes 首先报道用左旋多巴治疗肝昏迷获得成功。1971 年，Fischer 等在此基础上提出了假性神经递质学说。该学说的主要论点是脑干网状结构上行激动系统对维持大脑皮质的兴奋，保持机体的觉醒具有特殊作用，其正常递质是去甲肾上腺素和多巴胺。当肝功能障碍时，由于假性神经递质（苯乙醇胺、羟苯乙醇胺）生成增多并堆积在脑干网状结构的神经突触部位取代正常神经递质，导致神经冲动传递障碍发生昏迷。

（1）假性神经递质的产生 正常情况下，食物蛋白质在肠道分解成氨基酸（如苯丙氨酸和酪氨酸），再经肠道细菌脱羧酶的作用生成胺类（苯乙胺和酪胺），这些胺类经门静脉吸收入肝，被肝细胞单胺氧化酶氧化解毒。当肝衰竭或门-体侧支循环建立时，肠道来的胺类因单胺氧化酶解毒障碍或绕过肝直接进入体循环，在血中蓄积并通过血脑屏障进入中枢，在脑细胞非特异性 β-羟化酶的作用下被羟化，形成其化学结构与正常的神经递质去甲肾上腺素和多巴胺极为相似，但传递信息的生理功能远较去甲肾上腺素为弱的假性神经递质（苯乙醇胺和羟苯乙醇胺）（图 15-3）。

（2）假性神经递质与肝性脑病 假性神经递质增多时，可竞争性地取代脑干网状结构上行激动系统的正常神经递质，但其传递信息的生理效应远弱于正常神经递质，导致脑干网状结构上行激动系统的唤醒功能不能维持，大脑皮质兴奋性降低发生昏迷。如果锥体外系中的神

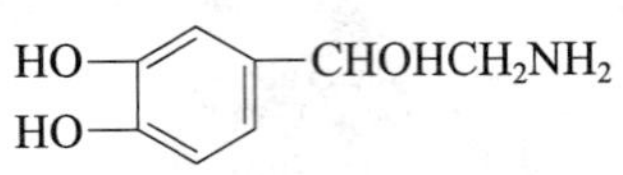

去甲肾上腺素

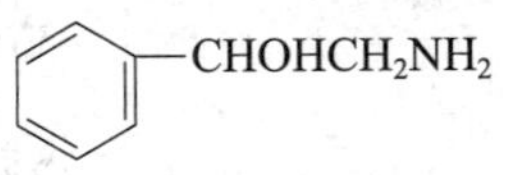

苯乙醇胺

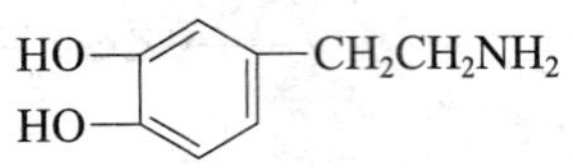

多巴胺

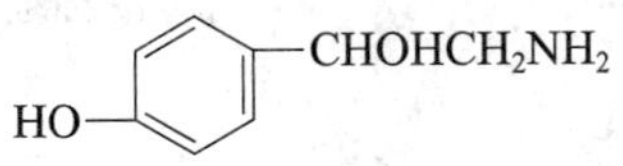

羟苯乙醇胺

图 15-3　正常及假性神经递质的结构示意图

经递质被假性神经递质取代，可出现扑翼样震颤。

【相关链接】

脑干网状结构上行激动系统

脑干网状结构上行激动系统属非特异性上行投射系统，主要功能是维持与改变大脑皮质的兴奋状态，即保持清醒状态。

3. 血浆氨基酸失衡学说　正常人血浆支链氨基酸（主要是缬氨酸、亮氨酸和异亮氨酸等）的含量多于芳香族氨基酸（主要是苯丙氨酸、酪氨酸和色氨酸等），两者比值接近 3~3.5。当肝衰竭或门-体侧支循环形成后，其比值明显降低，为 0.6~1.2。引起两者比例失衡的主要原因是肝灭活胰岛素和胰高血糖素的功能降低，使得血浆胰岛素、胰高血糖素浓度增高。高浓度的胰岛素可增强骨骼肌和脂肪组织对支链氨基酸的摄取和分解，导致血浆支链氨基酸浓度下降。而胰高血糖素明显升高，可使组织蛋白分解增强，产生大量芳香族氨基酸。芳香族氨基酸主要在肝内降解、转化，当肝功能严重障碍时，降解能力下降，血浆芳香族氨基酸增多。支链氨基酸和芳香族氨基酸由同一载体转运系统（两者有竞争作用）转运通过血脑屏障并被脑细胞摄取。肝功能严重障碍时，血浆支链氨基酸浓度下降，芳香族氨基酸明显增多，使得芳香族氨基酸竞争性地进入脑内增多，并在脑组织内形成假性神经递质，引起肝性脑病。

【拓展提高】

肝功能严重障碍时神经递质的产生过程

肝功能严重障碍时，脑内芳香族氨基酸增多（主要是苯丙氨酸、酪氨酸和色氨酸）。增多的苯丙氨酸可抑制酪氨酸羟化酶，使正常神经递质生成减少。此外，增多的酪氨酸、苯丙氨酸又可在芳香族氨基酸脱羧酶、β-羟化酶的作用下生成大量的假性神经递质（苯乙醇胺和羟苯乙醇胺）。色氨酸增多后，可在脑内色氨酸羟化酶的作用下生成 5-羟色胺(5-HT)。5-羟色胺是中枢神经系统的抑制性递质，又是一种假性神经递质，还能抑制多巴胺的生成。

4. GABA 学说　γ-氨基丁酸（γ-aminobutyric acid，GABA）是谷氨酸在谷氨酸脱羧酶作用下脱羧产生的物质，是哺乳类动物脑内主要的抑制性神经递质。正常情况下，中枢神经系统的 GABA 主要由突触前神经元合成，储存在细胞质的囊泡内（此时无生物活性），当突触前神经元兴奋，将 GABA 释放至突触间隙并与突触后神经元的 GABA 受体结合后，引起膜对 Cl^- 的通透性升高，使突触后膜发生超极化，而产生抑制作用。血液中的 GABA 主要来自肠道，并在肝内分解清除。血液中的 GABA 不易穿过血脑屏障。

目前认为，GABA 与肝性脑病的发生密切相关。有资料显示，肝性脑病患者血清 GABA 水平可高达正常者 10 倍左右，这是由于：① 肝衰竭时，大量肝细胞坏死，肝不能清除肠源性 GABA，或肠源性 GABA 通过门-体侧支循环绕过肝进入体循环，使血液中 GABA 浓度增高。② 肝衰竭伴有上消化道出血时，血液在肠道细菌的作用下产生 GABA 增多。此外发现肝衰竭时，中枢神经系统的 GABA 受体数增多，且血脑屏障对 GABA 的通透性增强，使血液中 GABA 易进入中枢神经系统，造成中枢神经系统功能的抑制。

（二）诱因

慢性肝衰竭患者，常在诱因的作用下发生肝性脑病。诱发肝性脑病的因素很多，熟悉这些诱因将有助于肝性脑病的防治。

1. 消化道出血及高蛋白质饮食　肝硬化患者常因食管下端或胃底静脉曲张破裂引起上消化道出血，大量血液进入消化道（每升血液中含蛋白质 150~200 g）经肠道细菌作用产生大量氨、硫醇和其他毒性产物。此外，出血还可引起有效循环血量减少，损害脑、肝、肾等器官功能，诱发脑病。这是肝硬化患者的常见并发症，也是肝性脑病常见的重要诱因。同样，给慢性肝衰竭患者高蛋白质饮食，也能引起血氨升高，诱发肝性脑病。

2. 某些药物的使用不当　过多使用利尿剂，除导致低血容量和肾前性肾衰竭外，有些利尿剂还能引起低钾性碱中毒，碱中毒有利于氨通过血脑屏障，增强氨对脑的毒性作用。此外，肝衰竭患者使用止痛、镇静、麻醉药易诱发肝性脑病。其原因是肝生物转化功能障碍导致这类药物的蓄积，对脑有直接抑制作用。

3. 感染　肝功能障碍患者合并感染时，可因细菌、毒素直接损伤肝细胞，加重肝功能障碍。此外，感染引起缺氧、发热使蛋白质分解代谢增强，血氨升高；过度通气可发生呼吸性碱中毒，使血氨进入脑内增多。

4. 其他诱因

（1）肝衰竭合并肾功能不全的患者，因氮质血症导致大量尿素弥散入肠，产氨增多。

（2）肝硬化腹水患者，可因过多过快腹腔放液，致使有效循环血量减少；大量电解质丢失，腹内压骤降，门脉血管扩张，而加重肝、肾功能障碍和脑缺血，诱发肝性脑病。

（3）便秘可使肠道氨及其他含氮物质产生和吸收增加。另外，外科手术、严重创伤、低血糖、饮酒、腹泻等均可促进肝性脑病的发生。

三、肝性脑病的防治原则

肝性脑病是许多因素综合作用的结果。因此，采取综合性防治措施才能收到良好的效果。

1. 防止诱因　防止诱因的出现，对防治肝性脑病十分重要。主要措施有限制蛋白质饮食，防治上消化道出血，控制感染，慎用止痛、镇静、麻醉药和利尿剂，防治便秘，纠正水、电解质紊乱与酸碱平衡失调等。

2. 降低血氨　主要从控制氨的产生和促进氨的排泄上着手。口服乳果糖，乳果糖可在结肠内形成乳酸和乙酸，使肠腔内 pH 下降，减少氨的形成和吸收，促使血氨向肠腔弥散，以利于氨的排出。另外,口服不易被肠道吸收的广谱抗生素(如新霉素),也能抑制肠道细菌并减少氨的产生。

【相关链接】

减少氨及内毒素吸收

清洁灌肠或导泻是清除肝性脑病患者肠内积食与积血,减少氨及内毒素吸收的治疗方法之一。清洁灌肠时切勿用碱性液(如肥皂水)灌肠,应采用生理盐水或弱酸溶液(生理盐水500 mL 加食醋 50 g),也可通过口服或鼻饲 25%硫酸镁溶液 30~60 mL导泻,使肠内 pH 控制在5~6,有利于 NH_3 通过黏膜进入肠腔最后形成 NH_4^+ 排出体外。

3. 促进神经传导功能恢复　可给予左旋多巴治疗,因左旋多巴易于通过血脑屏障,在脑内转化为去甲肾上腺素和多巴胺,取代假性神经递质。可输入支链氨基酸为主的氨基酸混合液,纠正血液支链氨基酸/芳香族氨基酸的比值,防治肝性脑病。临床已证明给慢性肝性脑病患者输入复方氨基酸溶液(FO_{80}),能获得较好疗效。

4. 加强护理、密切观察　对肝性脑病患者应密切观察其中枢神经系统功能状态和一般状况,定时检测血氨和脑电图,严格控制蛋白质的摄入和镇静剂、利尿剂的使用,昏迷患者注意保持呼吸道通畅,防治感染,注意维持水、电解质和酸碱平衡。

第六节　消化管肿瘤

一、食管癌

食管癌(carcinoma of esophagus)是由食管黏膜上皮或腺体发生的恶性肿瘤。发病年龄多在 40 岁以上,尤其 50~60 岁居多。男性多于女性。本病在我国华北及河南地区高发,高发区在太行山区附近,河南林州市为主要高发区。

(一)病因

目前食管癌的病因尚未完全确定。

1. 化学致癌物　特别是亚硝胺类化合物为食管癌发生的重要原因。

2. 微量元素和维生素缺乏　我国食管癌高发区土壤中钼、锌、铜等微量元素比非高发区低,特别是钼的含量明显偏低。

3. 不良的饮食习惯　包括过量饮酒、吸烟及食入过热或粗糙饮食等。

(二)病理变化

食管癌以食管中段最常见,下段次之,上段最少。分为早期和中晚期两类。

1. 早期食管癌　局限于食管黏膜表皮内或仅侵及黏膜层或黏膜下层的癌,尚未累及肌层,称为早期食管癌。镜检几乎均为鳞癌。早期食管癌无明显的症状,钡餐检查食管黏膜基本正常或局部轻度僵硬。经及时治疗预后较好,5 年生存率达 90%以上。

2. 中晚期食管癌　指侵及食管肌层以外的癌。中晚期食管癌大体分为髓质型、蕈伞型、溃疡型和缩窄型,其中以髓质型最常见。镜下以鳞癌最常见。

(1) 肉眼　按形态分4型。

1) 髓质型　最多见。癌组织向食管壁内浸润生长,亦向腔内生长呈坡状隆起,使食管壁均匀增厚,管腔狭窄。切面灰白色,质地较软似脑髓组织,表面可形成浅表溃疡。

2) 蕈伞型　肿瘤主要向腔内生长,形成卵圆形蕈伞状隆起,肿块常累及食管周径的一部分或大部分。切面灰白,浸透肌层者较其他类型少见(彩图15-5)。

3) 溃疡型　肿瘤表面形成溃疡,溃疡外形不整,边缘隆起,底部凹凸不平,深达肌层。

4) 缩窄型　癌组织在食管壁内呈浸润型生长,累及食管全周,形成明显的狭窄,其上端食管腔明显扩张。

(2) 镜下　中晚期食管癌的组织学类型有鳞癌、腺癌、小细胞癌及腺棘皮癌等类型。其中以鳞状细胞癌最常见。

(三) 扩散

1. 直接蔓延　癌组织可穿透管壁直接侵入邻近组织和器官。

2. 淋巴道转移　淋巴道转移为沿食管淋巴引流途径转移,是食管癌的常见转移方式。

3. 血道转移　主要见于晚期患者,以肝、肺转移最常见。

(四) 临床病理联系

早期食管癌多无明显症状,有时出现胸骨后疼痛、烧灼感、噎哽感,但均较轻微,易被忽视。随着病变发展,中晚期出现典型症状,进行性吞咽困难。晚期逐渐出现恶病质,最后因全身衰竭死亡。少数患者可死于并发症。

二、胃癌

胃癌(carcinoma of stomach)是消化系统中最常见的恶性肿瘤,我国高发地区主要分布在西北及沿海各省。胃癌的好发年龄为40~60岁,男性多于女性,男女之比为(2~3):1。

(一) 病因

病因至今未明。由于胃癌有明显的区域性分布,故一般认为胃癌的发生与环境因素和居民的生活、饮食习惯有关。如水土中缺乏某种元素,长期食用含黄曲霉毒素及亚硝胺或其前体物的食品,习惯食用肉类熏制食品、过热的食物等。另外,胃溃疡、腺瘤、慢性萎缩性胃炎伴不完全性大肠上皮化生和腺体不典型增生等病变均与胃癌的发生有关。

(二) 病理变化

胃癌的好发部位为胃窦部,特别是小弯侧,约占75%,其余位于胃底或胃体。根据胃癌的发展过程可分为早期胃癌和进展期胃癌。

1. 早期胃癌　癌组织浸润仅限于黏膜层及黏膜下层者均属于早期胃癌。早期胃癌可由纤维胃镜活检发现,及时手术治疗预后良好,5年存活率可达80%~100%。早期胃癌组织学类型以管状腺癌最常见,其次为乳头状腺癌。

2. 进展期胃癌　指癌组织浸润深度超过黏膜下层达肌层或胃壁全层的胃癌。

(1) 肉眼　大体分为蕈伞型、溃疡型和浸润型。

1) 蕈伞型　肿块主要向胃腔内生长,呈蕈伞状或息肉状,表面有深浅不一的溃疡。

2) 溃疡型　癌组织坏死形成边缘隆起似火山口状的较深溃疡,直径多超过 2 cm,溃疡底部凹凸不平,常有出血和坏死。需注意与良性溃疡相区别(表 15-3)。

表 15-3　良、恶性溃疡的肉眼形态鉴别

鉴别点	良性溃疡(胃溃疡)	恶性溃疡(溃疡型胃癌)
外形	圆形或椭圆形	不整形、皿状或火山口状
大小	直径一般<2 cm	直径一般>2 cm
深度	较深	较浅(早期)或较深(晚期)
边缘	整齐不隆起	不整齐隆起
底部	较平坦	凹凸不平,坏死、出血常见
周围黏膜	皱襞向溃疡集中	黏膜皱襞中断,呈结节状肥厚

3) 浸润型　癌组织向胃壁内局限性或弥漫性浸润生长。当癌组织弥漫性浸润伴大量纤维组织增生时,胃壁增厚、变硬,胃腔缩小,黏膜皱襞消失,似皮革制品,称为革囊胃(linitis plastica)。

以上三种类型的胃癌,若癌细胞产生大量黏液,使肿瘤呈黏液性外观时,称为胶样癌。

(2) 镜下　进展期胃癌的组织学类型主要为腺癌。

1) 管状腺癌　癌组织呈腺样结构,分化程度高,恶性程度低。

2) 乳头状腺癌　在腺样结构内出现乳头状结构,癌细胞呈高柱状,恶性程度低。

3) 低分化腺癌　癌组织腺样结构不明显,癌细胞排列成实性细胞巢,癌细胞异型性明显,恶性程度较高。

4) 未分化癌　癌细胞小,大小较一致,胞质少,弥漫成片,恶性程度高。

5) 黏液腺癌　癌细胞产生大量黏液,分泌在细胞外或间质中的黏液形成大片的"黏液湖",癌细胞漂浮在黏液中。

印戒细胞癌是指癌细胞胞质内含有大量黏液,将核挤向一边,似印戒状。癌细胞弥漫浸润,不形成腺管,恶性程度高。

除以上类型外,还有一些少见的特殊类型,如鳞癌、腺鳞癌、类癌等。

(三) 扩散方式

1. 直接蔓延　癌组织浸透胃壁达浆膜后可直接扩散到肝、胰、大网膜等邻近组织和器官。

2. 淋巴道转移　为胃癌的主要转移途径。晚期,癌细胞可经胸导管到达左锁骨上淋巴结。

3. 血道转移　多发生在晚期。癌细胞经门静脉转移至肝,也可转移至远处的器官,如肺、骨、脑等。

4. 种植性转移　癌组织侵犯到浆膜面时,癌细胞可脱落种植到腹壁或盆腔器官腹膜上。如在卵巢形成转移性黏液癌,称为 Krukenberg 瘤。

(四) 临床病理联系

早期胃癌患者多无明显的临床表现,随着肿瘤的生长及继发的出血坏死,患者可出现上腹部不适、疼痛、食欲减退、消瘦、贫血等表现。癌瘤破溃导致大便潜血,侵袭大血管引起上消化道大出血。位于贲门、幽门等部位的肿瘤可引起梗阻症状。晚期出现腹水、肝肿块、锁骨上淋巴结肿大、恶病质等。

三、大肠癌

大肠癌(carcinoma of large intestine)又称为结肠直肠癌。过去以欧美国家和新西兰发病率较高。近年来我国的大肠癌发病率呈逐年上升的趋势,为消化道常见的肿瘤之一。发病年龄高峰为 30~50 岁,男性多于女性。

(一) 病因

病因尚未完全明确。可能与饮食因素、遗传因素和癌前病变有关。高脂肪少纤维饮食的人群大肠癌发病率高。遗传性家族性多发性大肠息肉病癌变率极高,未治疗者癌变率为75%~85%。

(二) 病理变化

大肠癌的好发部位以直肠最多见(45%),其次为乙状结肠(25%)。后依次为盲肠、升结肠、横结肠、降结肠。

1. 肉眼　大肠癌肉眼形态分为息肉隆起型、溃疡型、环状浸润型和胶样型。

(1) 息肉隆起型　肿瘤向肠腔内突起呈菜花状(彩图 15-6)、息肉状或蕈伞状,常继发出血、坏死、感染及溃疡形成。本型向肠壁内浸润较浅,生长较慢,转移较晚。好发于右侧结肠。

(2) 溃疡型　肿瘤组织坏死在局部形成溃疡为特征。有的溃疡呈火山口状,边界较清楚;有的溃疡底部较大,与周围组织分界不清。

(3) 环状浸润型　肿瘤主要向肠壁深层浸润,累及肠壁全周,肠壁增厚,当伴有纤维组织增生时,肠壁变硬,肠腔形成环状狭窄。好发于左侧结肠。

(4) 胶样型　比较少见。肿瘤组织富于黏液呈半透明胶冻状。

2. 镜下　大肠癌的组织学类型以高分化腺癌(彩图 15-7)多见,其次为低分化腺癌、黏液癌、印戒细胞癌,少见者为未分化癌和鳞癌。

(三) 分期

根据肿瘤浸润深度和淋巴结转移情况将大肠癌分期(表 15-4),具有重要的临床意义。

表 15-4　大肠癌的分期

分期		肿瘤浸润深度	转移情况	5 年存活率
A 期		局限于黏膜层	无淋巴结转移	100%
B 期	B_1期	侵及肌层	无淋巴结转移	67%
	B_2期	穿透肌层	无淋巴结转移	54%
C 期	C_1期	未穿透肌层	有淋巴结转移	43%
	C_2期	穿透肠壁	有淋巴结转移	22%
D 期		已发生远处器官转移		极低

（四）扩散方式

1. 直接蔓延　当肿瘤组织浸润到浆膜后，可直接蔓延到前列腺、膀胱、子宫、阴道、腹膜等处。

2. 淋巴道转移　结肠癌均可转移到结肠上、旁、中间和终末四组淋巴结。

3. 血道转移　晚期大肠癌可经血道转移到肝、肺、骨等处。

（五）临床病理联系

大肠癌的临床表现与发生部位有关。右半结肠癌很少引起肠梗阻，常在右下腹触及肿块。左半结肠癌易发生肠梗阻。由于癌组织继发出血、坏死、感染，患者常出现发热、贫血和消瘦等全身中毒症状。肿瘤破溃出血时，大便可带鲜血。

大肠癌细胞可产生癌胚抗原（CEA），在患者血清中可检出。观测血清中 CEA 的动态变化可作为大肠癌术后是否复发和转移的指标之一。

本章小结

1. 慢性胃炎、溃疡病为上消化道常见病。慢性胃炎以胃黏膜的慢性炎细胞浸润为特点。溃疡病又称消化性溃疡，以胃、十二指肠慢性溃疡为主要病变。溃疡呈圆形、椭圆形，边缘整齐。底部由 4 层组织（炎性渗出层、坏死层、肉芽组织层和瘢痕层）构成。可引起出血、幽门梗阻、穿孔和癌变等并发症。但应当指出十二指肠溃疡癌变罕见。

2. 病毒性肝炎、肝硬化、肝癌是肝疾病中具有悲剧性的三部曲。病毒性肝炎的分类中，肝细胞变性、坏死的程度和范围占据重要位置。急性肝炎以点灶状坏死为特点，轻度慢性肝炎以点灶状坏死和轻度碎片坏死为特点，中度慢性肝炎以桥接坏死和中度碎片坏死为特点，重度慢性肝炎以广泛桥接坏死和重度碎片坏死为特点。急性重型肝炎以弥漫性大片状坏死为特点；亚急性重型肝炎既有大片状坏死，又有肝细胞的结节状再生。较重的肝细胞坏死常伴有明显纤维组织增生和肝细胞增生，破坏肝的正常结构，形成肝硬化。肝硬化的特征性病变是假小叶形成。门脉性肝硬化以结节小且大小较一致，纤维组织间隔薄而均匀为特点；晚期常预后不良，主要死因有肝性脑病、食管下段静脉丛曲张破裂大出血、肝癌及感染。

3. 肝性脑病是继发于严重肝疾病的神经精神综合征。其发生机制的学说主要有：① 氨中毒学说：肝功能障碍和门-体分流等因素导致氨清除不足、生成增多。过多的氨干扰脑的能量代谢、神经递质间的平衡和神经元膜的离子转运。② 假性神经递质学说：肝功能障碍和门-体分流等因素造成假性神经递质(苯乙醇胺和羟苯乙醇胺)生成增多并取代正常神经递质，导致神经传递障碍。③ 血浆氨基酸失衡学说：肝功能障碍时血浆支链氨基酸减少，芳香族氨基酸增多，大量芳香族氨基酸竞争入脑内，形成假性神经递质，引起肝性脑病。④ GABA学说：肝衰竭或门-体分流使肠源性GABA清除降低、入血增多，致使血中过多的GABA进入中枢，造成中枢神经系统功能抑制。肝性脑病的诱发因素很多，上消化道出血和高蛋白质饮食是常见的诱因。

4. 食管癌大多数为鳞癌，少数为腺癌、小细胞癌及腺棘皮癌等。早期食管癌包括原位癌、黏膜内癌和黏膜下癌。胃癌绝大多数为腺癌。早期胃癌包括黏膜内癌和黏膜下癌。大肠癌以腺癌多见，癌组织局限于肌层以内，无淋巴结转移。消化道癌有很多共性：① 早期癌疗效好，中晚期癌疗效差；② 多数患者为中晚期癌；③ 中晚期癌均可形成菜花状、溃疡状肿物，均可引起管腔狭窄。

练习与思考

1. 简述溃疡病的好发部位，肉眼及镜下特点。
2. 试述急性普通性肝炎的病变特点及临床病理联系。
3. 试述良、恶性溃疡的鉴别。
4. 试述门脉性肝硬化的发生、病变及临床病理联系。
5. 肝性脑病患者为什么要防治上消化道出血？
6. 什么是假性神经递质？与肝性脑病的关系是什么？
7. 血氨增加引起肝性脑病的主要机制是什么？
8. 氨基酸失衡在肝性脑病发病中有何作用？
9. 给肝性脑病患者应用肠道抗生素的目的是什么？
10. 某肝硬化伴高热患者，进食高蛋白质饮食后发生昏迷，试述其机制。

(王蓬文　陈维亚　杜　斌)

第十六章　泌尿、生殖系统疾病

【学习目标】

掌握：

1. 基本概念。
2. 肾小球肾炎的常见类型以及病理变化。
3. 肾盂肾炎的病因、发病、病理变化特点和临床病理联系。
4. 急性肾衰竭机体功能和代谢变化。
5. 慢性肾衰竭机体功能和代谢变化。
6. 乳腺癌的病理特点及扩散方式。
7. 滋养层细胞肿瘤的分型。

熟悉：

1. 肾小球肾炎的临床病理联系。
2. 急、慢性肾衰竭发病机制。
3. 宫颈癌的病理变化。

了解：

1. 肾小球肾炎的病因、发病和分型。
2. 肾衰竭的防治原则。
3. 泌尿系统肿瘤的病理特点。
4. 宫颈癌的病因。

泌尿系统疾病包括肾和尿路的病变，常见的类型有炎症、肿瘤、代谢性疾病、尿路梗阻、血管性疾病和先天性畸形等。本章主要介绍肾小球肾炎、肾盂肾炎及泌尿系统和生殖系统的常见肿瘤。

第一节　肾小球肾炎

肾小球肾炎（glomerulonephritis，GN）简称肾炎，是一组以肾小球损害为主的变态反应性疾病。临床表现主要有蛋白尿、血尿、水肿和高血压等。肾小球肾炎可分为原发性和继发性。原发性肾小球肾炎指原发于肾的独立性疾病，病变主要累及肾。继发性肾小球肾炎（secondary glomerulonephritis）的肾病变是其他疾病引起的，或为全身性疾病的一部分，如红斑狼疮性肾炎、过敏性紫癜性肾炎等。此外，血管病变如高血压，代谢疾病如糖尿病等都可引起肾小球病变。通常所说的肾炎一般指原发性肾炎。本节主要讨论原发性肾炎。

【相关链接】

肾小球的滤过膜

肾小球的滤过膜(彩图 16-1) 分 3 层,内侧覆盖有单层扁平的内皮细胞,其胞质薄,布满许多直径 70~100 nm 的小孔;中间为基底膜;外侧为肾球囊脏层上皮细胞,其胞质丰富,形成许多细长的分枝状突起,又称为足细胞。

一、病因与发病机制

肾小球肾炎(简称肾炎)的病因和发病机制未明。目前认为,肾炎的大多数类型都是抗原-抗体反应引起的免疫性疾病,细胞免疫可能也与某些肾炎的发病有关。首先各种病因导致机体内出现内源性或外源性抗原物质;然后这些抗原物质在肾小球原位或在循环血液中与抗体结合形成抗原-抗体复合物,再沉积到肾小球;抗原-抗体复合物最终通过激活不同介质引起肾小球损伤。

(一) 引起肾小球肾炎的抗原

引起肾炎的抗原物质大致可分为内源性和外源性两大类(表 16-1)。

表 16-1　引起肾小球肾炎的抗原

内源性抗原		外源性抗原
肾小球本身抗原	非肾小球抗原	
肾小球基底膜抗原	核抗原、DNA	病原体及产物
肾小球上皮细胞的足突原	免疫复合物	药物如青霉胺、金和汞制剂等
内皮细胞膜抗原	肿瘤抗原	异种血清,类毒素等
系膜细胞膜抗原等	甲状腺球蛋白抗原等	

(二) 肾小球肾炎的发病机制

免疫复合物引起肾炎基本上有两种方式。

1. 肾小球原位免疫复合物形成　在肾炎的发病中起主要作用。基底膜抗原、系膜细胞膜抗原和上皮细胞抗原等肾小球内抗原成分以及可与肾小球内的成分结合形成植入性抗原的非肾小球抗原成分,均可在肾小球原位与循环中的相应抗体结合形成原位免疫复合物。

2. 循环免疫复合物沉积　非肾小球组成成分的抗原,外源性的如感染产物(病原微生物)、异种蛋白、药物等,内源性的如 DNA、甲状腺球蛋白及肿瘤抗原等,刺激机体产生的相应抗体,并与抗体在血液循环内形成抗原-抗体复合物。这些抗原-抗体复合物随血液流经肾时,在肾小球内沉积并激活多种炎症介质引起肾小球损伤。免疫复合物的大小和所带电荷与免疫复合物在肾小球内沉积的部位有关。

二、基本病理变化

肾炎的基本病变如下。

1. 肾小球细胞增多　由于肾小球系膜细胞、内皮细胞和上皮细胞(尤其是壁层上皮细胞)增生,加上中性粒细胞、单核细胞及淋巴细胞浸润,使肾小球细胞数量增多。

2. 基底膜增厚　基底膜改变可以是基底膜本身的增厚,也可以由内皮下、上皮下或基底膜本身的蛋白性物质(如免疫复合物、淀粉样物质)的沉积引起。

3. 炎性渗出和坏死　急性炎症时,小球内可出现中性粒细胞等炎细胞和纤维蛋白渗出,血管壁可发生纤维蛋白样坏死,并可伴血栓形成。

4. 玻璃样变和硬化　肾小球玻璃样变指镜下肾小球部分或全部被均质的嗜酸性物质取代。严重时可导致毛细血管襻塌陷,管腔闭塞,发生硬化,为各种肾小球改变的最终结局。

三、临床表现

肾炎的临床表现与肾炎的类型有密切的联系,但不是完全对应的。相似的症状可由不同的病变引起,相似的病变也可引起不同的症状。临床表现还与病变的程度和阶段等因素有关。肾炎的主要临床表现有以下几种类型。

1. 急性肾炎综合征(acute nephritic syndrome)　起病急,常表现为明显的血尿,程度不同的蛋白尿、少尿、水肿、高血压、肾小球滤过率降低,重症可有氮质血症或肾功能不全。常见于急性弥漫增生性肾小球肾炎。

2. 肾病综合征(nephrotic syndrome)　主要表现为:大量蛋白尿、高度水肿、高脂血症、低蛋白血症,即通常所说的“三高一低”。膜性肾小球肾炎、脂性肾病、局灶性节段性肾小球硬化、膜增生性肾小球肾炎和系膜增生性肾小球肾炎等均可出现肾病综合征。

【拓展提高】

肾病综合征的发生机制

肾病综合征的各种表现具有内在的联系。引起这组改变的关键因素是肾小球毛细血管壁损伤,通透性增高,血浆蛋白滤过增加,导致大量的蛋白尿。长期大量蛋白尿使血浆蛋白含量减少,形成低蛋白血症和白蛋白与球蛋白的比例倒置,血浆胶体渗透压降低,循环中液体滞留于组织间隙,引起全身性水肿。血容量下降,肾小球滤过减少,反馈性刺激醛固酮和抗利尿激素分泌增加,致使水钠潴留,进一步加重水肿。低蛋白血症刺激肝脂蛋白合成增加,可能是造成高脂血症的原因。

3. 无症状性血尿或蛋白尿(asymptomatic hematuria or proteinuria)　在临床上,常见持续或复发性肉眼血尿或镜下血尿,可伴有轻度蛋白尿,少见其他肾炎症状。主要见于 IgA 肾病和部分系膜增生性肾小球肾炎。

4. 急进性肾炎综合征(rapidly progressive nephritic syndrome)　在出现血尿和蛋白尿等尿改变后,迅速出现少尿或无尿,伴氮质血症,引起急性肾衰竭。主要见于急进性肾小球肾炎。

5. 慢性肾炎综合征(chronic nephritic syndrome)　起病隐匿或缓慢,逐渐发展为慢性肾功能不全，为各型肾炎终末阶段的表现。常见于膜性肾小球肾炎、膜增生性肾小球肾炎、局灶性节段性肾小球硬化等型肾炎的后期。

肾小球病变导致肾小球滤过率下降，临床上常出现氮质血症（azotemia），即血尿素氮（blood urea nitrogen，BUN）和血浆肌酐因排出减少而在血液中水平增高。急性和慢性肾衰竭晚期，除氮质血症外，还可出现一系列自体中毒的症状和体征，称为尿毒症（uremia）。此时胃肠道、神经、肌肉和心血管等多个系统出现病变，如尿毒症性胃肠炎、周围神经病变、尿毒症性纤维蛋白性心外膜炎等。

四、病理类型

肾炎的病变复杂，命名、分类法也不完全一致。较常见的分类如下。

1. 急性弥漫性增生性肾小球肾炎。
2. 急进性（新月体性）肾小球肾炎。
3. 膜性肾小球肾炎（膜性肾病）。
4. 轻微病变性肾小球肾炎（脂性肾病）。
5. 局灶性节段性肾小球硬化。
6. 膜增生性肾小球肾炎。
7. 系膜增生性肾小球肾炎。
8. IgA 肾病。
9. 慢性肾小球肾炎。

本节仅介绍其中的几类。

（一）急性弥漫增生性肾小球肾炎

急性弥漫增生性肾小球肾炎（acute diffuse proliferative glomerulonephritis）大多数病例与感染有关，又称为感染后肾炎（postinfectious GN）。本型多发于儿童，成年人亦可发生，为临床最常见的类型，主要表现为急性肾炎综合征，预后良好。

1. 病因与发病机制　病原微生物感染为发病的主要因素。最常见的病原体为 A 族乙型溶血性链球菌。致病微生物的抗原成分刺激机体形成相应抗体，并在血液循环中形成抗原-抗体复合物，引起炎症反应，而并非病原微生物直接引起。以链球菌感染为例，发病通常于感染后 1~4 周（此间隔期正与抗体形成的时间相符），而非感染后立即发病。血清学检查可发现抗链球菌溶血素“O”增高，补体水平下降。

【拓展提高】

免疫荧光和电镜

免疫荧光检查显示，沿肾小球基底膜（GBM）和在系膜区有散在的 IgG 和补体 C3 沉积，呈颗粒状荧光。

电子显微镜观察显示，肾小球系膜细胞和内皮细胞增生肿胀，脏层上皮细胞和 GBM 之间可见电子致密物沉积，呈驼峰状沉积物于发病早期即可出现，4~6 周内消失。沉积物也可位于内皮细胞下或基底膜内。

2. 病理变化

(1) 肉眼　双侧肾轻到中度肿大、充血，被膜紧张，称为“大红肾”。有的病例因肾小球毛细血管破裂出血，肾表面及切面有散在的小出血点，又称为“蚤咬肾”。

(2) 镜下　双肾绝大多数肾小球受累。肾小球体积增大，细胞数量明显增多。增多的细胞主要为内皮细胞、系膜细胞，伴中性粒细胞、单核细胞浸润(彩图 16-2)。

病变肾小球所属肾小管上皮细胞发生各种变性，肾小管管腔内可出现从肾小球滤出的蛋白、红细胞、白细胞、脱落上皮等凝集而形成的圆柱状管型。肾间质充血、水肿并有少量炎细胞浸润。

3. 临床病理联系　临床常表现为急性肾炎综合征。肾小球毛细血管受损引起尿的改变。血尿常为主要表现，根据毛细血管受损的程度，可为镜下血尿或肉眼血尿。肾小球系膜细胞和内皮细胞增生肿胀压迫肾小球毛细血管，肾小球缺血而致滤过率降低，临床可表现为少尿，严重者因代谢产物潴留引起氮质血症。蛋白尿一般不严重。在尿中可出现各种管型。因肾小球滤过率降低，或因变态反应引起的毛细血管通透性增高，患者出现轻到中度水肿，眼睑等疏松部位较为明显。水钠潴留，血容量增加可引起高血压。

4. 转归　多数患者，特别是儿童预后良好，病变逐渐消退，症状逐渐消失。极少数患儿转化为急进性肾小球肾炎或慢性肾炎。持续大量蛋白尿和肾小球滤过率下降表明预后不佳。成年人患者预后较差，15%~50%的患者转为慢性。

(二) 急进性肾小球肾炎

急进性肾小球肾炎(rapidly progressive glomerulonephritis，RPGN)为一组病情急速发展的肾小球肾炎，临床由蛋白尿、血尿等改变迅速发展为严重少尿和无尿，肾功能进行性恶化，如不及时予以适当治疗，常在数周至数月内因肾衰竭而死亡。可发生于各年龄阶段，但多见于中青年。常与其他肾小球疾病如弥漫增生性肾小球肾炎、肺出血肾炎综合征(Goodpasture syndrome)、狼疮肾炎相伴发。病理学特征为新月体(crescent)形成，又称为新月体性肾小球肾炎(crescentic glomerulonephritis)。

1. 病因与发病机制　大多数 RPGN 的肾改变由免疫损伤引起，可根据免疫学检查结果将 RPGN 分为 3 种类型。

(1) Ⅰ型 RPGN　为抗肾小球基底膜型，在原发性的 RPGN 中约占 25%。部分患者的抗肾小球基底膜(GBM)抗体与肺泡基底膜发生交叉反应，临床反复出现咯血，并有肾功能改变。此类病例称为肺出血肾炎综合征。

(2) Ⅱ型 RPGN　为免疫复合物型，在原发性的 RPGN 中约占 25%。也可为红斑狼疮等系统性疾病的组成部分。电镜和免疫荧光显示，免疫复合物和大量新月体形成为本型的特点。

(3) Ⅲ型 RPGN　又称为免疫反应不明显型(pauci-immune type)。免疫荧光法和电镜检查均不能显示抗 GBM 抗体或抗原-抗体复合物存在的 RPGN 均归入此类。

在原发性的 RPGN 中，约 25%为抗 GBM 型(Ⅰ型)，另 25%为Ⅱ型，其余的 50%为免疫反应不明显的Ⅲ型。

【拓展提高】

免疫荧光和电镜

电子显微镜下部分病例显示沉积物（Ⅱ型 RPGN），但几乎所有病例均出现 GBM 的缺损和断裂。

免疫荧光的结果因 RPGN 的类型而异，Ⅰ型：线形荧光；Ⅱ型：不连续的颗粒状荧光；Ⅲ型：无阳性荧光反应。

2. 病理变化

（1）肉眼　双侧肾肿大，色苍白，皮质表面常有点状出血。

（2）镜下　特征性病变为多数肾小囊腔内有新月体形成。新月体主要由增生的壁层上皮细胞和渗出的单核细胞构成，还可有中性粒细胞和淋巴细胞。以上成分在肾小囊壁层呈新月状或环状分布（彩图 16-3）。

在新月体细胞成分间有较多纤维蛋白。据认为 GBM 损伤导致的纤维蛋白渗出是刺激新月体形成的主要因素。早期新月体以细胞成分为主，为细胞性新月体。以后纤维成分增多，形成纤维-细胞性新月体。最终新月体纤维化，成为纤维性新月体。新月体形成使肾小囊腔变窄或闭塞，并压迫毛细血管丛，使肾小球功能丧失。肾小管上皮细胞可出现细胞水肿或脂肪变性，吸收漏出的蛋白时出现细胞内玻璃样变。晚期上皮细胞萎缩、消失。肾间质水肿，炎细胞浸润。后期间质纤维增生。

3. 临床病理联系　RPGN 发病时常有明显血尿，蛋白尿相对较轻。由于大量肾小囊内出现新月体，肾小囊腔阻塞，患者迅速出现少尿、无尿和氮质血症。随病变进展，大量肾小球纤维化、玻璃样变，肾单位功能丧失，导致肾衰竭。

RPGN 的预后较差，如不及时治疗，患者常于数周到数月内因尿毒症而死亡。患者的预后与新月体形成的数量和比例相关。形成新月体的肾小球比例超过 80% 者往往不能恢复。50%~80% 有新月体形成者进展较慢，存留的肾小球可保留部分功能。

（三）膜性肾小球肾炎

膜性肾小球肾炎（membranous glomerulonephritis）是引起成年人肾病综合征最常见的原因。病变早期光镜下肾小球炎性改变不明显，故又称膜性肾病（membranous nephropathy），后期出现弥漫性的毛细血管壁增厚。起病缓，病程长，多见于中青年人。

1. 病因与发病机制　约 85% 的膜性肾小球肾炎属原发性，原因不明。其余膜性肾小球肾炎常继发于：① 慢性乙型肝炎、梅毒、血吸虫病等感染性疾病；② 恶性肿瘤，特别是肺癌、肠癌和黑色素瘤；③ 系统性红斑狼疮；④ 金属或汞中毒；⑤ 某些药物；⑥ 糖尿病、甲状腺炎等代谢性疾病。诊断原发性膜性肾小球肾炎时应除外各种继发性疾病。

【拓展提高】

慢性免疫复合物性肾炎

膜性肾小球肾炎为慢性免疫复合物性肾炎。某些已知的抗原如乙型肝炎病毒抗原或系统性红斑狼疮的 DNA 抗原可通过循环免疫复合物的形成而致病。原发性膜性肾小球肾炎病变与海曼(Heymann)肾炎极为相似,故被认为是由抗肾内自身抗原引起的自身免疫性疾病。针对肾小球上皮细胞膜抗原成分的抗体引起的免疫反应,在上皮细胞与基底膜间形成免疫复合物。肾小球内通常没有炎细胞反应,但有补体出现,故病变可能与补体的直接作用有关。具有膜攻击作用的补体复合体 C_{5b}-C_9 可激活肾小球上皮细胞和系膜细胞,使之释放蛋白酶和氧化剂,引起毛细血管壁损伤和蛋白渗出。患者 HLA-DR3 出现频率高,故遗传因素可能与发病有关。

2. 病理变化

(1) 肉眼　早期可见双肾肿大,色苍白,称"大白肾"。切面皮质明显增宽,髓质无特殊变化。

(2) 光镜　早期改变不明显,之后出现 GBM 弥漫性增厚。病变主要特点是上皮下出现免疫复合物。免疫荧光检查显示典型的颗粒状荧光,表明有 IgG 和 C_3 的沉积。

(3) 电镜　显示上皮细胞肿胀,足突消失,上皮下、GBM 表面有大量电子致密沉积物,GBM 表面形成许多钉状突起插入沉积物之间,银染色显示钉突与 GBM 垂直相连,呈黑色,形如梳齿。之后钉突向沉积物表面延伸,将沉积物包围、覆盖,最终使 GBM 高度增厚。其中的沉积物逐渐被溶解,GBM 呈虫蚀状,以后由 GBM 物质充填。由于 GBM 高度增厚,造成毛细血管狭小、阻塞,肾小球硬化,玻璃样变。

3. 临床病理联系　膜性肾小球肾炎临床主要表现为肾病综合征,由于 GBM 损伤严重,通透性增高,小分子蛋白质、大分子蛋白质均可滤过,出现持续性、非选择性蛋白尿,对肾上腺皮质激素不敏感,近 40%患者最终出现肾衰竭。

(四) 膜增生性肾小球肾炎

膜增生性肾小球肾炎(membranoproliferative glomerulonephritis)多见于中青年人,可出现肾病综合征或肾炎综合征,也可两者同时出现。有些患者的血清补体降低,故又称为低补体血症性肾小球肾炎(hypocomplementemic glomerulonephritis)。

1. 病因与发病机制　本病可分为继发性和原发性两种。根据超微结构和免疫荧光的观察结果,原发性膜增生性肾炎分Ⅰ型和Ⅱ型两个主要类型。

Ⅰ型约占 2/3,一般由慢性免疫复合物反应引起。主要特征是致密物沉积在内皮下。Ⅱ型与补体替代途径的激活有关,但具体机制不清。电子致密物沉积在 GBM 致密层内,故有致密沉积物病(dense-deposit disease)之称。

2. 病理变化　光镜下,病变肾小球增大,细胞增多。系膜细胞和系膜基质增多使血管球呈分叶状。增生的系膜组织插入毛细血管内皮与 GBM 之间,致使 GBM 明显增厚、分离,在银染色和 PAS 染色时呈双轨状。晚期,系膜和肾小球纤维化、硬化、玻璃样变性,相应肾小管萎缩,间质纤维组织增生,淋巴细胞、单核细胞等炎细胞浸润。

3. 临床病理联系　多数患者临床表现为肾病综合征,其他则可表现为急性肾炎综合征或缓慢发生的蛋白尿,Ⅱ型患者常出现低补体血症。膜增生性肾小球肾炎预后差,50%的病例在 10 年内出现慢性肾衰竭,肾移植后常出现复发性病变。Ⅱ型患者预后更差。

（五）系膜增生性肾小球肾炎

系膜增生性肾小球肾炎(mesangial proliferative glomerulonephritis)在我国常见,澳大利亚也较多,但欧美较少见。

1. 病因与发病机制　系膜增生性肾小球肾炎改变可为系统性红斑狼疮、过敏性紫癜和糖尿病等的继发性肾小球病变。原发性系膜增生性肾小球肾炎的病因和发病机制尚不明确,可能存在多种致病途径,如循环免疫复合物沉积或原位免疫复合物形成等。免疫反应通过有关介质刺激系膜细胞,引起增生等改变。

2. 病理变化　镜下,弥漫性系膜细胞增生伴基质增多。早期以系膜细胞增生为主,后期系膜基质增多。电镜检查除上述改变外,尚可见系膜区等处有电子致密物沉积。免疫荧光检查结果,在我国最常见的是 IgG 及 C_3 沉积,在西方国家则多为 IgM 和 C_3 沉积。

3. 临床病理联系　系膜增生性肾炎多见于青少年,男性多于女性。临床表现具有多样性,可表现为无症状蛋白尿或血尿、慢性肾炎综合征或肾病综合征。病变轻者预后较好,但可复发。病变重者可伴节段性硬化,严重者出现肾功能障碍,预后较差。

（六）慢性肾小球肾炎

慢性肾小球肾炎(chronic glomerulonephritis)为各类肾炎发展到晚期的结果,故又称为终末期肾(end-stage kidney)。部分患者起病缓慢,无自觉症状和肾炎史,发现时已为晚期。本病多见于成年人,常引起慢性肾衰竭,预后差。

1. 病理变化

(1) 肉眼　两侧肾对称性缩小,色苍白,质硬,表面呈弥漫性细颗粒状,故称颗粒性固缩肾。肾切面皮髓分界不清。小动脉壁增厚、变硬,血管断面呈哆开状。肾盂周围脂肪增多。

(2) 镜下　早期肾小球内尚可见到原先肾炎的病变,随后大量肾小球纤维化和玻璃样变(彩图 16-4)。病变肾小球所属肾小管萎缩或消失,间质发生明显的纤维化,使病变肾小球相互靠拢、集中。病变轻的肾单位常出现代偿性改变,肾小球体积大,肾小管扩张,扩张的肾小管内可见各种管型。硬化与纤维化收缩的肾单位和代偿扩张的肾单位相互交错,是病变肾外观呈颗粒状的组织学基础。细小动脉硬化,管壁增厚,管腔狭小。间质内可有淋巴细胞、浆细胞浸润。

2. 临床病理联系　许多慢性肾炎患者起病隐匿,经数年甚至更长时间出现尿毒症。有的患者因食欲差、贫血、呕吐和衰弱等症状就诊。有的患者的临床表现为蛋白尿、高血压或氮质血症。

大量肾单位结构破坏,功能丧失,存留的肾单位相对比较正常时,血尿、蛋白尿、管型尿都比原发病时轻,水肿也很轻微。随肾单位损伤的进一步加重,血液在通过残存的肾单位时速度加快,肾小球滤过率增加,但肾小管重吸收功能有限,尿浓缩功能降低,导致多尿、夜尿和低相对密度尿。

肾单位纤维化使肾组织严重缺血,肾素分泌增加,引起高血压。高血压引起细、小动脉硬化,使肾缺血加剧,血压持续增高,可引起左心室肥大。

患者常有贫血症状,原因为:① 肾单位破坏导致促红细胞生成素减少。② 体内代谢产物堆积抑制骨髓造血功能。

晚期丧失功能的肾单位逐渐增多,肾功能障碍不断加重,代谢产物不能及时排出,出现水电解质紊乱和酸碱平衡失调,导致氮质血症和尿毒症。

第二节 肾盂肾炎

肾盂肾炎(pyelonephritis)是主要累及肾盂、肾间质和肾小管的化脓性炎症,是肾最常见的疾病之一。本病可发生于任何年龄,多见于女性。临床症状为发热、腰部酸痛、血尿和脓尿等,并可出现尿频、尿急和尿痛等膀胱刺激症状。根据发病情况和病理变化可分为急性和慢性两种。

一、病因与发病机制

肾盂肾炎主要由细菌感染引起,最常见的致病菌是寄生于肠道的革兰阴性菌,大肠埃希菌占60%~80%,其他为变形杆菌、产气杆菌、肠杆菌和葡萄球菌等,也可由其他细菌或真菌引起。

肾盂肾炎的感染途径主要有以下两种。

1. 血源性(下行性)感染　致病微生物由体内感染灶侵入血流,随血流到达肾,常为全身脓毒血症的一部分。金黄色葡萄球菌为最常见的致病菌,双侧肾可同时受累。为较少见的感染途径。

2. 上行性感染　大多数肾盂肾炎由上行性感染引起,原因主要有以下几方面。

(1) 下位尿路发生尿道炎、膀胱炎等炎症时,细菌可沿输尿管或输尿管周围淋巴管上行到肾盂、肾盏和肾间质。病原菌以大肠埃希菌为主,病变可为单侧或双侧性。

(2) 尿路的完全或不完全阻塞、尿液排泄不畅,有利于细菌繁殖、感染。

(3) 医源性(如尿道插管、尿道手术、器械操作和膀胱镜检查等)诊治可使细菌进入膀胱,引起感染,诱发肾盂肾炎。留置导尿增加感染的危险性更大。

(4) 女性因生理特点如尿道短、缺乏前列腺液中的抗菌物质等使女性经上行性感染发生肾盂肾炎的机会明显增多。

(5) 膀胱输尿管尿液反流。

二、急性肾盂肾炎

急性肾盂肾炎(acute pyelonephritis)是由细菌感染引起的肾盂和肾间质为主的急性化脓性炎症,多由上行性感染引起,常与膀胱炎、前列腺炎和尿道炎有密切相关。

(一) 病理变化

1. 肉眼　病变分布不规则,可累及单侧或双侧肾。病变肾肿大、充血,表面可见散在稍隆起的黄白色脓肿,周围有紫红色充血带环绕。多个病灶可相互融合,形成大的脓肿。切面肾髓质内有黄色条纹,并向皮质延伸,条纹融合处有脓肿形成。肾盂黏膜充血、水肿,可有散在的小出血点,有时黏膜表面可见脓性渗出物。严重时,肾盂内可有积脓。

2. 镜下 肾组织化脓性炎或脓肿形成是本病的特征性病变。上行性感染引起者首先累及肾盂，镜下见黏膜血管扩张充血，组织水肿并有大量中性粒细胞浸润和脓肿形成。以后病变向肾表面扩展。早期化脓性改变局限于肾间质，之后可累及肾小管，受累肾小管内充满大量中性粒细胞，可形成白细胞管型，故常见脓尿、蛋白尿和管型尿。肾小球常少受累。血源性感染者常先累及肾皮质中肾小球及其周围的间质，并可逐渐扩大，破坏邻近组织，并向肾盂蔓延。

肾盂肾炎急性期过后，化脓灶可被机化，逐渐形成瘢痕。镜下见间质纤维化，其中可见萎缩的肾小管，并可见淋巴细胞浸润。上行性感染引起的病例多伴有肾盂和肾盏的变形。

（二）临床病理联系

急性肾盂肾炎起病急，突然出现发热、寒战、白细胞增多等全身症状。肾肿大和化脓性病变可引起腰部酸痛、肾区叩痛及尿的改变，如脓尿、蛋白尿、管型尿和菌尿等，也可出现血尿。炎症刺激泌尿道还可出现尿频、尿急、尿痛等症状。

（三）预后及并发症

急性肾盂肾炎如不出现并发症，一般预后较好，绝大部分病例可在短期内治愈。如尿路阻塞不能缓解，或伴有糖尿病或免疫障碍等，病情可很严重，预后常不佳。

1. 急性坏死性肾乳头炎 常见于糖尿病或有尿路梗阻的患者。肉眼观可见肾切面乳头部坏死，范围大小不等。镜下见坏死区为缺血性凝固性坏死，坏死区周围有充血和白细胞浸润，有时可见细菌菌落。

2. 肾盂积脓 在有严重尿路阻塞，特别是完全或接近完全的高位尿路阻塞时，脓性渗出物不能排出，潴留于肾盂、肾盏及输尿管内，引起肾盂积脓。

3. 肾周围脓肿 肾内化脓性病变扩展可穿破肾被膜，波及肾周组织，引起肾周围脓肿。

三、慢性肾盂肾炎

慢性肾盂肾炎（chronic pyelonephritis）的病理特征是肾间质炎症，肾组织瘢痕形成，并伴明显的肾盂和肾盏的纤维化和变形。慢性肾盂肾炎是慢性肾衰竭的重要原因之一，根据发生机制可分为两种类型。① 慢性阻塞性肾盂肾炎：由于尿路阻塞使感染反复发作，陈旧病变则转化为瘢痕；② 反流性肾病（reflux nephropathy）或伴有反流的慢性肾盂肾炎（reflux-associated chronic pyelonephritis）：具有先天性膀胱输尿管反流或肾内反流的儿童常反复发生感染，使一侧或双侧肾出现慢性肾盂肾炎的改变。

1. 病理变化 慢性肾盂肾炎的大体改变颇具特征性，肾出现不规则的瘢痕，瘢痕数量多少不等，多见于肾的上下极，与这些部位易发生肾内反流有关。如病变累及双侧肾，则两侧改变不对称，这一特征与慢性肾小球肾炎不同。肾盂肾炎肾切面皮髓质界限不清，肾乳头萎缩，肾盏和肾盂因瘢痕收缩而变形，肾盂黏膜粗糙。镜下，肾组织内出现分布不规则的间质纤维化和淋巴细胞、浆细胞等炎细胞浸润。部分区域肾小管萎缩，有的肾小管扩张，管腔内有均质红染的胶样管型，形态与甲状腺滤泡相似。瘢痕内弓形动脉和小叶间动脉出现闭塞性动脉内膜炎，其他部位细、小动脉则因高血压而出现玻璃样变和硬化。早期肾小球通常无明显改变，但球囊周围可发生同心层状纤维化（彩图 16-5）。后期肾小球可发生纤维化和玻璃样变。其他肾小球则可发生代偿性改变。慢性肾盂肾炎急性发作时，出现大量中性粒细胞浸润，并有小脓肿形成。

2. 临床病理联系　慢性阻塞性肾盂肾炎可逐渐发病或表现为反复发作的急性肾盂肾炎的症状。伴有反流的慢性肾盂肾炎发病较隐匿，患者就诊常较晚，常表现为缓慢发生的肾功能不全和高血压，也可在常规检查时发现脓尿或菌尿。反流性肾病是引起儿童高血压的一种常见原因。因肾小管受累严重，尿浓缩功能下降，导致多尿、夜尿。钠、钾和重碳酸盐丧失可引起低钠血症、低钾血症及代谢性酸中毒。肾组织纤维化和小血管硬化引起肾组织缺血，肾素分泌增加引起高血压。晚期肾组织大量破坏，出现氮质血症和尿毒症。肾盂造影检查可显示肾体积不对称缩小，伴有典型的粗糙瘢痕和肾盏变形。

3. 结局　慢性肾盂肾炎病程长，常反复发作。如能及时治疗，消除诱发因素，病情可得到控制，纤维瘢痕部位的功能由正常肾组织代偿，不致引起严重后果。如病变严重且广泛，患者可发生尿毒症，或因高血压导致的心力衰竭而危及生命。有的患者发病数年后出现局灶性、节段性肾小球硬化，伴有严重的蛋白尿，此类患者的预后多不佳。

第三节　肾功能不全

肾是机体最重要的排泄器官，其主要功能是排泄体内各种代谢废物，调节体内水、电解质和酸碱平衡。此外，肾也是一个内分泌器官，可分泌肾素、前列腺素、促红细胞生成素和1,25-二羟维生素 D_3[1,25-$(OH)_2$-D_3]，并能灭活促胃液素、甲状旁腺激素(parathyroid hormone, PTH)等。因此，肾在保持机体内环境稳定中起着十分重要的作用。当各种病因引起肾功能严重障碍时，会出现多种代谢产物在体内蓄积，水、电解质紊乱和酸碱平衡失调，以及肾内分泌功能障碍等一系列临床表现，这一病理过程称为肾功能不全(renal insufficiency)。

肾功能不全是指肾功能障碍由轻到重的全过程，而肾衰竭(renal failure)是肾功能不全的晚期阶段。根据发病急缓、病程长短，肾衰竭分为急性和慢性两类。尿毒症(uremia)是急、慢性肾衰竭的最严重阶段。

一、急性肾衰竭

急性肾衰竭(acute renal failure, ARF)是指各种原因在短期内引起肾泌尿功能急剧降低，导致机体内环境严重失调的病理过程。临床主要表现为少尿或无尿、氮质血症、高钾血症和代谢性酸中毒。ARF 病情凶险，但若及时诊治，预后较好。

（一）原因和分类

引起 ARF 的原因很多，并可据此将 ARF 分为肾前性、肾性和肾后性 3 类。

1. 肾前性 ARF　各种原因引起肾血流量急剧减少所致的 ARF 称肾前性 ARF。休克早期是引起肾前性 ARF 的最主要因素，故凡能引起休克的原因（详见第十章第一节）都有可能导致肾前性 ARF 的发生。

2. 肾性 ARF　各种原因导致肾实质病变而引起的 ARF 称肾性 ARF。常见因素有：① 肾疾病（如急性肾小球肾炎、急性肾盂肾炎）、恶性高血压、肾动脉硬化及栓塞、肾移植排斥反应等。② 休克引起的肾持续性缺血。③ 某些物质等引起的急性肾中毒。

【相关链接】

急性肾中毒物质

引起急性肾中毒的物质有:① 药物:如庆大霉素、卡那霉素、新霉素、四环素、多黏菌素、头孢菌素、磺胺类及造影剂等;② 有机溶剂:如四氯化碳、氯仿、甲醇、甲苯、酚等;③ 重金属:如汞、铋、砷、铅、锑等;④ 生物毒素:如蕈毒、生鱼胆、蛇毒、蜂毒等;⑤ 内源性肾毒性物质:如血红蛋白、肌红蛋白等。

急性肾缺血和急性肾中毒是引起 ARF 的两个关键因素。急性肾缺血早期对肾的影响主要是肾小球滤过率急剧降低,而肾小管功能尚属正常,此时肾无器质性病变,肾血流量一旦恢复,则肾功能也迅速恢复正常,所以又称为功能性 ARF。若肾持续缺血或肾中毒,就会引起急性肾小管坏死(acute tubular necrosis,ATN),又称为器质性 ARF。

3. 肾后性 ARF　较少见。主要见于结石、肿瘤、前列腺肥大、尿路损伤后炎症及水肿等原因造成尿路急性梗阻,由此引发的 ARF 称肾后性 ARF。

(二) 发生机制

不同原因引起的 ARF,其发生机制有所不同,但中心环节是肾小球滤过率(GFR)降低。这里主要讨论因肾缺血和肾毒物引起 ARF 的发生机制。

1. 肾小球滤过率降低

(1) 肾缺血　肾血流量减少是 ARF 初期的主要发生机制。引起肾血流量减少的主要原因如下。

1) 肾灌注压下降　任何原因引起动脉血压低于 50 mmHg 时,肾血流失去自身调节作用而明显减少,导致 GFR 降低。

2) 肾血管收缩　肾缺血和肾中毒可导致:① 交感-肾上腺髓质系统兴奋,儿茶酚胺增多;② 激活肾素-血管紧张素系统,使血管紧张素Ⅱ水平升高;③ 前列腺素 E_2(PGE_2)、激肽等扩血管物质产生减少。上述因素均可引起肾血管收缩,特别是皮质肾单位的入球小动脉收缩更为明显。入球小动脉收缩的结果导致肾小球灌注降低,GFR 下降,引起少尿或无尿,以及相应肾单位的肾小管缺血。

引起肾血流量减少的原因还有肾内 DIC 和肾缺血-再灌注损伤等。

(2) 肾小球病变　急性肾小球肾炎、狼疮肾炎等,均可因肾小球血管内皮细胞肿胀、炎性渗出等引起 GFR 降低。

2. 肾小管损伤

(1) 肾小管阻塞　坏死脱落的上皮细胞碎片、溶血性疾病产生的血红蛋白、挤压综合征时释放的肌红蛋白等,均可在肾小管内形成各种管型,阻塞肾小管,使肾小囊内压增高,造成 GFR 降低而发生少尿。

(2) 肾小管原尿反漏　持续性肾缺血、肾中毒导致肾小管上皮细胞坏死脱落、基底膜断裂,使原尿经受损的部位进入肾间质,发生间质水肿。间质水肿压迫肾小管和管周毛细血管,从而加重肾小管阻塞和肾缺血,使 GFR 进一步降低,肾损害加重。目前认为,ARF 患者即使恢复肾血流量，仍持续少尿，其机制与肾小管阻塞、原尿反漏和肾间质水肿有关。

近期研究发现，各种肾细胞（如肾小管细胞、内皮细胞和系膜细胞等）的损伤是 GFR 持续降低和内环境失调的基本机制。

（三）功能代谢变化

根据患者尿量减少与否，可将 ARF 分为少尿型和非少尿型两类。

1. 少尿型 ARF　一般分为少尿期、多尿期和恢复期。

（1）少尿期　此期尿量显著减少，内环境严重失调，是病程中最危重的阶段。一般持续 1~2 周，持续时间越久，预后越差。

1）少尿、无尿及尿成分的变化　24 h 尿量少于 400 mL 称为少尿，少于 100 mL 称为无尿。其发生机制见上述。功能性 ARF 少尿期与器质性 ARF 少尿期的尿成分改变有本质差别，其主要治疗措施也截然不同（表 16-2）。

表 16-2　两种急性肾衰竭的主要区别

尿指标	功能性急性肾衰竭	器质性急性肾衰竭
尿相对密度	>1.020	<1.015
尿渗透压（mmol/L）	>500	<350
尿钠（mmol/L）	<20	>40
尿肌酐/血肌酐	>40	<20
尿蛋白	阴性或微量	+~++++
尿常规	正常	坏死脱落的上皮细胞、红细胞和白细胞、各种管型、蛋白尿
主要治疗措施	补充血容量	严格控制补液量，量出而入

2）氮质血症　尿素、肌酐、尿酸等非蛋白含氮物质在血中含量显著升高，称为氮质血症。其发生原因主要与肾排泄功能障碍和体内蛋白质分解代谢增加有关。一般认为，氮质血症是判断 ARF 的可靠依据。

3）水中毒　主要由少尿，体内分解代谢加强致内生水增多，或因补液过多等原因引起。因细胞外液水潴留，大量水分向细胞内转移引起细胞水肿。严重时可出现急性肺水肿、脑水肿和心力衰竭，危及生命。因此，对少尿期患者应严密观察和认真记录其出入水量，严格控制补液速度和补液量。

4）高钾血症　是 ARF 最常见、最危险的并发症，常为少尿期致死原因。引起高钾血症的主要原因是：① 少尿、无尿使钾排出减少；② 组织分解代谢增强，细胞内钾大量外逸；③ 酸中毒使细胞内 K^+ 向细胞外转移。高钾血症可引起心脏传导阻滞和心律失常，严重时可出现心室颤动或心搏骤停而死亡。

5）代谢性酸中毒　ARF 时由于肾排酸保碱功能障碍，GFR 降低和体内分解代谢加强，使酸性代谢产物（如硫酸盐、磷酸盐、有机酸等固定酸）在体内蓄积，引起代谢性酸中毒。酸中毒可抑制心血管系统和中枢神经系统的功能，促进高钾血症的发生，使病情加重。

（2）多尿期　当患者尿量逐渐增加并超过 400 mL/d 时，标志已进入多尿期。多尿期尿量明显增多，可达 3～5 L/d 或更多。产生多尿的机制是：① 肾血流量和肾小球滤过功能逐渐恢复；② 损伤的肾小管上皮细胞虽已开始再生修复，但其浓缩功能仍然低下，原尿不能充分浓缩；③ 少尿期时潴留在血中的代谢产物（如尿素等）从肾小球大量滤出，引起渗透性利尿；④ 肾小管阻塞解除，肾间质水肿消退。

应注意的是在多尿期早期，尿量虽有所增加，但氮质血症、高钾血症和代谢性酸中毒等仍然存在，不能很快改善。一直到多尿期后期，这些变化才能逐渐纠正，但此时由于多尿又可引起脱水、低钾血症、低钠血症等水、电解质紊乱，需引起重视。多尿期一般持续 1～2 周，即可进入恢复期。

（3）恢复期　此期肾功能已显著改善，尿量逐渐恢复正常，血尿素氮、肌酐也接近正常水平。但肾功能恢复到正常还需 3 个月至 1 年或更长时间。一般而言，少尿期越长，肾功能恢复需要的时间也越长。少数患者因治疗不当或病情迁延可发展为慢性肾衰竭。

2. 非少尿型 ARF　是指发病初期尿量减少不明显，每天尿量一般保持在 400～1 000 mL，也无明显的多尿期，但却存在氮质血症和内环境失调的临床综合征。非少尿型 ARF 临床症状较轻，病程相对较短，预后较好。但若不及时治疗或治疗不当，可转变为少尿型 ARF，使病情恶化，预后不良。

二、慢性肾衰竭

慢性肾衰竭（chronic renal failure，CRF）是指各种病因作用于肾，使肾单位发生进行性破坏，以致有功能的肾单位日益减少，不能充分排出代谢废物和维持内环境恒定，导致代谢产物在体内积聚，水、电解质紊乱及酸碱平衡失调，肾内分泌功能障碍，并伴有一系列临床症状的病理过程。CRF 病程迁延并呈渐进性发展，最后可因尿毒症而死亡。近年来，由于透析疗法的广泛应用和肾移植的开展，可明显延长患者的生命。

（一）病因

凡能引起肾实质进行性破坏的疾病，均可引起 CRF。常见的有以下几类。

1. 肾疾病　慢性肾小球肾炎、慢性肾盂肾炎、肾结核、肾肿瘤、多囊肾、狼疮肾炎等均可引起 CRF。其中以慢性肾小球肾炎最为常见，占 CRF 的 50%～60%。

2. 肾血管疾病　如高血压性肾小动脉硬化、结节性多动脉炎、糖尿病性肾小动脉硬化症等。

3. 尿路慢性梗阻　如尿路结石、前列腺肥大、肿瘤、尿道狭窄等。

（二）发展进程

CRF 的病程是进行性加重的，根据病变发展和肾损害程度，可将 CRF 分为以下 4 期。

1. 肾储备功能降低期（代偿期）　此期肾单位减少 25%～50%，内生肌酐清除率在正常的 30%以上，肾仍维持内环境稳定，临床无症状。但肾储备能力已降低。

2. 肾功能不全期　此期肾单位减少 50%～70%，内生肌酐清除率降至正常的 25%～30%。肾已不能维持内环境稳定，出现夜尿和多尿、轻度氮质血症、贫血等临床症状。

3. 肾衰竭期　肾单位减少 75%～90%，内生肌酐清除率降至正常的 20%～25%。临床表现除上述症状加重外，还出现较重的氮质血症、代谢性酸中毒、高磷血症、低钙血症，并伴有部分尿毒症中毒症状。

4. 尿毒症期　肾单位减少 90%以上，内生肌酐清除率降至正常的 20%以下，有明显的水、电解质紊乱，酸碱平衡失调及多系统功能障碍，并出现全身性中毒症状。

（三）发生机制

CRF 的病程是进行性加重的，其发生机制十分复杂，至今尚未完全明了。目前主要有以下几种学说加以阐述。

1. 健存肾单位学说　该学说认为，慢性肾疾病导致肾单位进行性破坏，残余健存的肾单位则发生代偿性肥大，肾小球滤过功能和肾小管重吸收分泌功能增强，以进行代偿。但随着病情的加重，健存肾单位日趋减少，即使加倍工作也难以排出代谢废物和维持内环境恒定，最终发生肾衰竭。

2. 矫枉失衡学说　是指矫正过度而出现新的失衡。即指机体对肾小球滤过率降低的适应过程中发生新的失衡，这种新的失衡使机体进一步受到损害。例如 CRF 时，因 GFR 下降使尿磷排出减少，血磷升高又使血钙降低，后者导致 PTH 分泌增多，PTH 适应性分泌增多能促进肾排磷增加，血磷可恢复正常。因此，CRF 患者在很长一段时间里血磷是正常的（即 PTH 的“矫正”作用）。但是，随着病程的进展和 GFR 严重下降，使血磷再次升高、血钙进一步降低，导致继发性甲状旁腺功能亢进，PTH 持续分泌增多，长期超量的 PTH 可动员骨钙入血，以纠正低钙血症，结果却造成骨质疏松、骨软化，引起肾性骨营养不良（机体出现新的失衡）。

（四）功能代谢变化

1. 尿的变化　CRF 患者早期突出的表现是夜尿、多尿。

（1）夜尿　正常成年人白天尿量约占总尿量的 2/3，夜间尿量占 1/3。在 CRF 早期，可出现夜间尿量与白天尿量相接近，甚至超过白天的现象，称为夜尿。其发生机制目前尚不清楚。

（2）多尿　每日尿量超过 2 000 mL 称为多尿。CRF 发生多尿的机制是：① 肾单位大量破坏后，健存的肾单位发生代偿性血流量增多，滤过的原尿量超过正常量；② 增多的原尿在通过肾小管时因其流速加快，导致肾小管重吸收不足；③ 在滤出的原尿中，由于溶质（尤其是尿素）浓度较高，引起渗透性利尿；④ 肾髓质病变以及肾小管重吸收功能障碍，影响髓质高渗梯度的形成，使肾浓缩功能障碍，出现多尿。

（3）少尿、无尿　CRF 晚期，肾单位极度减少，可出现少尿、无尿。

（4）尿渗透压的变化　正常人尿相对密度的最大波动范围为 1.003～1.030。CRF 早期，肾浓缩功能减退而稀释功能正常，出现低相对密度尿或低渗尿（此时尿相对密度最高不超过 1.020）。CRF 晚期，肾浓缩和稀释功能均丧失，尿相对密度固定在 1.008～1.012，尿渗透压为 266～300 mmol/L，因接近血浆晶体渗透压，故称为等渗尿。

（5）尿成分的变化　CRF 患者由于肾小球滤过膜和肾小管损伤，可出现轻度至中度蛋白尿,尿中还可出现红细胞、白细胞和各种管型。

2. 氮质血症　CRF 患者可出现不同程度的氮质血症,其发生机制主要是 GFR 下降,含氮的代谢终产物(如尿素、肌酐、尿酸等)排泄障碍。氮质血症可反映肾衰竭的严重程度。其中最能反映肾小球滤过率变化的是血浆肌酐的浓度,因为其浓度与蛋白质摄入无关,主要与肌肉中磷酸肌酸分解产生的肌酐量和肾排泄肌酐的功能有关,故临床上常用内生肌酐清除率来判断肾单位损害的程度。

3. 水、电解质紊乱与酸碱平衡失调

(1) 水代谢障碍　由于肾的浓缩、稀释功能障碍,对水的调节适应能力减退。当水摄入不足或丢失过多时,因肾不能减少水的排泄,易致脱水和血容量减少。当水摄入过多时,又因肾不能增加水的排出,引起水潴留和水肿。因此,对 CRF 患者,应严密控制水的出入量。

(2) 电解质紊乱

1) 钠代谢障碍　CRF 时,肾对钠的调节功能减弱,当钠摄入过多时可致血钠增高;若长期限制钠盐的摄入,加之渗透性利尿,则易发生低钠血症。

2) 钾代谢障碍　CRF 早期,由于尿量不减少,血钾可长期维持正常水平。但尿量过多,长期摄钾不足或失钾过多时,可出现低钾血症。CRF 晚期,因肾小球滤过率极度降低、肾小管泌钾功能障碍、组织分解加强、严重酸中毒可引起高钾血症。

3) 镁代谢障碍　镁主要由肾排出,当 GFR 明显降低时,镁排出减少,可引起高镁血症。若同时使用硫酸镁治疗高血压或导泻,更易导致血镁升高。

4) 钙、磷代谢障碍　CRF 早期血磷升高不明显(见"矫枉失衡学说")。晚期血磷持续升高,其机制是:① 残存肾单位过少,虽有继发性 PTH 分泌增多,但也不能使磷充分排出;② PTH的增多又加强骨质溶解,促使骨磷释放增多。

血钙降低的机制为:① 血浆[Ca]×[P]为一常数,血磷升高,必然会导致血钙下降;② 血磷增高,磷从肠道排泄增多,并与肠道内钙结合成难溶解的磷酸钙排出,妨碍钙的吸收;③ 肾实质破坏,1,25-$(OH)_2$-D_3生成减少,影响肠道对钙的吸收;④ 某些毒性物质的潴留,可使小肠黏膜受损,影响钙的吸收。

(3) 代谢性酸中毒　CRF 早期,代谢性酸中毒主要由肾小管上皮细胞分泌 H^+、分泌 NH_3、重吸收 $NaHCO_3$的功能障碍引起。严重或晚期的 CRF(肾小球滤过率降低至正常的 20% 以下),代谢性酸中毒的发生是由于体内酸性代谢产物(如硫酸、磷酸、有机酸等)排泄障碍引起。慢性严重的代谢性酸中毒,机体可动员骨骼的缓冲作用,缓冲持续升高的 H^+,使骨盐溶解、骨质脱钙,促进肾性骨营养不良的发生。

4. 肾性骨营养不良　是 CRF,尤其是尿毒症的严重并发症。包括儿童的肾性佝偻病、成人的纤维性骨炎、骨软化、骨质疏松等。其发病机制为:① 钙磷代谢障碍和继发性甲状旁腺功能亢进。② 维生素 D_3代谢障碍。③ 酸中毒(图 16-1)。

5. 肾性高血压　由肾疾病引起的高血压称为肾性高血压。其发生机制如下。

(1) 钠水潴留　CRF 时,由于肾排泄功能降低,钠、水在体内潴留,引起血容量增加和心输出量增多,导致血压升高,这种高血压称为钠依赖性高血压。

(2) 肾素-血管紧张素系统的活性增强　慢性肾小球肾炎、肾动脉硬化症等引起的 CRF,

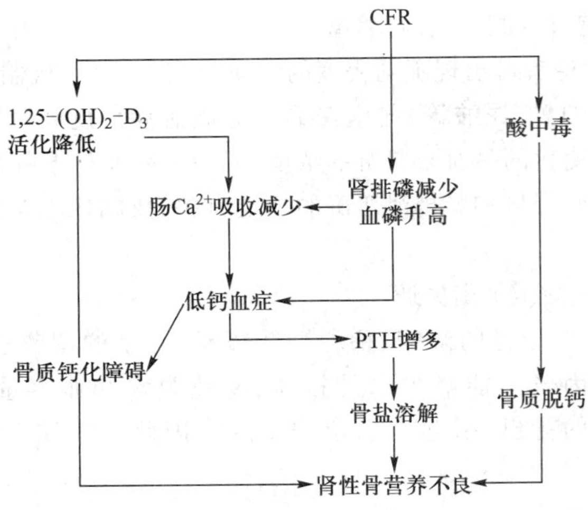

图 16-1 肾性骨营养不良的发生机制

由于肾缺血致使肾素-血管紧张素系统的活性增强。血液中血管紧张素Ⅱ含量增加，引起小动脉收缩，外周阻力增高；醛固酮分泌增多可导致钠水潴留，血容量增多，从而引起血压升高，这种高血压称为肾素依赖性高血压。

（3）肾降血压物质生成减少 CRF 时，由于肾单位大量破坏，致使肾合成 PGA_2 和 PGE_2、激肽等降压物质减少，导致血压升高。

6. 肾性贫血 CRF 患者常伴有贫血。其发生机制是：① 促红细胞生成素分泌减少，导致骨髓红细胞生成障碍；② 潴留的毒性物质抑制骨髓造血功能；③ 消化吸收不良使造血原料（铁、蛋白等）供给不足；④ 潴留的毒性物质使红细胞脆性增加，易于破坏；⑤ CRF 患者常发生出血，使贫血加重。

7. 出血倾向 CRF 患者常伴有出血倾向，表现为皮下瘀斑、黏膜出血（如牙龈出血、鼻出血、胃肠道出血等）。发生机制主要是毒性物质的潴留使血小板功能受损。

三、尿毒症

急、慢性肾衰竭的最严重阶段，除水、电解质紊乱，酸碱平衡失调和肾内分泌功能失调外，还出现内源性毒性物质蓄积而引起的一系列自身中毒症状，称为尿毒症（uremia）。

尿毒症时，除了水、电解质紊乱，酸碱平衡失调，氮质血症，贫血，出血倾向，高血压等症状进一步加重外，还出现全身各系统的功能、代谢障碍。

四、防治原则

（一）ARF 的防治原则

1. 积极治疗原发病 如尽快补足血容量、清除肾毒物、疏通尿路等。避免使用肾毒性药物。

2. 鉴别功能性和器质性 ARF 明确 ARF 性质，以便采取不同的治疗措施。

3. 纠正水、电解质紊乱和酸碱平衡失调　控制氮质血症，必要时采用透析疗法。

4. 防治感染。

（二）CRF 及尿毒症的防治原则

1. 治疗原发病　积极治疗原发病，防止肾实质的进一步损害。

2. 对症处理　治疗并发症，如控制感染，治疗高血压，及时纠正水、电解质紊乱和酸碱平衡失调，避免使用血管收缩药和肾毒性药物。

3. 饮食和肠道清除疗法　如限制高蛋白质饮食，对水肿、高血压和少尿患者限制食盐摄入，防治便秘，减少非蛋白氮在体内的潴留。

4. 透析疗法和肾移植　透析疗法能替代肾的排泄功能，延长患者寿命，但不能替代肾的内分泌和代谢功能。肾移植是目前治疗 CRF 和尿毒症的最根本方法，可以恢复肾功能，纠正尿毒症引起的代谢异常。

第四节　肾和膀胱的常见肿瘤

一、肾细胞癌

肾细胞癌（renal cell carcinoma）是肾原发肿瘤的最常见者，占肾恶性肿瘤的 80%～90%，占成年人内脏恶性肿瘤的 1%～3%。好发于 60～70 岁的老年人，男性多发，男女发病之比为（2～3）∶1。肾细胞癌来源于肾小管上皮细胞，故又称为肾腺癌（renal adenocarcinoma）。

（一）病理变化

1. 肉眼　肾细胞癌虽可发生于肾的任何部位，但多见于上、下两极，尤以上极更为多见。肿瘤多为单个圆形实质性肿物，大小相差悬殊，但多数直径为 3～15 cm。切面肿瘤组织淡黄色或灰白色，常有灶状出血、坏死、软化或钙化等改变，常表现出红、黄、灰、白相间的多种色彩。肿瘤边缘常有假包膜形成（彩图 16-6），有时肿瘤周围可见小的瘤结节。肿瘤扩展可蔓延到肾盏、肾盂及输尿管，阻塞尿路并引起肾盂积水。肿瘤还常侵入肾静脉，在管腔内形成柱状的瘤栓，有的可延伸至下腔静脉，甚至右心。此外，肾周围组织也常受累。

2. 镜下　一般根据细胞的形态特征，肾细胞癌可分为透明细胞型或颗粒细胞型，两种细胞可混合存在。约 2%的病例肿瘤由未分化细胞组成，细胞梭形或不规则形，核深染，弥漫分布，被称为肉瘤样肾细胞癌。近来，随着研究的深入和进展，有学者对肾癌的分类加以修改，归纳主要类型为：① 透明细胞（非乳头状）癌：为最常见的类型，占肾细胞癌的 70%～80%。显微镜下肿瘤细胞圆形或多角形，胞质透明或嗜伊红色细颗粒状，呈片状、梁状或管状排列，无乳头状结构（彩图 16-7）。大部分肿瘤细胞分化好，但有的具有明显异型性，有畸形核和瘤巨细胞出现。② 乳头状癌：占 10%～15%。细胞立方或矮柱状，特征为乳头状结构形成。③ 嫌色细胞癌：约占 5%。细胞具有明显的胞膜，胞质淡嗜碱性，核周常有空晕。细胞呈实性片状排列，血管周围常有大细胞围绕。这一类型可能起源于集合小管上皮细胞，与透明细胞癌或乳头状癌相比，预后较好。

(二) 临床病理联系

肾细胞癌早期症状多不明显，或仅有发热、乏力和体重减轻等全身症状，肿瘤体积很大时才被发现。腰部疼痛、肾区包块和血尿对本病的诊断具有一定意义。肿瘤可产生多种异位激素和激素样物质，引起患者出现多种副肿瘤综合征，如红细胞增多症、高钙血症、库欣(Cushing)综合征和高血压等。

(三) 转移、扩散与预后

肾细胞癌具有广泛转移的特点，常在局部症状和体征出现之前就已发生了转移。转移最常发生于肺和骨，也可发生于局部淋巴结、肝、肾上腺和脑。

肿瘤如无远处转移，早期切除并进行清扫，预后尚可。如已转移或已侵犯肾周围组织，则预后较差，5 年生存率平均约为 45%。

二、膀胱移行细胞癌

膀胱移行细胞癌(transitional cell carcinoma of bladder)是泌尿系统最常见的恶性肿瘤，多发生于 50~70 岁，男性的发病率是女性的 2~3 倍。膀胱癌的发生与苯胺染料等化学物质、吸烟、病毒感染和膀胱黏膜的慢性炎症等的慢性刺激有关。移行细胞癌是膀胱癌中的主要组织学类型，其他类型为鳞状细胞癌和腺癌，但均很少见。

(一) 病理变化

移行细胞癌的好发部位为膀胱侧壁和膀胱三角区近输尿管开口处。

1. 肉眼　肿瘤可为单发或多发性，大小不等，直径可自数毫米至数厘米。分化较好者多呈乳头状，也可呈息肉状，有蒂与膀胱黏膜相连。分化比较差者常呈扁平状突起，基底宽，无蒂，并可向周围浸润。切面灰白色，可有坏死等改变。

2. 镜下　根据肿瘤细胞的分化程度，一般将移行细胞癌分为 3 级。

(1) 移行细胞癌Ⅰ级　癌组织呈典型的乳头状结构，即由增生的移行上皮和结缔组织轴心构成。细胞具有一定的异型性，但分化较好，移行上皮的特征明显。核分裂象较少见。细胞层次增多，但极性无明显紊乱。多数病例无明显向周围黏膜侵袭的现象。

(2) 移行细胞癌Ⅱ级　肿瘤呈乳头状、菜花状或斑块状。细胞层次明显增多，极性消失，细胞异型性较明显，细胞大小不等，形态不一，核染色深，核分裂象较多，并有瘤巨细胞形成。癌细胞可侵及上皮下固有膜结缔组织，重者可达肌层。

(3) 移行细胞癌Ⅲ级　肿瘤呈菜花状，底宽无蒂，或为扁平斑块状，表面可有坏死和溃疡形成。细胞分化差，异型性明显，细胞排列分散，极性消失，大小不一，瘤巨细胞较多，分裂象多，并有病理性核分裂象。肿瘤常浸润至深层肌组织，并可侵及邻近的前列腺、精囊或子宫、阴道等脏器，有的病例可出现鳞状化生。

【相关链接】

膀胱移行细胞乳头状瘤

膀胱移行细胞乳头状瘤，尽管分化良好，但生物学行为不佳，手术切除后容易复发。有的病例多次复发，细胞分化程度逐渐降低，并出现浸润性生长或转化为乳头状癌。故常将膀胱的移行上皮乳头状瘤视为低度恶性的肿瘤，有的将其称为移行上皮乳头状癌0级。

（二）临床病理联系

膀胱癌最常见的症状是无痛性血尿。乳头状瘤的乳头断裂、肿瘤表面坏死和溃疡、并发膀胱炎等均可引起血尿。肿瘤侵犯膀胱壁，刺激膀胱黏膜或并发感染，可出现尿频、尿急和尿痛等膀胱刺激症状。如肿瘤阻塞输尿管开口，则可引起肾盂积水、肾盂肾炎，甚至肾盂积脓。

（三）转移、扩散与预后

膀胱移行细胞癌主要经淋巴道转移到局部淋巴结，并可侵犯子宫旁、髂动脉旁和主动脉旁淋巴结。分化差的癌变晚期可发生血道转移，转移至肝、肺、骨髓、肾和肾上腺等处。

膀胱移行细胞癌无论分化程度如何，手术后均易复发。且复发肿瘤的分化可能较手术前的肿瘤差。膀胱移行上皮乳头状瘤和分化较好的乳头状癌约有50%术后复发，而分化差的移行细胞癌的复发率可高达80%~90%。有的病例新的肿物发生于原先肿物切除以外的部位，究竟是真正的复发还是肿瘤的多中心发生很难确定。

患者的预后与肿瘤的组织学分级和肿瘤浸润深度有较密切的关系。乳头状瘤和移行细胞癌Ⅰ级虽可出现复发，患者的10年生存率仍可高达98%，而患移行细胞癌Ⅲ级的患者的10年生存率仅为40%。

早期诊断、早期治疗、密切随访是诊治本病的关键。膀胱镜检查和活检是诊断的主要方法。对原位癌等早期病变运用流式细胞术进行尿沉淀细胞的DNA含量的测定有助于区分非整倍体的高分化癌细胞和良性病变，可提高诊断的可靠性。

第五节 宫 颈 癌

宫颈癌（carcinoma of cervix）是由子宫颈上皮细胞发生的恶性肿瘤，是最常见的妇科恶性肿瘤之一。近年来，广泛开展宫颈癌普查的地区，其发病率和死亡率均有明显下降。

一、病因

宫颈癌的病因尚未完全明了，根据国内外资料，一般认为与早婚、性生活紊乱、多产、子宫颈裂伤、包皮垢及感染等因素有关，尤其与人乳头瘤病毒（HPV）16、18、31型感染关系密切。

【相关链接】

鳞状上皮非典型增生

鳞状上皮增生，增生的细胞大小不一，细胞核较大，核分裂象增多。轻度非典型增生，上述异型细胞局限于上皮层的下 1/3 区。中度非典型增生,异型细胞占上皮层的下 1/3~2/3。重度非典型增生,异型细胞累及上皮的下 2/3 以上,但未累及上皮全层。

二、病理变化

宫颈癌最常发生于子宫颈外口,80%~95%为鳞状细胞癌,腺癌占所有宫颈癌的 5%~10%,其他类型的癌很少见。大多数宫颈癌是经过长时间的演变过程逐步发展而来,经过鳞状上皮非典型增生—原位癌—浸润癌。但并非所有的宫颈浸润癌的形成均必须通过这一过程,也并非所有的上皮非典型增生均一定发展为宫颈癌。

如异型的上皮细胞累及上皮全层,但基底膜仍完整,为宫颈原位癌。如果癌细胞通过宫颈腺口侵入腺体内,称为原位癌累及腺体。如癌细胞突破基底膜浸润到间质,深度在 5 mm 以内,称为早期浸润癌。癌细胞浸润间质超过 5 mm,称为浸润癌。

宫颈癌在肉眼下可分为菜花型、内生浸润型和溃疡型。组织学类型有高分化鳞癌、中分化鳞癌和低分化鳞癌。腺癌也可分为高分化腺癌、中分化腺癌和低分化腺癌。

三、扩散

1. 直接蔓延　癌细胞可侵犯子宫颈全段、阴道壁、膀胱、直肠、阔韧带、子宫旁软组织及盆腔壁。

2. 淋巴道转移　经淋巴道转移至子宫颈旁、闭孔、髂内、髂外及髂总等处淋巴结。

3. 血道转移　晚期可经血道转移至肺和其他器官。

第六节　乳　腺　癌

乳腺癌(breast cancer)是乳腺导管上皮及腺泡上皮发生的恶性肿瘤,多数来源于导管上皮,少数来源于腺泡上皮。其发病率在我国女性生殖系统恶性肿瘤中仅次于宫颈癌,居第 2 位。

一、病因

乳腺癌的病因尚未完全阐明,一般认为雌激素水平过高与其发生关系密切,认为雌激素能引起导管上皮增生。也可能与致癌病毒和遗传因素有关。

二、病理变化

乳腺癌约 50%发生于乳腺外上象限,单侧多见。根据形态结构可分为导管癌和小叶癌。根据是否浸润,可分为非浸润性癌和浸润性癌。

(一) 非浸润性癌(原位癌)

1. 导管内原位癌　癌细胞仅局限于导管内,基底膜完整。癌细胞大小、形状不一或比较一致。癌细胞在扩张的导管内呈实性、乳头状、筛状或管状排列,部分病例癌细胞中心可发生坏死,这是诊断此型癌的有力依据。

2. 小叶原位癌　癌变小叶轮廓存在，癌细胞局限于小叶中的腺泡或终末导管内。癌细胞呈圆形，大小、形状一致，核分裂象少见。

（二）浸润性癌

1. 浸润性导管癌　癌细胞突破导管壁基底膜向间质浸润，占乳腺癌的 50%～80%。癌细胞形态多样，呈实体团块或条索状排列，也可形成腺样结构。根据癌细胞与间质的比例及腺管形成状况，可分为单纯癌、硬癌、不典型髓样癌和腺癌。

2. 浸润性小叶癌　癌细胞呈单行线状或条索状浸润于纤维间质中。癌细胞为小圆形或卵圆形，大小较一致。

【相关链接】
浸润性导管癌

单纯癌一般纤维间质与肿瘤细胞成分大致相等；纤维组织多而癌实质少称为硬癌；癌实质多，纤维间质少，为髓样癌。髓样癌的间质中伴有丰富的淋巴细胞、浆细胞浸润者比间质中无淋巴细胞浸润者预后要好。癌组织不形成腺管样结构。

三、临床病理联系与扩散

乳腺癌早期常表现为乳腺内无痛性肿块前来就诊。如果累及悬韧带，皮肤出现牵扯状凹陷。肿块较大时，癌细胞在真皮淋巴管内扩散，阻塞淋巴管，导致皮肤水肿，使皮肤呈橘皮样外观。位于乳头下的癌肿，当累及大导管时，可使乳头下陷。乳腺癌主要经淋巴道转移，同侧腋窝淋巴结、锁骨下淋巴结、胸肌间淋巴结和内乳淋巴结均可累及。晚期癌细胞可经血道转移至肺、肝、骨等器官。

第七节　滋养层细胞肿瘤

滋养层细胞肿瘤是一组来源于胎盘绒毛滋养层细胞的肿瘤，包括葡萄胎、侵袭性葡萄胎、绒毛膜上皮癌。三种疾病之间有一定的联系。

一、葡萄胎

葡萄胎（hydatidiform mole）又称为水泡状胎块，其发病原因不明，一是认为绒毛水肿所致；其二，则认为是滋养层细胞异常增生所致；近年研究表明与染色体异常有关。

典型的葡萄胎，肉眼观，胎盘绒毛高度水肿，形成半透明薄壁的水泡状，其间有蒂相连成串，似葡萄。镜下观，绒毛间质水肿，间质血管减少或消失，滋养层细胞有不同程度增生，增生的细胞为合体细胞和细胞滋养层细胞。

由于胎儿大多数早期死亡，故无正常妊娠指征，听不到胎心，触不到胎体，感觉不到胎动，因绒毛高度水肿，所以子宫显著增大，超出正常妊娠月的子宫大小。绒毛膜促性腺激素显著增高，并刺激卵巢滤泡发生黄体化。

二、侵袭性葡萄胎

侵袭性葡萄胎(invasive hydatidiform mole)又称为恶性葡萄胎,多继发于葡萄胎,极少数开始即为恶性葡萄胎。

侵袭性葡萄胎与葡萄胎的根本区别在于:侵袭性葡萄胎侵入子宫平滑肌,破坏子宫壁,甚至穿出子宫壁,发生邻近或远隔脏器的转移。镜下观,子宫肌层内有水肿的绒毛结构,增生的滋养层细胞的异型性较葡萄胎明显。

三、绒毛膜上皮癌

绒毛膜上皮癌(choriocarcinoma)是滋养层细胞的高度恶性肿瘤。约50%继发于葡萄胎,25%继发于自然流产,20%发生于正常妊娠,5%发生于早产、异位妊娠。

肉眼观,子宫增大、柔软,其内可见一个或多个蓝色结节。切面出血、坏死明显,结节呈暗红色,质脆,形似血肿。镜下观,癌组织由异型性很大的细胞滋养层细胞和合体滋养层细胞构成(彩图16-8)。无绒毛结构,无间质,常发生出血、坏死。绒毛膜上皮癌易侵袭血管,常经血道转移到肺、阴道等处。

病例讨论

病例一:某患者,患慢性肾小球肾炎8年,近来常出现皮肤瘀点、瘀斑,牙龈出血。

讨论:其出血机制是什么?

病例二:患者,女性,45岁,患慢性肾炎12年,近来常感头晕、乏力,脸色苍白,经检查发现中度贫血。

讨论:其发生贫血的机制是什么?

本章小结

1. 肾小球肾炎是变态反应引起的非化脓性炎症。主要侵犯肾小球。其发病机制为多种抗原引起循环免疫复合物或原位免疫复合物沉积于肾小球。免疫复合物和C3可沉积于基底膜内侧或外侧,或系膜基质内,引起炎症反应,刺激内皮细胞、上皮细胞、系膜细胞及基质增生,破坏毛细血管基底膜,导致肾小球的结构和功能异常。

2. 急性弥漫增生性肾小球肾炎,以内皮细胞和系膜细胞弥漫增生、基底膜外侧复合物沉积为特点。膜性肾小球肾炎,以基底膜弥漫增厚、钉突形成为特点。膜增生性肾小球肾炎,以系膜细胞和基质增生插入基底膜,使基底膜呈双轨为特点。急进性肾小球肾炎,以肾小囊内大量新月体形成为特点。各型肾小球肾炎最终都可发展为慢性硬化性肾小球肾炎。

3. 临床上肾小球肾炎患者可出现少尿、无尿、蛋白尿、血尿、管型尿、水肿、高血压、尿毒症等。

4. 肾盂肾炎是细菌感染引起的化脓性炎,主要累及肾盂和肾间质,形成脓肿、蜂窝织炎,引起脓尿、蛋白尿、细菌尿、管型尿及尿路刺激征。

5. 各种病因引起肾泌尿功能严重障碍,使体内代谢产物不能充分排出,出现水、电解质紊乱和酸碱平衡失调,肾内分泌功能障碍的病理过程称为肾衰竭。

6. 急性肾衰竭的原因有肾前性因素、肾性因素和肾后性因素3类。肾小球滤过率降低、肾小管损伤是急性肾衰竭的主要发生机制。急性肾衰竭分为少尿型和非少尿型。少尿型急性肾衰竭病程一般分3期:少尿期、多尿期和恢复期。少尿期是急性肾衰竭最危险的阶段,主要表现为尿量减少、尿成分的变化、氮质血症、高钾血症、水中毒、代谢性酸中毒等。

7. 慢性肾衰竭的病程迁延并呈渐进性发展。慢性肾衰竭的发生机制主要包括健存肾单位学说、矫枉失衡学说。慢性肾衰竭的功能代谢变化主要为泌尿功能障碍,水、电解质紊乱,酸碱平衡失调,氮质血症,肾性骨营养不良,肾性高血压,肾性贫血,出血倾向等。

8. 尿毒症是急、慢性肾衰竭发展的最严重阶段,由于代谢终末产物和毒性物质在体内大量潴留而引起一系列自身中毒症状。

9. 肾细胞癌、移行细胞癌是泌尿系统常见恶性肿瘤。

10. 宫颈癌为鳞状上皮癌,与HPV16、18、31型感染有关。其发生过程均经过上皮的不典型增生(上皮内肿瘤)而逐渐发展为原位癌、早期浸润癌、浸润癌。

11. 乳腺癌是常见的女性恶性肿瘤。常以无痛性肿块为症状,肿瘤边界不清、质硬,向周围组织浸润,可引起皮肤下陷、乳头抬高。以浸润性导管癌最多见,小叶癌及其他类型的癌少见。

12. 葡萄胎、侵袭性葡萄胎和绒毛膜上皮癌均为滋养层细胞发生的肿瘤。葡萄胎以绒毛高度水肿和滋养层细胞增生为主要病变。葡萄胎伴有子宫壁肌层浸润时,则为侵袭性葡萄胎。绒毛膜上皮癌是高度恶性肿瘤,肿瘤由异型性明显的细胞滋养层细胞及合体滋养层细胞构成,不形成绒毛结构,出血、坏死明显。

练习与思考

1. 肾小球滤过膜的构成结构有哪些?
2. 肾小球的滤过作用受哪些因素影响?
3. 引起肾小球肾炎的抗原物质有哪些?
4. 肾小球肾炎的发病机制是怎样的?
5. 常见的原发性肾小球肾炎有哪些类型? 主要类型的病理变化如何?
6. 为何上行性感染引起的肾盂肾炎更为多见?
7. 慢性肾盂肾炎的镜下病变有哪些?
8. 护理急性肾衰竭患者应注意什么?
9. 慢性肾衰竭患者为何易发生骨折?
10. 简述肾性高血压的发生机制。
11. 肾细胞癌的肉眼和镜下病变特点是怎样的?
12. 膀胱移行细胞癌如何分级?
13. 简述宫颈癌的演变过程及病理变化。
14. 简述乳腺癌的病理变化及临床病理联系。
15. 简述绒毛膜上皮癌的病理变化。

(刘 硕 余宗林 杜 斌)

第十七章　传染病和寄生虫病

【学习目标】

掌握：

1. 传染病的基本概念。
2. 肺结核病。

熟悉：

1. 结核病的基本病变、肺外器官结核病。
2. 伤寒的病理变化及临床病理联系。
3. 细菌性痢疾的传播途径、病变及临床病理联系。
4. 流行性脑脊髓膜炎的病因、传播途径和发病机制，病理变化及临床病理联系。
5. 流行性乙型脑炎的病因、传播途径和发病机制，病理变化及临床病理联系。
6. 梅毒的病因、传播途径和基本病变，后天性梅毒的分期。
7. 艾滋病的病因、传播途径、发病机制和病理变化。
8. 血吸虫病的基本病变、主要器官病变及后果。

了解：

1. 伤寒的病因、传播途径和发病机制，结局与并发症。
2. 流行性脑脊髓膜炎的结局与并发症。
3. 血吸虫病的病因和传播途径。

传染病是由病原微生物侵入机体所引起的具有传染性的一类疾病，在一定条件下能在人群中流行。寄生虫病是由寄生虫引起的一类疾病。传染病和寄生虫病的发生必须具备 3 个基本环节，即传染源、传播途径和易感人群。

近年来，随着疾病谱的变化，传染病与寄生虫病的发病率和病死率有所下降。但也有些曾得到控制的传染病和寄生虫病的发病率又有上升趋势，如结核病、血吸虫病等，并出现一些新的传染病，如获得性免疫缺陷综合征（简称艾滋病）、严重急性呼吸综合征（又称非典型性肺炎）。因此，传染病与寄生虫病的防治，仍然是一项十分重要而艰巨的任务。

第一节　结　核　病

一、概述

结核病（tuberculosis）是由结核分枝杆菌引起的一种慢性传染病。全身各器官均可发生，但以肺结核最为多见。近年来,结核病的发病率有上升趋势。

(一) 病因与发病机制

结核病的病原菌为结核分枝杆菌,分为人型、牛型、鼠型和鸟型,对人致病的主要为前两型。

结核分枝杆菌的致病机制与菌体所含的脂质、蛋白质和多糖3种成分有关。

结核病的发生和发展取决于感染细菌的数量、毒力大小和机体的反应性。一般认为,结核病的免疫反应和超敏反应常同时发生或相伴出现。当T淋巴细胞受到结核分枝杆菌抗原刺激后,可转变为致敏的T淋巴细胞。当再次与结核分枝杆菌抗原接触时,释放出各种淋巴因子,这些淋巴因子使巨噬细胞聚集于结核分枝杆菌处,并激活巨噬细胞,使巨噬细胞包围、吞噬、杀灭与降解结核分枝杆菌。机体在获得细胞免疫反应的同时,也形成了对结核分枝杆菌的迟发型(Ⅳ型)超敏反应。因此,机体对结核分枝杆菌感染后所发生的病理变化决定于不同的反应。如以细胞免疫反应为主,则病灶局限,结核分枝杆菌被杀灭;如表现以迟发型超敏反应为主时,则出现以急性渗出和坏死为主的改变。

(二) 基本病理变化

1. 渗出为主的病变　当细菌数量多、毒力强、机体免疫力低或超敏反应较强时,表现为浆液或浆液纤维蛋白性炎。常发生于肺、浆膜、滑膜及脑膜等处。早期为中性粒细胞渗出,随之被巨噬细胞取代。在渗出液内和巨噬细胞内可查到结核分枝杆菌。渗出物少,可完全吸收、消散;渗出物较多,则发生机化。

2. 增生为主的病变　当细菌数量少、毒力较弱或机体免疫力较强时,则发生以增生为主的病变,形成具有诊断意义的结核结节。镜下观,典型的结核结节中心为干酪样坏死,周围由上皮样细胞、朗汉斯巨细胞、淋巴细胞和成纤维细胞构成(彩图17-1)。

上皮样细胞由巨噬细胞转变而来。巨噬细胞在吞噬、杀灭结核分枝杆菌时,在被破坏的菌体释放出的类脂质作用下转变为上皮样细胞,该细胞呈梭形或多边形,胞质丰富,染色浅,边界欠清。核圆形、卵圆形,染色浅呈空泡状,有1~2个核仁。朗汉斯巨细胞由多个上皮样细胞融合或单个上皮样细胞经过多次无丝分裂形成。此种细胞胞体大(直径可达300 μm),胞质丰富,胞质突起可与上皮样细胞的胞质突起相连接,核与上皮样细胞核相似,数目达十几个、数十个,排列呈花环状或马蹄铁状。单个结核结节肉眼不易看到,3、4个结节融合才能见到。融合的结节境界清楚,约粟粒大小,灰白或微黄色。结核结节可被吸收或发生纤维化而愈合。

3. 坏死为主的病变　当细菌数量多、毒力强、机体抵抗力低尤其是超敏反应强烈时,则发生以坏死为主的病变。肉眼观,坏死组织呈淡黄色,均匀细腻,质地较实,似奶酪样,故称干酪样坏死。镜下观,为红染无结构颗粒状物。干酪样坏死可被吸收或通过纤维化、纤维包裹和钙化而愈合。

上述3种病变往往同时存在,而以其中某一种病变为主,在一定条件下可以相互转化。

(三) 基本病变的转化规律

结核病基本病变的转化规律取决于机体抵抗力和结核分枝杆菌致病力两者之间的矛盾关

系。当机体抵抗力和免疫力强,细菌致病力弱时,病变转向愈合;反之,病变转向恶化。

1. 转向愈合

(1) 吸收消散　渗出物经淋巴道或血管吸收,使病灶缩小或消散。为渗出性病变的主要愈合方式。较小的干酪样坏死及增生性病变也可被吸收。

(2) 纤维化、纤维包裹及钙化　增生性病变和较小的干酪样坏死灶,可逐渐纤维化形成瘢痕而愈合,较大的干酪样坏死灶则由周边纤维组织增生将坏死灶包裹,并有钙盐沉积在坏死物中。

2. 病变恶化

(1) 浸润进展　在原病灶周围出现渗出性病变,并继发干酪样坏死,病变范围扩大。

(2) 溶解播散　干酪样坏死可发生溶解而呈液状,液状物可经体内自然管道排出,在排出的过程中,结核分枝杆菌被带至其他部位,形成新的结核病灶。此外,结核分枝杆菌还可经淋巴道、血道播散到全身各处。

二、肺结核病

肺结核病是最常见的一种结核病。因初次感染和再次感染结核分枝杆菌时机体反应性不同,所以肺部病变的发生和发展各有不同特点,而分为原发性和继发性肺结核病。

(一) 原发性肺结核病

机体第一次感染结核分枝杆菌所发生的肺结核病为原发性肺结核病。多见于儿童,也称为儿童型肺结核病。

1. 病变特点　原发性肺结核病的病理特征是形成原发复合征。原发复合征由原发病灶、结核性淋巴管炎和肺门淋巴结结核三者构成。结核分枝杆菌侵入肺组织后,最先引起的病变称为原发病灶,多位于上肺叶下部或下肺叶上部近胸膜处,通常只有一个,直径在 1 cm 左右。病变始为渗出,继之病灶中央发生干酪样坏死。结核分枝杆菌很快侵入肺内淋巴管,经淋巴液引流到达肺门淋巴结,引起淋巴管炎、淋巴结肿大和干酪样坏死。X 线检查原发复合征呈哑铃状阴影。临床症状和体征多不明显,少数患者出现乏力、食欲减退、低热、盗汗等症状。

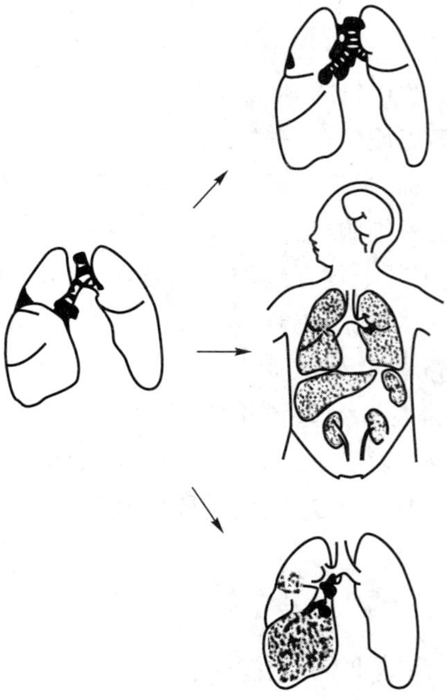

图 17-1　结核播散

2. 病变转归　98%的病例随机体免疫力的增强,通过吸收消散、纤维化和钙化等方式痊愈。

极少数病例因抵抗力降低而恶化,除肺内及肺门淋巴结病灶继续扩大外,还可通过以下途径播散(图 17-1)。

(1) 淋巴道播散　结核分枝杆菌经肺门淋巴结的输出淋巴管到达纵隔及颈部淋巴

结，也可侵入到腹膜后、肠系膜淋巴结。受累的淋巴结肿大、干酪样坏死，甚至相互粘连形成较大肿块。

（2）血道播散　结核分枝杆菌侵入血流后，引起下列3种类型结核病。① 全身粟粒性结核病：大量结核分枝杆菌经肺静脉至体循环，播散到肺、肝、脾、肾、脑和脑膜等处。肉眼观，各器官内呈均匀分布的灰黄色、粟粒大小的结核病灶。镜下观，主要为结核结节，也可为渗出、坏死的病变。患者往往出现高热、盗汗、烦躁甚至极度衰竭。② 肺粟粒性结核病：因淋巴结中的干酪样坏死液化后破入附近的静脉（如无名静脉、颈内静脉等），结核分枝杆菌随静脉血回流至右心，再经肺动脉播散至双肺所致，病变仅局限于肺内。③ 肺外器官结核病：结核分枝杆菌经血源播散至肺外某个器官（如骨关节、泌尿道、生殖道、脑膜等），形成潜伏性病灶，当机体抵抗力降低时，细菌生长繁殖而发展成为肺外器官结核病。

（3）支气管播散　原发病灶的干酪样坏死液化后可通过支气管排出，在排出坏死物的过程中，结核分枝杆菌沿支气管播散引起同侧肺组织或对侧肺组织发生干酪样坏死，导致干酪性肺炎。但儿童经支气管播散者较为少见，这可能与儿童支气管发育尚不完全，易受压和易阻塞有关。

（二）继发性肺结核病

继发性肺结核病是指机体再次感染结核分枝杆菌所致的肺结核病。多见于成人，又称成人型肺结核病。其感染源有两种：一是外源性感染，即细菌由外界再次侵入肺内所致；二是内源性感染，即细菌来自原有肺结核病灶，经血源播散到肺尖，形成潜伏性病灶，当机体免疫力降低时，潜伏性病灶发展为继发性肺结核。临床上以后者多见。

继发性肺结核病的病理变化与原发性肺结核病相比，有以下不同特点：① 病变多始于肺尖部，右肺多见。可能该处肺组织通气量差，加之直立时该处循环较差以致局部抵抗力较低有关。② 超敏反应发生剧烈，易发生干酪样坏死，坏死灶液化后易经支气管播散。同时，机体对结核分枝杆菌获得了免疫力，在干酪样坏死周围，形成结核结节。免疫反应使病灶局限化，阻止结核分枝杆菌沿淋巴道和血道播散。③ 病程较长，病变轻重新旧不一、复杂多样，随着免疫反应和超敏反应的消长，形成不同的类型（图17-2）。

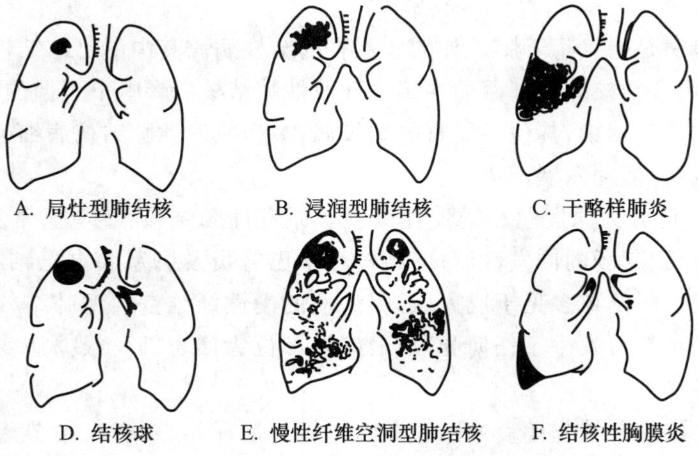

图17-2　继发性肺结核病的几种类型

1. 局灶型肺结核　多位于肺尖下 2~4 cm 处,以增生性病变为主,病灶可为一个或数个,0.5~1 cm 大小。常通过纤维化或钙化而痊愈。X 线显示病变处单个或多个结节状阴影,边界清楚。

2. 浸润型肺结核　最常见的一种类型,多数是由局灶型肺结核发展而来,病变以渗出为主。镜下,病灶中心常见干酪样坏死,周围肺泡内充满浆液、淋巴细胞、单核细胞和少数中性粒细胞,渗出性病灶直径 2~3 cm。X 线检查,锁骨下区可见边缘模糊的云雾状阴影。患者常出现低热、盗汗、乏力、咳嗽和咯血等表现。如及时治疗,可通过纤维化、包裹和钙化而痊愈。有的早期浸润性病灶可迅速扩大,干酪样坏死扩大并液化,经支气管排出后在局部形成急性空洞,这种空洞壁薄而参差不齐,内壁附有干酪样坏死物,周围只有少量纤维组织包绕。

3. 干酪样肺炎　可由浸润型肺结核恶化进展而成,也可由急、慢性空洞内的细菌经支气管播散所致。镜下观,肺泡腔内大量浆液、纤维蛋白、巨噬细胞渗出,且见肺组织广泛性干酪样坏死。肉眼观,肺叶肿大,灰黄色,变实,根据累及的范围可分为小叶性和大叶性干酪样肺炎。

临床上,由于患者吸收了大量坏死崩解产物而出现严重中毒症状。若不及时治疗,可迅速死亡。

4. 结核球　由纤维包绕的境界清楚的球形干酪样坏死灶,直径 2~5 cm,多为一个,也可多个,X 线检查应与肺癌鉴别。

5. 慢性纤维空洞型肺结核　多由浸润型肺结核形成急性空洞的基础上发展而来。病变特征为:① 空洞壁内层为干酪样坏死物,中层为肉芽组织,外层有宽厚的纤维组织。② 同侧或对侧肺组织可见由支气管播散所致的新旧不一、大小不等的结核病灶。通常肺上部的病灶较大,纤维化明显,愈往下病灶愈小,愈新鲜。③ 后期肺组织广泛纤维化,肺组织变小、变硬、萎陷。

6. 结核性胸膜炎　可经肺内病灶扩展到胸膜,或经淋巴道、血道扩散到胸膜。病变以大量浆液纤维蛋白渗出,引起胸膜腔内血性或草绿色积液者,称渗出性结核性胸膜炎。若胸膜内有大量结核性肉芽组织增生,导致胸膜增厚、变硬,称增生性结核性胸膜炎。

（三）肺外器官结核病

肺外器官结核病是指发生于肺以外的各器官的结核病。其中淋巴结结核是淋巴道播散所致,肠结核可因饮用含结核分枝杆菌的牛奶或开放性肺结核患者咽下含菌的痰直接感染,皮肤结核可通过损伤的皮肤感染,其他各器官的结核病,多为原发性肺结核病细菌经血源播散到肺外器官,潜伏多年后再活动发展而成。

1. 肠结核病　可分为原发性和继发性两型。原发性肠结核很少见,常见于小儿,一般因饮用含菌牛奶所致,引起肠的原发性溃疡、结核性淋巴管炎及肠系膜淋巴结结核,称为肠结核原发综合征。继发性肠结核多见于成人,常因活动的慢性纤维空洞型肺结核患者反复咽下含菌的痰液所致。肠结核可发生于任何肠段,最好发部位为回盲部。根据病变的特点可将继发性肠结核分为两型。

(1) 溃疡型　结核分枝杆菌侵入肠壁淋巴组织后形成结核结节,结节逐渐融合并发生干酪样坏死,破溃后形成黏膜溃疡。由于肠壁淋巴管分布呈环行,病变沿淋巴管扩散,因而溃疡的长径与肠纵轴垂直。溃疡愈合后因瘢痕形成和收缩而致肠腔狭窄。

（2）增生型　此型少见，病变特点为肠壁内有大量结核性肉芽组织和纤维组织增生，使肠壁高度肥厚变硬，肠腔狭窄，肠黏膜面有浅溃疡或息肉形成。右下腹常可扪及包块，易误诊为结肠癌。

2. 结核性腹膜炎　多见于青少年，大多继发于溃疡型肠结核、肠系膜淋巴结结核或结核性输卵管炎。可分为湿性和干性两型，以混合型多见。

（1）湿性　腹膜上密布大量粟粒大小的结核结节，腹腔内可见大量腹水，多呈草黄色，也可为血性。渗出物中纤维蛋白较少，故腹腔脏器不易发生粘连。

（2）干性　腹膜上可见大量结核结节及纤维蛋白渗出物，机化后引起腹腔脏器广泛粘连，腹膜增厚。临床上出现慢性肠梗阻症状，触诊腹部有柔韧感。

3. 结核性脑膜炎　多见于小儿，成人较少。小儿主要是原发性肺结核血行播散所致，常为全身粟粒性结核病的一部分。成人除肺结核血道播散外，也可见于肺外器官结核病血源播散或脑内结核球液化破入蛛网膜下隙引起。病变以脑底部最明显，在脑桥、脚间池、视神经交叉及大脑外侧裂等处的蛛网膜下隙中积聚大量灰黄色、混浊、胶状渗出物。镜下观，蛛网膜下隙内渗出物主要由浆液、纤维蛋白、巨噬细胞、淋巴细胞组成并常伴有干酪样坏死，偶见典型结核结节形成。患者可有颅内压增高的症状和体征。

4. 肾结核病　患者多为20~40岁男性，常为单侧。结核分枝杆菌来自肺结核病的血道播散。病变大多起于肾皮、髓质交界处或肾乳头内。初为局灶性结核性病灶，以后病变继续扩大并发生干酪样坏死，若破坏肾乳头则可破入肾盂而形成结核性空洞，严重时肾仅残存一空壳。干酪样坏死物随尿下行，可累及输尿管和膀胱。

5. 生殖系统结核病　男性生殖系统结核病与泌尿系统结核病有密切关系，以附睾结核多见。结核分枝杆菌可使前列腺和精囊感染，并可蔓延至输精管、附睾等处。附睾肿大、变硬，常与阴囊粘连，可形成结核性肉芽肿和干酪样坏死，坏死物液化后可穿破阴囊皮肤，形成窦道。附睾结核是男性不育的重要原因之一。女性生殖系统结核多由血道或淋巴道播散而来，少数来自腹膜结核。以输卵管结核多见，其次是子宫内膜结核和卵巢结核，可引起继发性女性不孕症。

6. 骨与关节结核病　多由血源播散所致，儿童和青少年因骨组织处于生长发育期，骨内血管丰富，感染机会多，故本病多发生于儿童和青少年。

（1）骨结核　多侵犯脊椎骨、长骨骨骺、指骨等。病变常由骨松质内的小结核病灶开始，以后可发展为干酪样坏死型或增生型骨结核。

1）干酪样坏死型　以骨质破坏形成干酪样坏死或死骨为特征。病变常波及周围软组织，形成结核性肉芽组织和干酪样坏死。干酪样坏死液化后可在骨旁形成结核性"脓肿"，因局部无红、热、痛，故又称"寒性脓肿"。病变穿破皮肤可形成经久不愈的窦道。

2）增生型　较少见，以形成结核性肉芽组织为特征，病灶内无明显的干酪样坏死和死骨形成。病变侵蚀骨小梁后，骨小梁被吸收、消失，以后病变可被纤维结缔组织包裹而静止。

脊椎结核是骨、关节结核中最常见的一种。多侵犯第10胸椎至第2腰椎，病变起于椎体，常发生干酪样坏死，进而可破坏椎间盘及邻近椎体，椎体破坏后不能负重而发生塌陷，引起脊椎后突畸形,当脊髓受压时可致截瘫。如病变穿破骨皮质可在脊椎两侧形成“寒性脓肿”,或坏死物沿筋膜间隙向下流,至远离病变部位形成“寒性脓肿”。

(2) 关节结核　多继发于骨结核,以髋、膝、踝、肘等关节结核多见。病变通常开始于骨骺或干骺端,发生干酪样坏死。当病变发展侵入关节软骨和滑膜时则成为关节结核。在关节滑膜内有结核性肉芽组织形成,关节腔内有浆液纤维蛋白渗出。炎症波及周围软组织可使关节明显肿胀。干酪样坏死物穿破软组织及皮肤时形成窦道。病变愈合后,关节腔内常被大量纤维组织充填,造成关节僵直。

7. 淋巴结结核　以颈部最多见,其次是肺门、支气管和肠系膜的淋巴结,初期受累的淋巴结肿大尚能分离,当炎症累及淋巴结周围组织时,淋巴结彼此粘连,形成较大的肿块。受累淋巴结有结核性肉芽肿形成和干酪样坏死。颈部淋巴结结核坏死物液化后可穿破皮肤,形成经久不愈的窦道。

第二节　伤　　寒

伤寒(typhoid fever)是由伤寒沙门菌引起的急性传染病。病变的主要特点是全身单核吞噬细胞系统的巨噬细胞增生,尤以回肠末端的淋巴组织的病变最为显著。临床表现有高热、相对缓脉、玫瑰疹、脾大和白细胞减少等。

一、病因与发病机制

本病的病原菌为伤寒沙门菌,革兰染色阴性,菌体裂解后释放的内毒素是主要致病因素。菌体“O”抗原,鞭毛“H”抗原及表面“Vi”抗原均能刺激机体产生相应抗体,血清凝集试验是测定其相应的抗体水平来辅助诊断。

本病的传染源为伤寒患者和带菌者,病原菌经粪便和尿液排出体外,苍蝇为主要传播媒介,由污染的食物和水经口进入人体,未被胃酸杀灭的细菌到达小肠,特别在回肠末端的淋巴组织内繁殖,并沿淋巴管扩散到肠系膜淋巴结。细菌可经胸导管进入血液循环,然后被全身单核吞噬细胞系统中的巨噬细胞吞噬并在其内繁殖,这一阶段为短暂的菌血症。当单核吞噬细胞内大量繁殖的细菌和释放的内毒素进入血液时,引起毒血症甚至败血症,从而引起全身中毒症和多器官病理变化。

二、病理变化与临床病理联系

伤寒的基本病变为全身单核吞噬细胞系统增生性炎,特征性病变为伤寒肉芽肿。增生的巨噬细胞吞噬了伤寒沙门菌、红细胞、淋巴细胞及组织碎片等,称为伤寒细胞。由大量的伤寒细胞聚集成结节状的病灶,称为伤寒小结或伤寒肉芽肿,具有病理诊断意义。

(一) 肠道病变

以回肠下段的淋巴组织的病变最明显。病变过程分为 4 期,每期约 1 周。

1. 髓样肿胀期　肠壁充血水肿,淋巴小结增生肿胀,向黏膜表面突出,灰红色,质软,似脑回状(图 17-3)。镜下观,肠壁血管扩张充血,淋巴组织中出现伤寒肉芽肿。

2. 坏死期　髓样肿胀的淋巴小结和连同覆盖其表面的肠黏膜发生坏死，坏死组织呈灰绿色或污秽色，坏死部分凹陷，未坏死的淋巴小结仍呈髓样肿胀性改变。

3. 溃疡期　坏死组织脱落形成溃疡。溃疡形状大小与病变淋巴小结一致，呈圆形或椭圆形，椭圆形溃疡的长轴与肠的长轴平行。溃疡一般深达黏膜下层，严重者可达肌层或浆膜层。

4. 愈合期　溃疡底部坏死组织完全脱落，由肉芽组织将溃疡修复，表面由黏膜上皮再生覆盖而愈合。

由于肠道病变，患者出现食欲减退、腹胀、便秘或腹泻；由于肝、脾内巨噬细胞增生而导致肝、脾大；因内毒素对心肌的损害或使迷走神经兴奋性增高，引起相对缓脉；因表皮下毛细血管细菌栓塞而出现玫瑰疹；因毒血症而引起持续高热；第 1、2 周血液和骨髓细菌培养阳性率高；第 2 周起粪便培养阳性率高，肥达反应阳性。

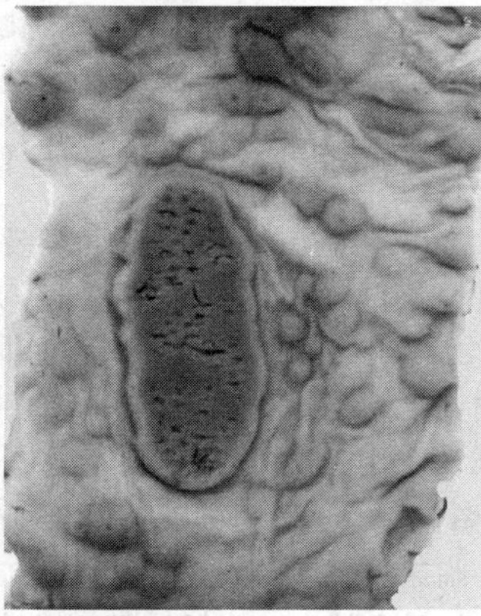

图 17-3　肠伤寒髓样肿胀期
肠壁充血水肿，淋巴小结增生肿胀，向黏膜表面呈脑回状或小丘状突起

(二) 其他病变

肠系膜淋巴结、肝和脾由于巨噬细胞增生而肿大。镜下见伤寒肉芽肿及灶性坏死。骨髓除可见伤寒肉芽肿和灶性坏死外，还可有中性粒细胞明显减少。心肌和肾小管上皮细胞可发生水肿、脂肪变性。伤寒沙门菌易在胆汁中大量繁殖，而胆囊病变并不明显，部分患者临床上虽表现为痊愈，但伤寒沙门菌仍在胆道中生长并随胆汁排向肠道，这种带菌者为本病的重要传染源。

三、结局与并发症

伤寒患者一般经 4~5 周可自然痊愈，病后可获得较强免疫力。使用抗生素治疗后病程可缩短，也可出现以下并发症。

1. 肠出血　多见于溃疡期，当血管遭受破坏，即可引起出血，偶可引起致死性出血。

2. 肠穿孔　亦多发生于溃疡期，穿孔数目常为 1 个，亦可多个。穿孔后引起弥漫性腹膜炎。

3. 支气管肺炎　常因机体抵抗力降低，继发其他细菌感染所致。

第三节　细菌性痢疾

细菌性痢疾(bacillary dysentery)是由痢疾志贺菌引起的肠道传染病，简称菌痢。病变为结肠黏膜的假膜性炎。临床表现为发热、腹痛、腹泻、里急后重和黏液脓血便。

一、病因与发病机制

痢疾志贺菌是革兰阴性杆菌，传染源为细菌性痢疾患者和带菌者，细菌随粪便排出，直接或间接污染水、食物等,经口从消化道传播。苍蝇是重要的传播媒介。痢疾志贺菌对肠黏膜的侵袭力是致病的主要因素。细菌裂解后产生内毒素也是致病的一个因素。

二、病理变化与临床病理联系

细菌性痢疾的病变部位主要发生于大肠,尤以乙状结肠和直肠为重。根据肠道病变特点、全身变化和临床经过的不同,可分为以下 3 种类型。

1. 急性细菌性痢疾　病变初期呈急性卡他性炎,表现为黏膜充血、水肿、点状出血、中性粒细胞浸润及黏液分泌亢进。进一步发展为本病特征性的假膜性炎,表现为黏膜表层坏死,大量纤维蛋白渗出,纤维蛋白、坏死组织、中性粒细胞和细菌共同形成灰白色的假膜(彩图 17-2)。假膜可以脱落,形成不规则浅表性溃疡。

临床上患者因病变肠管蠕动亢进和痉挛,引起阵发性腹痛、腹泻等症状;炎症刺激直肠壁内的神经末梢和肛门括约肌,引起排便反射,出现里急后重和频繁便意;初期肠壁卡他性炎,排出稀便和黏液便;病变发展为溃疡出血时,则排出黏液脓血便;由于毒血症,患者出现发热、乏力、食欲减退和白细胞增高。

急性细菌性痢疾的自然病程为 1~2 周,经有效治疗大多痊愈,少数转为慢性。

2. 中毒性细菌性痢疾　本型的特征为起病急骤,肠道病变轻微而全身中毒症状严重,数小时内出现中毒性休克或呼吸衰竭,多见于 2~7 岁的儿童。发病机制主要取决于机体的反应性,可能与儿童中枢神经系统发育不全,对内毒素反应性过强有关。

3. 慢性细菌性痢疾　病程持续 2 个月以上者即为慢性细菌性痢疾。肠道的病变新旧重叠交错,在部分溃疡愈合的同时,又形成新的溃疡。由于损伤、修复交替发生,使肠壁增厚、变硬,甚至出现肠腔狭窄。也可因黏膜过度增生而形成息肉。肠壁各层均有淋巴细胞和浆细胞浸润。临床上可有腹痛、腹胀、便秘、腹泻交替出现,粪便常有少量黏液或脓血。有时会出现急性细菌性痢疾的表现,称为慢性细菌性痢疾急性发作。

第四节　流行性脑脊髓膜炎

流行性脑脊髓膜炎(epidemic cerebrospinal meningitis)是由脑膜炎奈瑟球菌引起的传染病,以脑脊髓膜的急性化脓性炎为主要病变。多在冬春季节发病,10 岁以下儿童多见,散发性或流行性。临床主要表现有高热、头痛、呕吐、脑膜刺激征以及皮肤、黏膜瘀点、瘀斑等。

一、病因与发病机制

脑膜炎奈瑟球菌存在于患者和带菌者的鼻咽部,借飞沫经呼吸道传染。细菌进入上呼吸道后,大多数人只引起局部轻度炎症,成为带菌者,部分人因机体抵抗力低下,细菌经上呼吸道黏膜进入血液并大量繁殖,引起菌血症或败血症,细菌进一步到达脑脊髓膜从而导致脑脊髓膜炎。

二、病理变化

肉眼观,脑脊髓膜血管高度扩张、充血,蛛网膜下隙充满灰黄色脓性渗出物,使脑的沟回模糊欠清。病变以大脑额叶和顶叶显著。镜下观，软脑膜和蛛网膜血管高度扩张、充血，蛛网膜下隙充满了炎性渗出物，主要为中性粒细胞和少量纤维蛋白、单核细胞、淋巴细胞。严重者可有脑膜脑炎的改变（彩图 17-3）。

三、临床病理联系

1. 脑膜炎球菌性败血症　细菌侵入血液并繁殖，引起败血症。此时出现寒战、高热，多数患者的皮肤或黏膜见瘀点、瘀斑。严重时患者在 24 h 内出现急性周围循环衰竭，常合并双侧肾上腺广泛出血，称为沃-弗综合征（Waterhouse-Friderichsen syndrome），病死率极高，其发生机制是由于中毒性休克和弥散性血管内凝血。

2. 颅内压升高　由于蛛网膜下隙大量渗出物和脑水肿，引起颅内压增高。患者出现头痛、呕吐、神志不清，婴幼儿出现前囟饱满等。

3. 脑膜刺激征　炎症累及脊髓神经根周围的蛛网膜及软脊膜时，致使神经根在通过椎间孔处受压，当颈、背部肌肉运动时可引起疼痛，从而引起颈、背部肌肉的保护性痉挛，出现颈项强直、角弓反张、Kernig 征（屈髋伸膝）阳性。

4. 脑脊液变化　脑脊液压力增高，外观混浊或呈脓性，含大量中性粒细胞和脓细胞，蛋白含量增多，糖含量减少，涂片或细菌培养可发现脑膜炎奈瑟球菌。

四、结局与后遗症

经及时、有效治疗，大多数患者可以痊愈。少数患者可转为慢性，并可发生以下后遗症：① 脑积水：由脑膜粘连，脑脊液循环障碍所致；② 脑神经受损：出现耳聋、视力障碍、面神经瘫痪；③ 脑梗死：脑底动脉炎致血管腔阻塞，引起相应部位的脑缺血而梗死。

第五节　流行性乙型脑炎

流行性乙型脑炎（epidemic encephalitis B）是由乙型脑炎病毒引起的急性传染病。为脑神经元的变质性炎症，临床表现为高热、头痛、嗜睡、抽搐和昏迷。本病在夏秋季流行，多见于 10 岁以下的儿童。

一、病因与发病机制

乙型脑炎病毒是嗜神经性 RNA 病毒，传播媒介为蚊（我国主要为三带喙库蚊）。传染源为患者及带病毒者。因牛、马、猪等家畜的隐性感染率很高，故牛、马、猪等也是其重要传染源。当机体被携带病毒的蚊虫叮咬后，引起短暂性病毒血症。若机体免疫力强，血脑屏障功能正常，病毒不能进入脑组织内，成为隐性感染。当免疫功能低下，或血脑屏障功能不健全时，病毒可透过血脑屏障侵入中枢神经系统而致病。

二、病理变化

病变广泛累及中枢神经系统灰质，以大脑皮质及基底核、视丘最严重，其次为小脑皮质、延髓、脑桥，脊髓病变最轻。

（一）肉眼

脑膜充血，脑水肿明显，脑回增宽，脑沟变窄，在皮质深层、基底核、视丘等部位切面上可见粟粒大小的软化灶。

（二）镜下

可见以下病变。

1. 神经元变性、坏死　表现为神经元肿大，尼氏小体消失，胞质内空泡形成，细胞核固缩、溶解、消失。小胶质细胞进入变性、坏死的神经元内，称为噬神经细胞现象。少突胶质细胞环绕在变性的神经元周围，称为卫星现象。

2. 软化灶形成　局部神经组织坏死、液化，形成质地疏松、染色较浅的空网状软化灶。

3. 血管反应和炎症反应　脑实质血管扩张、充血，渗出的淋巴细胞和单核细胞紧密环绕血管，形成袖套状浸润（彩图 17-4）。

4. 胶质细胞增生　小胶质细胞增生，密集成团，形成胶质细胞结节（彩图 17-5）。

三、临床病理联系

由于脑内充血、水肿使颅内压增高，可有头痛、呕吐的症状。因神经元广泛变性、坏死，可引起嗜睡、昏迷，或引起抽搐、痉挛性瘫痪。严重脑水肿可发生枕骨大孔疝，引起突发性呼吸衰竭。大多数患者可以完全恢复正常，病死率为 10% 左右，5% ~ 20% 的患者出现言语障碍、痴呆、瘫痪等后遗症。

第六节　梅　　毒

梅毒（syphilis）是由苍白密螺旋体（又称梅毒螺旋体）所引起的性传播疾病之一，世界各地均有流行。新中国成立后，曾一度基本消灭了梅毒，但近年来又有新的病例出现。

一、病因与传播途径

本病的病因为苍白密螺旋体，主要由性交传染，少数通过接吻、输血传染，此外，也可经母婴垂直传染。

二、基本病变

1. 闭塞性动脉内膜炎和小血管周围炎　小动脉内皮细胞和纤维细胞增生使管壁增厚，管腔狭窄闭塞，小血管周围单核细胞、淋巴细胞及浆细胞浸润，浆细胞出现是本病的特征之一。

2. 树胶肿（gumma）　又称梅毒瘤。肉眼观呈灰白色，质实而略有弹性，似树胶，故称树胶肿。大的病灶有数厘米，小者仅能镜下见到。镜下观为肉芽肿结构，颇似结核肉芽肿，中心为凝固性坏死，外周有稀疏的上皮样细胞，再外层有淋巴细胞、浆细胞浸润和闭塞性小动脉炎，以及纤维组织增生。有时与结核结节难以区别。但也有别于结核结节：坏死不如干酪样坏死彻底，弹力纤维尚保存；上皮样细胞较少，朗汉斯巨细胞更少；浸润的细胞除淋巴细胞以外还有较多的浆细胞;常有血管病变。树胶肿可被吸收、纤维化,纤维化后使器官变形、变硬。树胶肿常见于第三期梅毒,常发生于皮肤、黏膜、肝、骨和睾丸。

【拓展提高】

梅毒螺旋体致病机制

本病的发病机制不十分清楚,有人认为是毒素的作用;一些临床和实验室观察发现,本病患者血清中有特异性抗体,淋巴细胞转化率高,第二期梅毒患者可有抗原-抗体复合物形成所引起的病变,60%的患者第一、二期梅毒均能不治而愈。以上说明患者感染后能发生免疫,但多数人免疫力不足以将螺旋体消灭,螺旋体仍保留在组织内,形成隐性感染。如果免疫力下降,可出现皮肤黏膜损害或心血管系统损害,发展为晚期梅毒。三期梅毒的病变是由细胞介导的迟发性超敏反应,形成树胶肿。

三、分期

梅毒分为后天性和先天性两种。后天性梅毒有三期典型病变。

1. 第一期梅毒 梅毒螺旋体侵入机体3周左右,在侵入部位形成下疳。下疳常为单个,表面发生溃疡,溃疡底部及边缘质硬,故称为硬性下疳。病变多发生于阴茎冠状沟或外阴。镜下改变为闭塞性动脉内膜炎及血管周围炎。下疳发生1周后,局部淋巴结肿大。下疳和淋巴结炎均不治自愈,但病原体仍在病灶中,1~3个月后进入第二期梅毒。

2. 第二期梅毒 下疳发生7~8周后,体内螺旋体大量繁殖并进入血液中。同时,机体也产生大量抗体,形成抗原-抗体复合物,沉积各处,引起全身皮肤、黏膜梅毒疹和全身淋巴结肿大。镜下呈典型的闭塞性动脉内膜炎和血管周围炎。淋巴结呈非特异性炎症反应。

3. 第三期梅毒 此期梅毒的病变累及内脏,特别是心血管和中枢神经系统,也可累及肝和骨等器官。树胶肿的形成,引起严重的组织破坏。由于树胶肿纤维化,瘢痕形成,引起器官变形和功能障碍。如主动脉瓣关闭不全和主动脉瘤,脑梅毒引起麻痹性痴呆,由于脊髓日渐萎缩而发生脊髓痨。

先天性梅毒是由于孕妇体内螺旋体随血液通过胎盘感染胎儿所致。早发性先天性梅毒类似于成人第二期梅毒的皮疹,但无硬性下疳。晚发性先天性梅毒类似于成人第三期梅毒。

第七节 获得性免疫缺陷综合征

获得性免疫缺陷综合征(acquired immunodeficiency syndrome,AIDS)简称艾滋病,是由人类免疫缺陷病毒(human immunodeficiency virus,HIV)感染引起的以T细胞免疫缺陷为主要特征的传染病。死亡率几乎为100%。

一、病因与发病机制

HIV是一种反转录病毒,传染源为艾滋病患者和病毒携带者。主要通过性传播、血液传播和母婴传播。HIV与辅助性T细胞(Th细胞)表面的CD4蛋白亲和,选择性地侵犯Th细胞,并在Th细胞内复制,产生大量病毒颗粒,引起Th细胞死亡,使Th细胞减少,从而导致免疫平衡破坏造成免疫缺陷,最终引起机会性感染和恶性肿瘤的发生。

【拓展提高】

艾滋病的发现与现状

艾滋病于1981年6月由美国疾病控制中心首先报导。1984年,美国国立肿瘤研究所Ctello等人首先在AIDS患者淋巴细胞中分离出一种嗜T细胞反转录病毒,并确定这种病毒为AIDS的病原体。目前,世界几乎每一个国家和地区都有感染者,根据2009年《艾滋病流行最新情况》的数据显示HIV携带者达3 340万。

二、病理变化

1. 免疫学损害的形态学变化　最初淋巴滤泡明显增生,髓质出现较多浆细胞,逐渐发展为淋巴外套层的细胞减少或消失,生发中心被割成零散片状,并有纤维蛋白物和玻璃样物沉积。再进一步发展为淋巴细胞减少,甚至消失殆尽,由巨噬细胞和浆细胞替代。

2. 机会性感染　AIDS患者对大多数病原体(包括一些致病力弱的病原体)都易感,往往具有两种或两种以上感染同时存在、累及多器官等特点。约有50%的病例有耶氏肺孢子菌感染,对本病的诊断有一定的参考价值。有60%~70%的患者中枢神经系统受损伤,主要为由弓形虫或隐球菌感染引起的脑炎或脑膜炎。

3. 恶性肿瘤　约1/3的患者出现卡波西(Kaposi)肉瘤,该肿瘤起源于血管内皮细胞,可累及皮肤、黏膜,也可累及内脏。其他常见的伴发性肿瘤为恶性淋巴瘤。因本病无理想的治疗药物,疫苗尚在研制中,所以大力普及AIDS相关知识,预防疾病的发生是非常重要的。

第八节　血吸虫病

血吸虫病(schistosomiasis)是由血吸虫寄生于人体引起的寄生虫病。主要病理变化是因虫卵沉积所导致的虫卵结节,对人体的危害最大。我国只有日本血吸虫病流行。

一、病因与传播途径

日本血吸虫的生活史包括虫卵、毛蚴、尾蚴、童虫和成虫等阶段。虫卵随患者粪便排入水中,孵化成毛蚴,毛蚴在钉螺体内发育为尾蚴后逸出到水中。人体接触到水中尾蚴时,尾蚴进入皮肤(或黏膜)发育成童虫,童虫经淋巴管和小血管至静脉系统,随血流经右心、肺、左心进入体循环。其中部分到达肠系膜静脉,随血流移至肝内门静脉系统发育。后再回到肠系膜静脉中定居,发育为成虫并产卵。虫卵经肠黏膜进入肠腔,随粪便排出,重演其生活周期。血吸虫生活史中发育的各个阶段均可引起病变。

二、病理变化

(一)尾蚴所致损害

尾蚴穿透皮肤引起皮炎,表现为红色小丘疹。镜下见真皮小血管扩张、充血、出血及水肿,局部有中性粒细胞、嗜酸粒细胞和单核细胞浸润。发生机制是尾蚴头腺分泌溶组织酶和毒素所引起的超敏反应。

（二）童虫所致损害

童虫移行时引起血管炎和血管周围炎，尤其是肺血管病变最明显，表现为咳嗽、咯血、发热、嗜酸粒细胞增多等。这可能与童虫的机械性损伤、虫体代谢产物和崩解产物引起的超敏反应有关。

（三）成虫所致损害

成虫机械性损害仅引起轻微的静脉内膜炎和静脉周围炎，其代谢产物可引起贫血、嗜酸粒细胞增多、脾大。

（四）虫卵所致损害

虫卵在组织内沉积导致虫卵结节的形成，虫卵结节形成是由于成熟虫卵内毛蚴释放出的酶以及分泌物引起机体的超敏反应。虫卵结节按其病变发展过程可分为：

1. 急性虫卵结节　肉眼观，为灰黄色的粟粒大小至黄豆大小的病灶。镜下观，病灶中心有 1~2 个成熟虫卵，虫卵表面有放射状的嗜酸性棒状物（已证实为抗原-抗体复合物）。虫卵周围为坏死灶及大量嗜酸粒细胞浸润，故称为嗜酸性脓肿。

2. 慢性虫卵结节　急性虫卵结节经过 10 天后，虫卵内毛蚴死亡，坏死物逐渐被吸收，虫卵破裂，病灶内出现由巨噬细胞演变而来的上皮样细胞和异物巨细胞，周围往往有淋巴细胞浸润和肉芽组织增生，形成与结核结节相似的病变，称为假结核结节。最后，结节发生纤维化，其中虫卵碎片或钙化的虫卵可在组织中长期存在。

三、主要器官病变及后果

1. 肠　病变常累及整个大肠，尤以乙状结肠和直肠最严重，早期引起急性虫卵结节形成，从而破坏肠黏膜，形成表浅溃疡，溃疡周围黏膜充血水肿，点状出血。虫卵随坏死组织脱入肠腔，因此，粪便中可检出虫卵。临床上表现为腹泻、腹痛、便血。晚期虫卵结节因纤维化，最终导致肠壁增厚、变硬、息肉形成，少数患者发展为结肠癌。

2. 肝　虫卵主要沉积在门管区门静脉分支内。早期虫卵结节的形成使肝表面和切面可见灰黄色结节，粟粒至绿豆大小。晚期血吸虫病因慢性虫卵结节纤维化，门静脉分支的周围有大量纤维组织增生，使肝体积变小、变硬，形成血吸虫性肝硬化。肝表面由浅的沟纹将肝分割成大小不等、形状不一、略隆起的区域。切面见沿门静脉周围有明显纤维组织增生，呈树枝状分布，故又称为干线型肝硬化。镜下观，虫卵集中在门管区，虫卵结节纤维化，门静脉小分支有内膜炎和门静脉分支的周围有纤维组织增生。上述病变使门静脉分支管腔狭窄，从而导致门静脉高压症。

3. 脾　早期，脾略增大，是机体超敏反应性炎引起脾小体和单核巨噬细胞系统增生所致。晚期，脾主要因淤血增大，脾重达 1 000 g 甚至 4 000 g。

4. 其他器官　肺和脑是常见的异位血吸虫病的器官，虫卵可通过门-体循环进入肺，引起肺虫卵结节。虫卵通过肺静脉进入体循环动脉系统带入脑引起虫卵结节,患者出现脑炎、癫痫发作及占位性病变的表现。

本章小结

1. 结核病是一种全身性疾病,近年来发病率在不断上升,以肺结核最多见。原发性肺结核与继发性肺结核在发病年龄、发病部位、病理变化、播散途径方面均不相同,但全身各器官结核病的病理诊断均以发现典型的结核结节为依据。

2. 伤寒是伤寒沙门菌引起的以单核吞噬细胞增生为特点的增生性炎。以回肠末段淋巴组织的增生、坏死、溃疡、愈合为特点。伤寒小结或伤寒肉芽肿也具有诊断意义。

3. 痢疾是痢疾志贺菌引起的肠黏膜纤维性炎,以直肠、乙状结肠病变最显著。中毒性痢疾则以中毒性休克或呼吸衰竭为临床特点,肠道病变轻微,以小儿多见。

4. 流行性脑脊髓膜炎是由脑膜炎双球菌引起的脑脊髓膜化脓性炎,以蛛网膜下隙形成脓液为特点。

5. 流行性乙型脑炎是由乙型脑炎病毒引起的以脑的神经元变性、坏死为特点的变质性炎。

6. 梅毒是由苍白密螺旋体引起的性病,是一种慢性传染病,累及全身多器官。以闭塞性动脉内膜炎和小血管周围炎、梅毒树胶肿为基本病变。一期梅毒以硬性下疳为特点,二期梅毒以梅毒疹为特点,三期梅毒累及心、肝、神经系统和骨等。

7. 艾滋病是由 HIV 引起的致死性传染病。HIV 选择性破坏 Th 细胞,引起细胞免疫缺陷,在疾病晚期出现致命的机会性感染和恶性肿瘤。

8. 血吸虫病中,由虫卵引起的病变危害最大。虫卵引起急性和慢性虫卵结节,损害肝、肠、肺、脑等器官,引起肝硬化等,严重危害患者的健康。

练习与思考

1. 简述结核病的基本病变和转归。
2. 简述原发性肺结核的病变特点、发展与结局。
3. 简述继发性肺结核的病变特点,列出主要类型。
4. 描述流行性乙型脑炎的基本病变。
5. 请比较流行性脑脊髓膜炎和流行性乙型脑炎在病变性质、部位、特点和临床病理联系方面的区别。
6. 简述伤寒肠道的病变特点。
7. 简述梅毒的基本病变。

(陈基善　李素琴　任亚丽)

参考文献

[1] 王建枝,殷莲华.病理生理学.8版.北京:人民卫生出版社,2013.

[2] 陈命家,丁运良.病理学与病理生理学.3版.北京:人民卫生出版社,2014.

[3] 陶仪声,王学春.病理学.北京:人民军医出版社,2013.

[4] 刘树范,阚秀.细胞病理学.北京:中国协和医科大学出版社,2011.

[5] 丁运良.病理学与病理生理学.2版.北京:高等教育出版社,2011.

[6] 肖献忠.病理生理学.2版.北京:高等教育出版社,2008.

[7] 孙保存.病理学.北京:北京大学医学出版社,2009.

[8] 杨如虹.病理生理学.2版.北京:科学出版社,2008.

[9] 王恩华.病理学.2版.北京:高等教育出版社,2008.

[10] 张艺文.病理学.北京:科学出版社,2003.

[11] 任玉波,茅幼霞.病理学.2版.北京:科学出版社,2008.

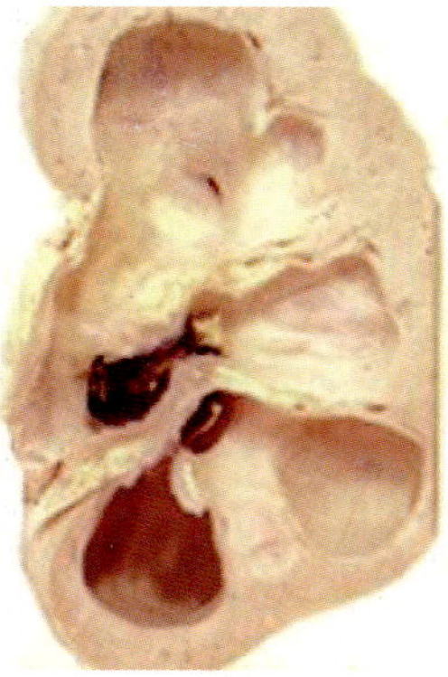

彩图2-1　肾盂积水肾压迫萎缩
尿路结石堵塞输尿管，引起尿潴留，长期压迫肾实质，导致肾实质萎缩、变薄

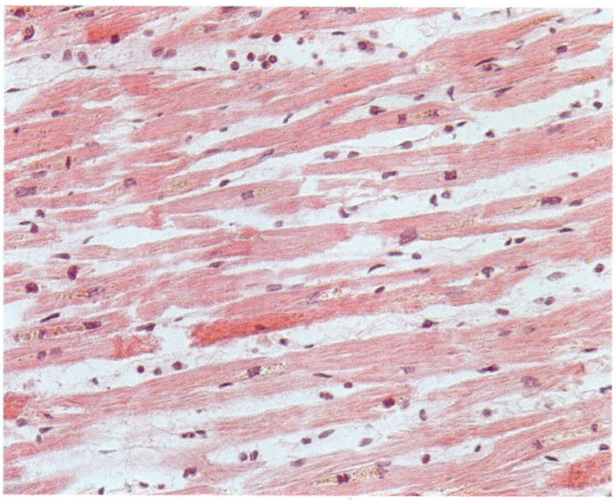

彩图2-2　心肌褐色萎缩
心肌细胞变细，间隙变大，核两端出现脂褐素颗粒

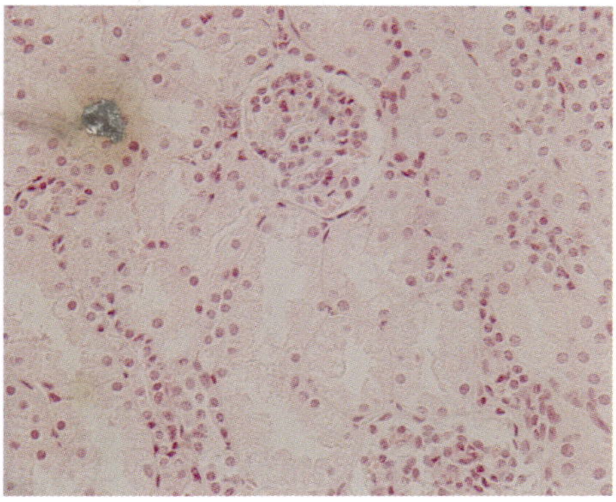

彩图2-3　细胞水样变性
肾近端小管上皮细胞肿大，胞质内出现许多微细的淡红色的颗粒

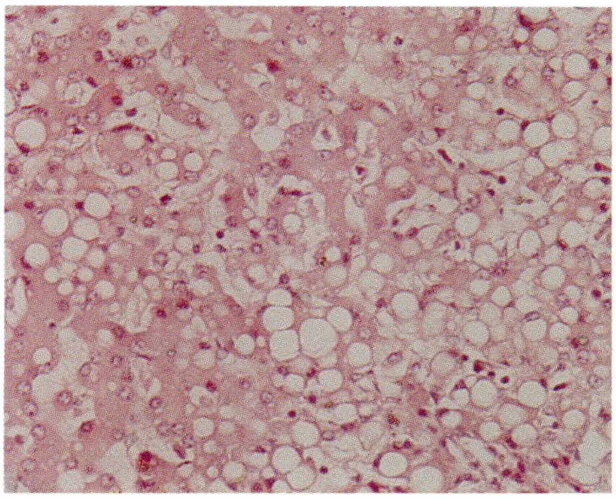

彩图2-4　肝细胞脂肪变性
石蜡切片中，脂滴因被脂溶剂所溶解，故表现为空泡状

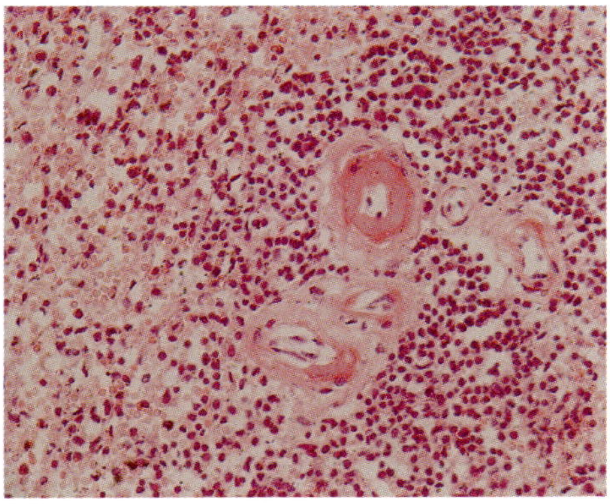

彩图2-5　脾小动脉玻璃样变
血浆蛋白渗入内膜，在内皮细胞下凝固成均匀红染无结构的物质。使管壁增厚、变硬，管腔变窄

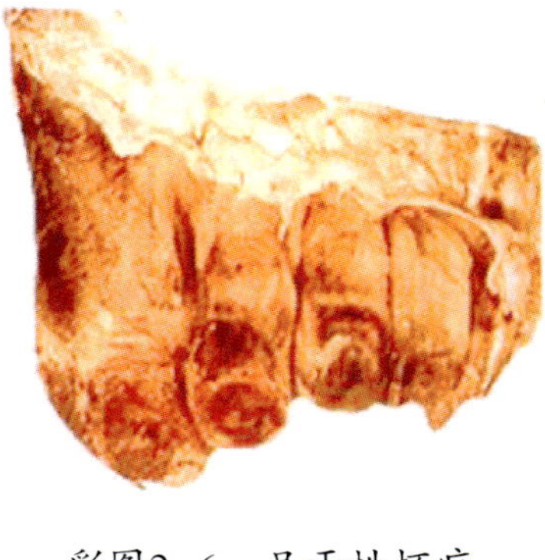

彩图2-6　足干性坏疽
病变部分干固皱缩，呈黑褐色，与正常组织之间有明显的炎症分界线

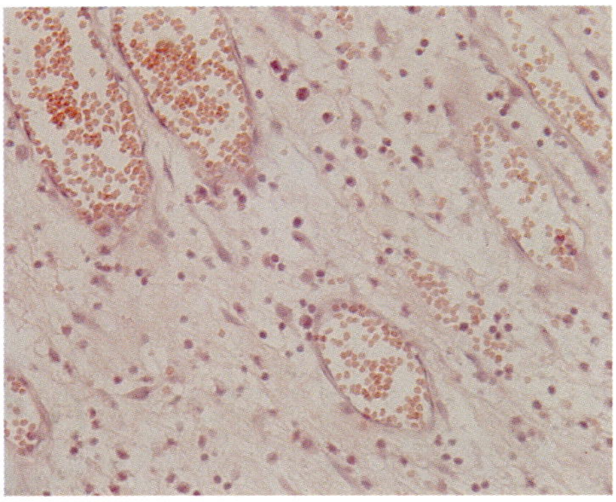

彩图2-7　肉芽组织
肉芽组织由新生的毛细血管、成纤维细胞和各类炎细胞组成

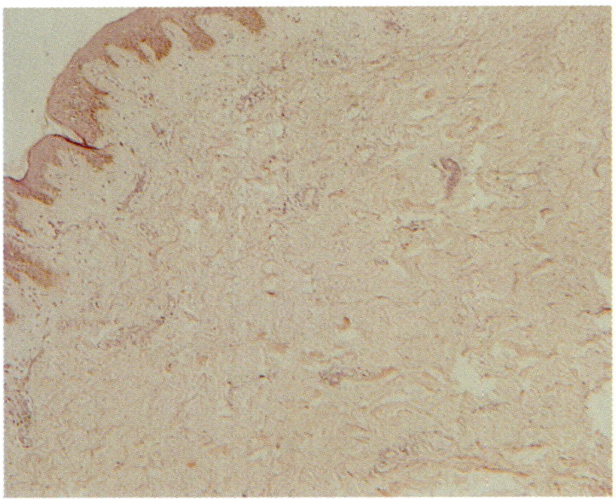

彩图2-8　瘢痕组织
胶原纤维增粗并互相融合成梁状、带状或片状的半透明均质物，纤维细胞明显减少

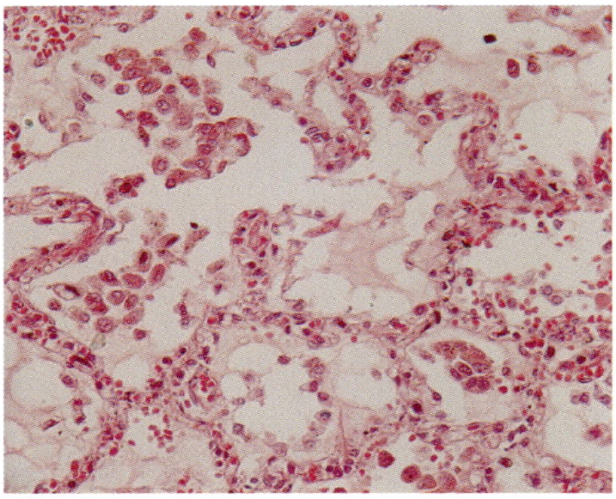

彩图3-1　慢性肺淤血
肺泡壁毛细血管扩张充血，肺泡腔内可见心衰细胞

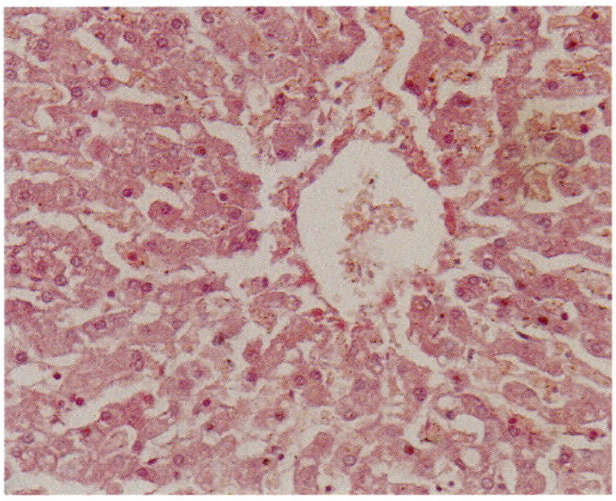

彩图3-2　慢性肝淤血
中央静脉及邻近肝窦扩张充血，肝细胞萎缩、消失，肝小叶周边肝细胞脂肪变性

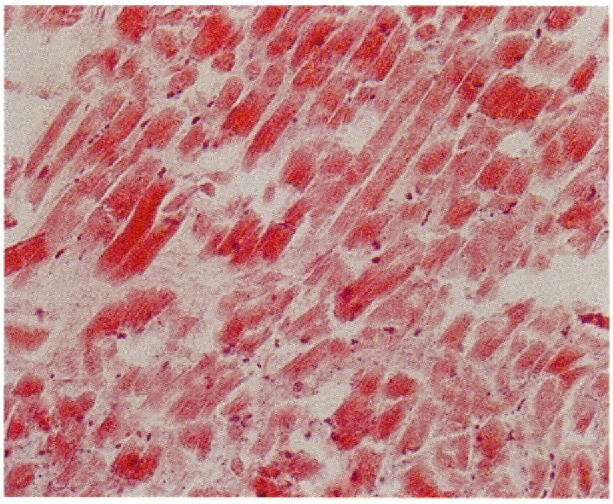

彩图3-3　心肌贫血性梗死
与凝固性坏死相同，早期可见该组织轮廓，晚期呈红染均质状

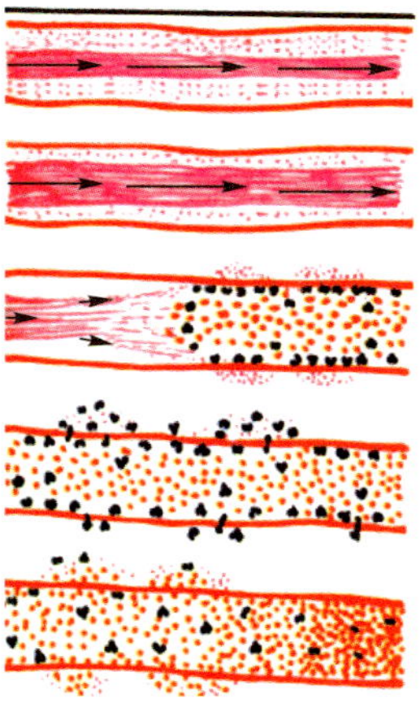

彩图4-1　炎症血管反应和渗出示意图

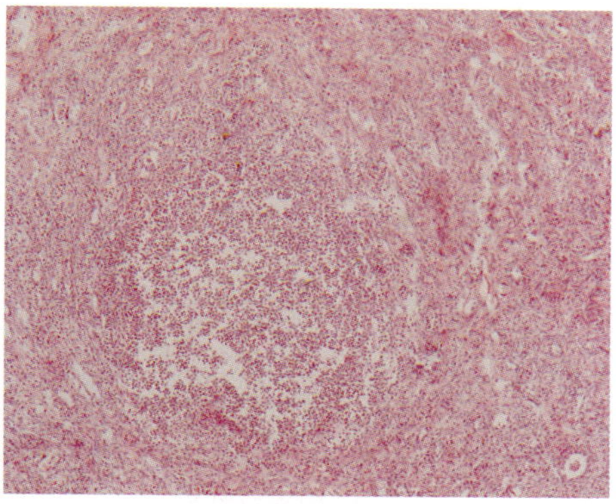

彩图4-2　肾脓肿
肾部分组织坏死溶解液化形成脓液

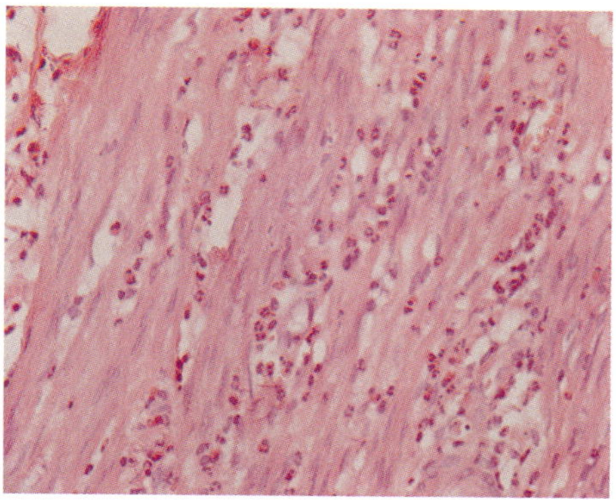

彩图4-3　蜂窝织炎性阑尾炎
阑尾肌壁间弥漫性中性粒细胞浸润

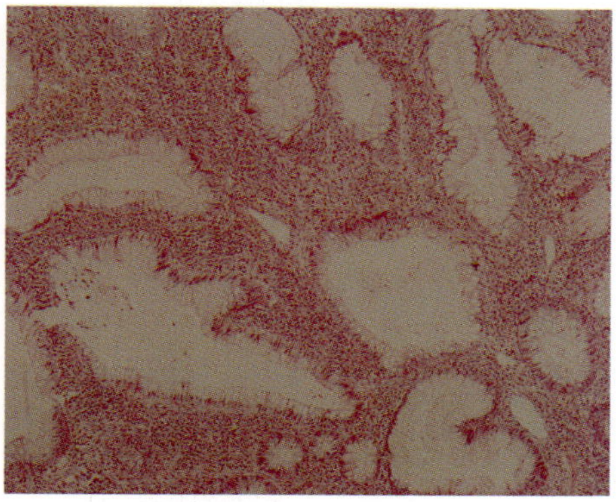

彩图4-4　肠息肉
腺体、肉芽组织增生及慢性炎症细胞浸润

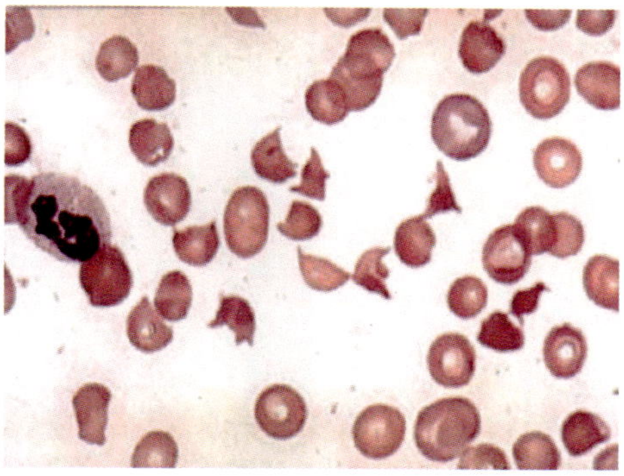

彩图9-1　微血管病性溶血性贫血患者血片中的裂体细胞

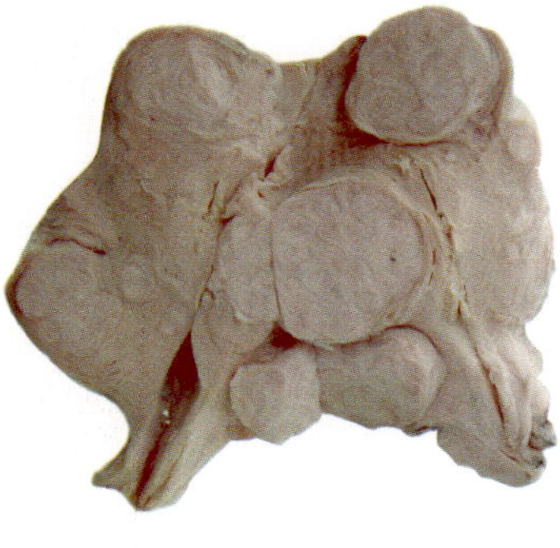

彩图12-1　子宫平滑肌瘤
良性肿瘤的膨胀性生长，瘤体呈多个结节状，包膜完整，与周围组织分界清楚

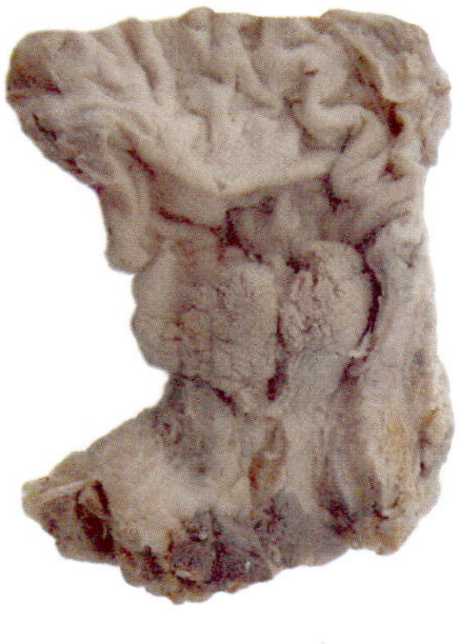

彩图12-2　直肠癌
肠腔内可见一菜花状肿物突出于肠道表面（外生性生长）

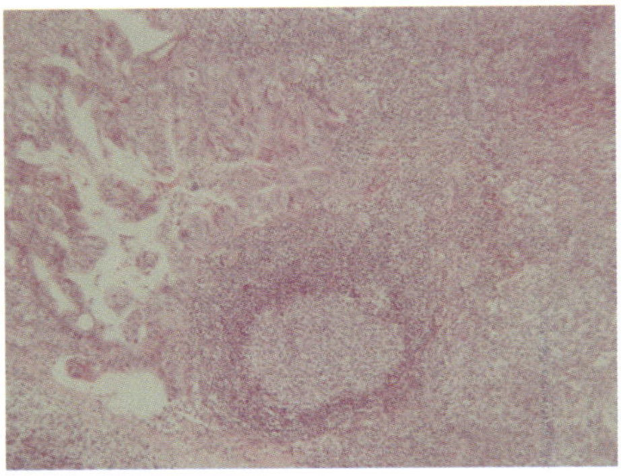

彩图12-3　癌的淋巴道转移

可见腺癌组织在淋巴结内浸润生长，在淋巴结残存的淋巴小结旁，可见转移的腺癌组织

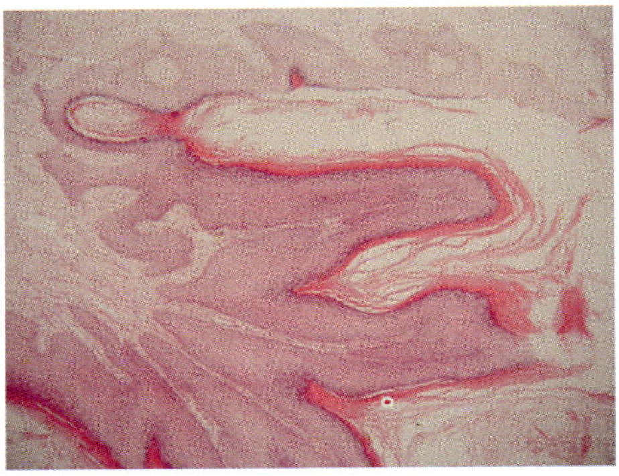

彩图12-4　乳头状瘤

瘤体形成多个乳头状突起，并有血管结缔组织间质伸向乳头状突起的内部，构成其轴心，表面覆盖增生上皮，分化良好

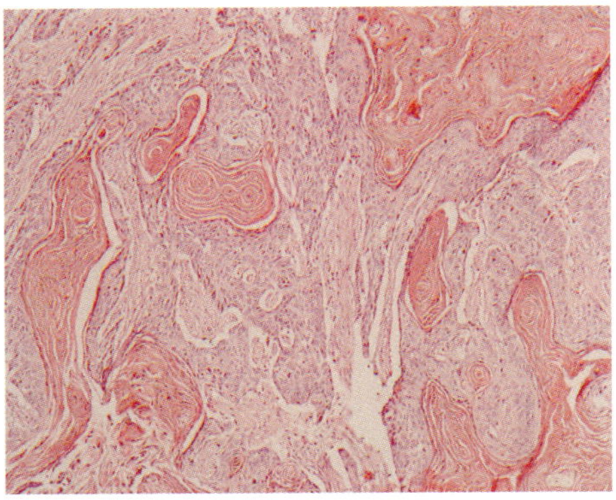

彩图12-5　鳞状细胞癌

镜下可见异型性明显的上皮样癌细胞聚集成不规则的条索、片块状癌巢，与间质分界清楚，癌巢中可见层状的角化物

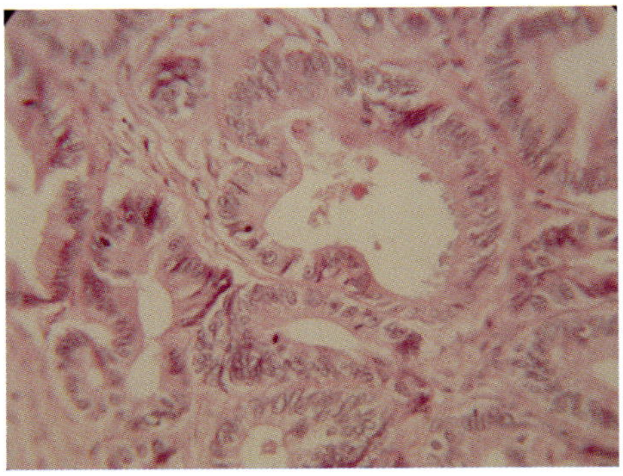

彩图12-6　腺癌

癌细胞形成大小不等、形态不规则的腺样结构。腺样结构拥挤，可呈“背靠背”“共壁”“筛状”等结构；肿瘤细胞排列紧密、重叠或层次增多，常失去极向，异型性明显，可见病理性核分裂象

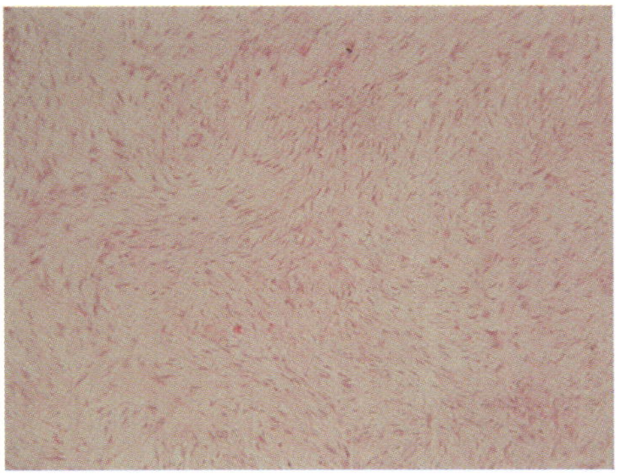

彩图12-7　纤维瘤

肿瘤由分化好的成纤维细胞、纤维细胞和胶原纤维构成，排列成编织状，间质为血管及疏松结缔组织

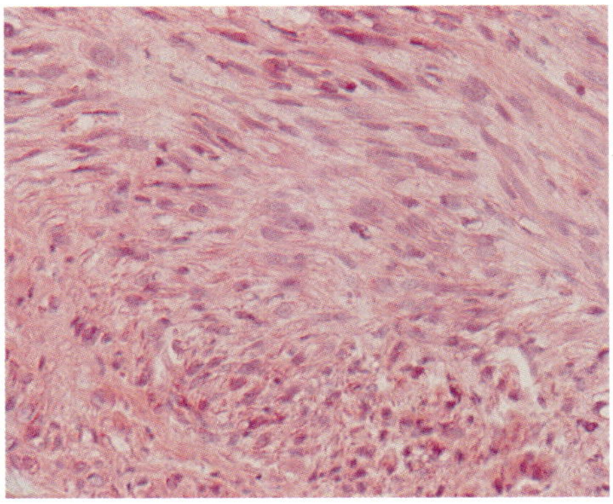

彩图12-8　纤维肉瘤

瘤细胞丰富，异型性明显，胶原、网状纤维少见

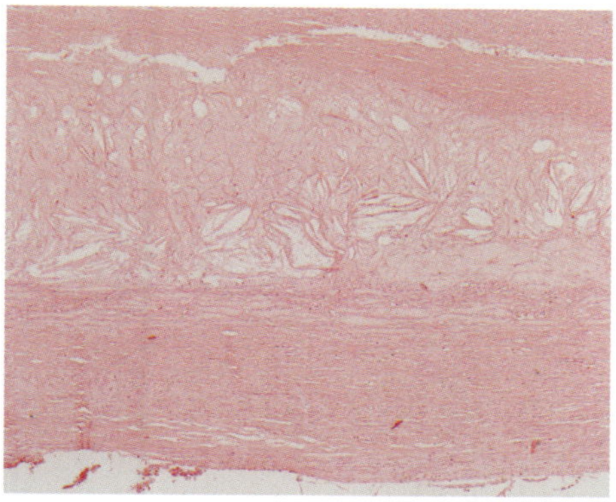

彩图13-1　主动脉粥样硬化斑块
斑块浅层为纤维帽，其下含有数量不等的肌源性和吞噬细胞源性泡沫细胞。底部和中心部为坏死崩解产物、胆固醇结晶

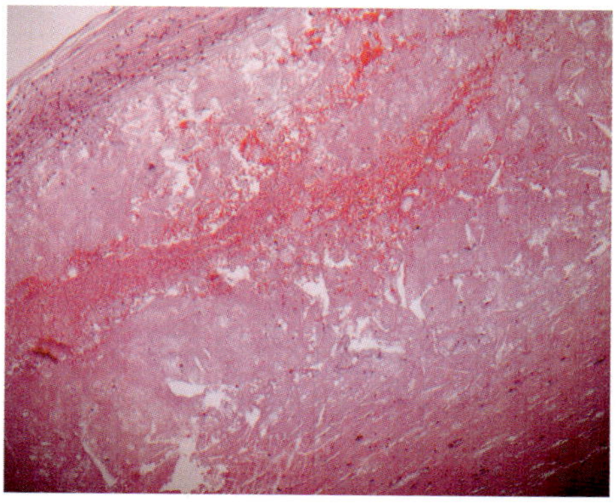

彩图13-2　斑块出血
斑块内薄壁的毛细血管破裂

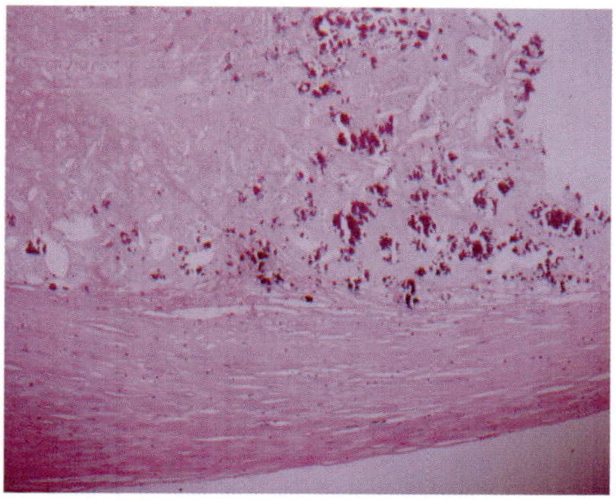

彩图13-3　斑块钙化
斑块坏死灶周围钙盐沉积

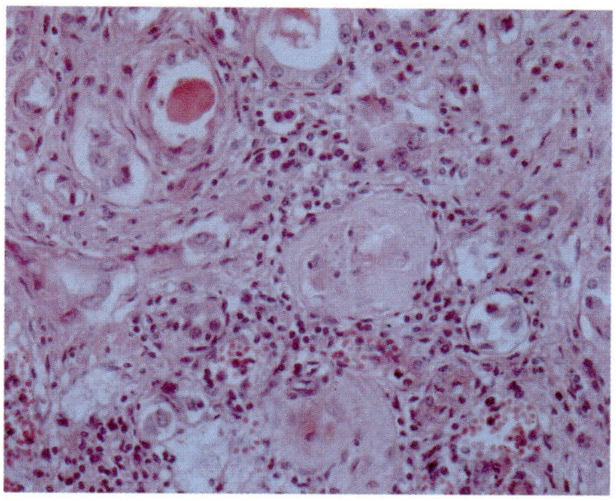

彩图13-4　高血压颗粒固缩肾
部分肾单位变性、坏死、纤维化和玻璃样变，部分肾单位代偿性增大，间质纤维组织增生和淋巴细胞浸润

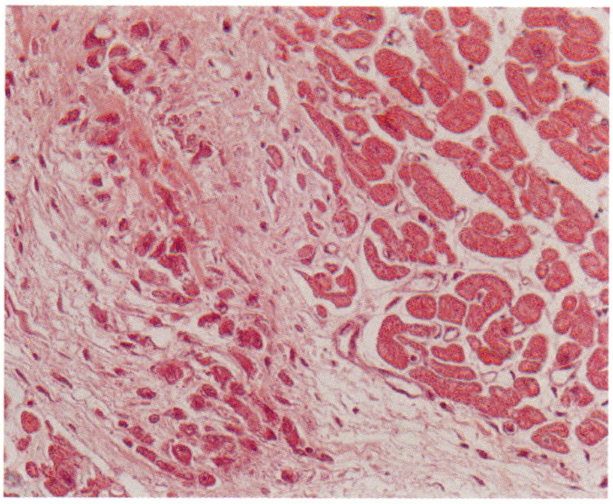

彩图13-5　风湿小体
风湿小体中心部位纤维蛋白样坏死灶，周围有各种细胞成分

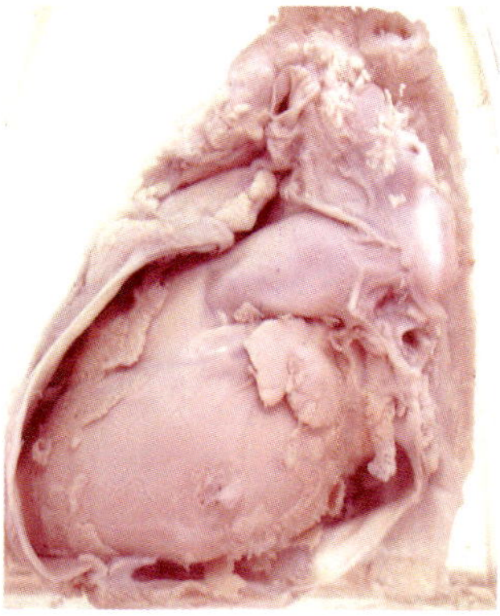

彩图13-6　绒毛心
渗出的纤维蛋白黏附在心外膜表面，因心脏搏动，脏层及壁层心包摩擦，致心脏表面呈绒毛状

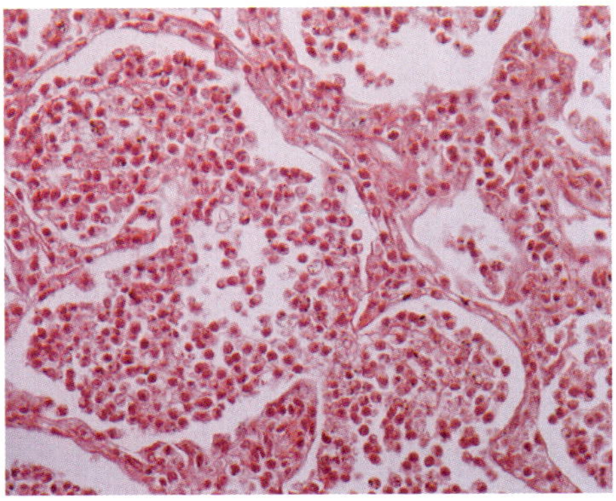

彩图14-1　大叶性肺炎灰色肝样变期
肺泡腔内充满了大量的纤维蛋白网，网眼中有大量中性粒细胞，肺泡壁毛细血管受压，纤维蛋白穿过肺泡间孔，使相邻肺泡内的纤维蛋白网相互连接

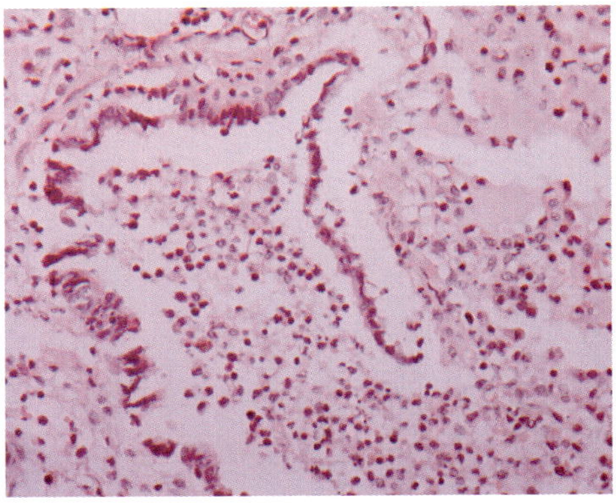

彩图14-2　小叶性肺炎
两肺布满大小不等的不规则实变病灶，灰白色，略显隆起，有的病灶已经融合

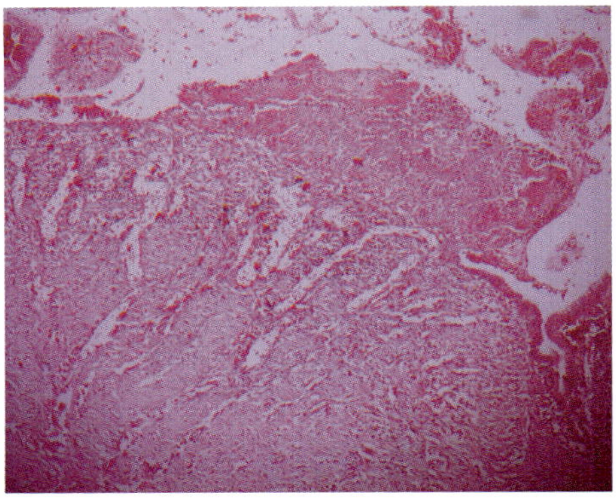

彩图15-1　胃溃疡
溃疡底部四层结构

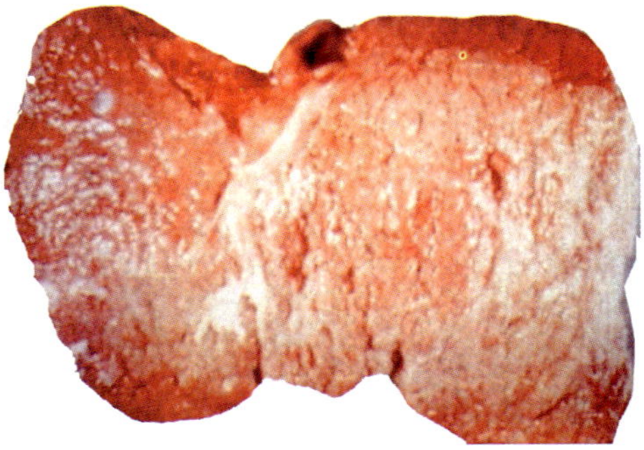

彩图15-2　门脉性肝硬化（肉眼下）
质地变硬，被膜增厚，表面呈结节状，结节大小较一致

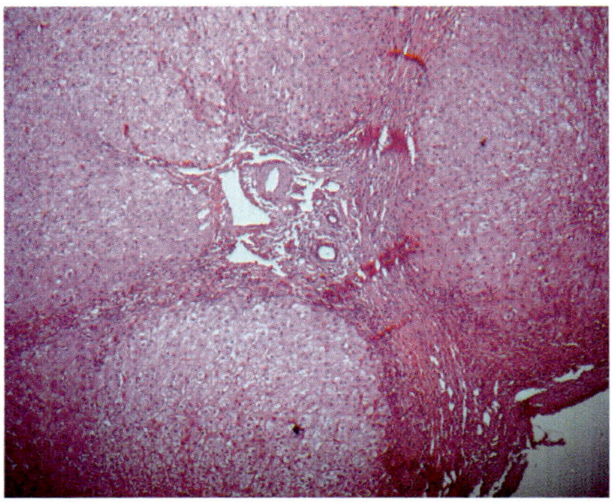

彩图15-3　门脉性肝硬化（镜下）
假小叶的形成及广泛的纤维组织增生

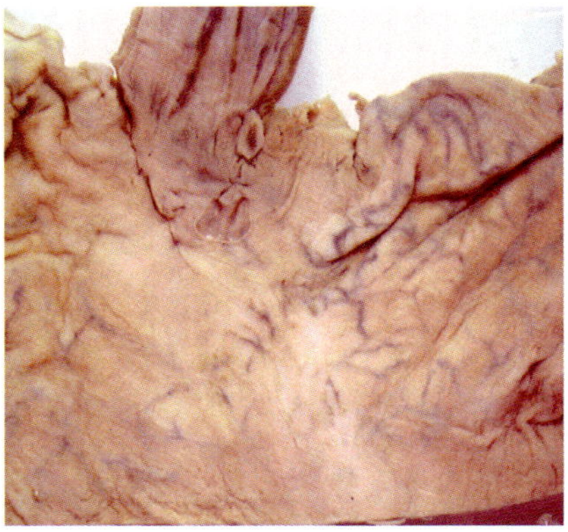

彩图15-4　食管下段、胃底淤血

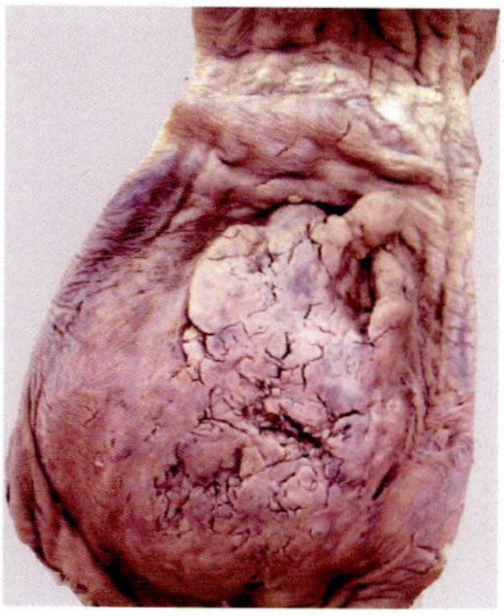

彩图15-5　蕈伞型食管癌
肿瘤主要向腔内生长，形成卵圆形蕈伞状隆起

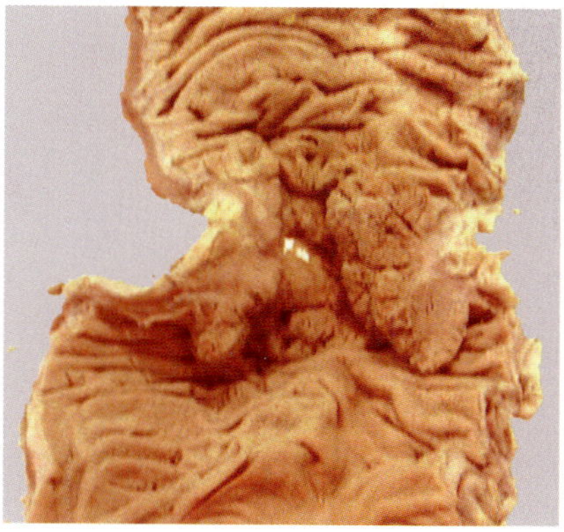

彩图15-6　大肠癌
肿瘤向肠腔内突起呈菜花状

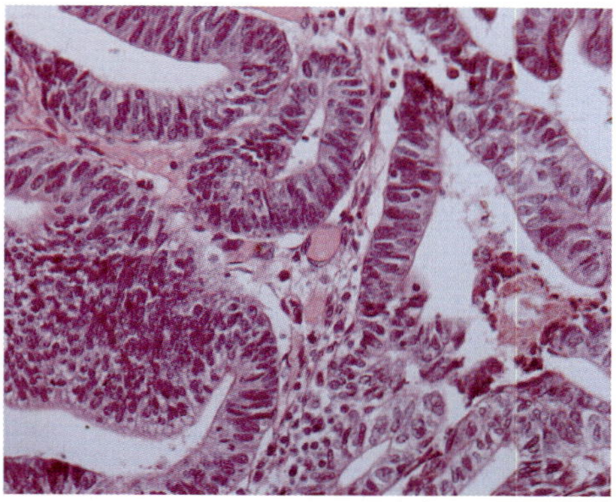

彩图15-7　肠腺癌
高分化腺癌，形成腺腔样结构

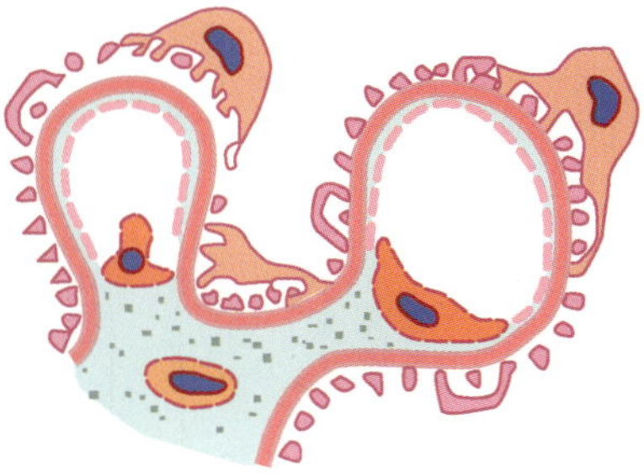

彩图16-1　正常肾小球滤过膜

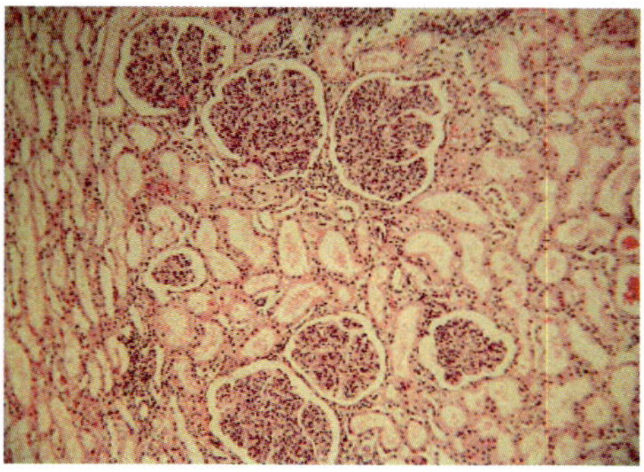

彩图16-2　急性弥漫增生性肾小球肾炎
多数肾小球受累，肾小球体积增大，细胞数量明显增多

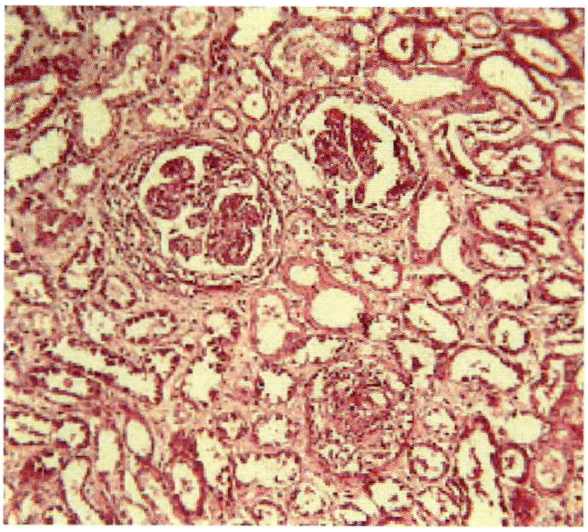

彩图16-3　急进性肾小球肾炎
可见肾小囊腔内有新月体形成

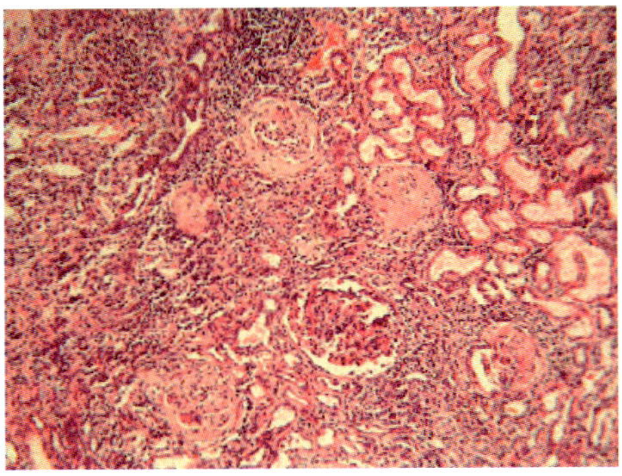

彩图16-4　慢性肾小球肾炎

大量肾小球纤维化和玻璃样变，所属肾小管萎缩或消失，间质纤维化，使病变肾小球相互靠拢、集中。相对正常的肾小球代偿性增大

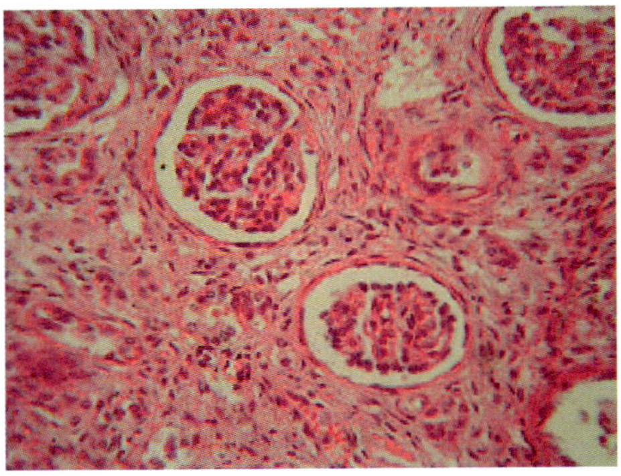

彩图16-5　慢性肾盂肾炎

可见肾小囊周围同心层状纤维化

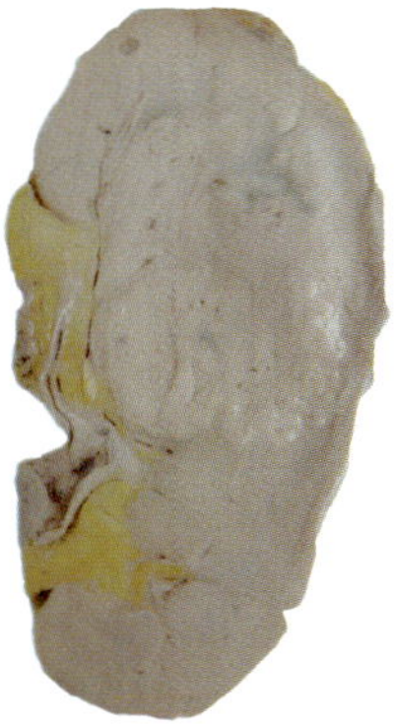

彩图16-6　肾细胞癌

肾上极可见一肿瘤结节，切面灰白色，边缘有假包膜形成

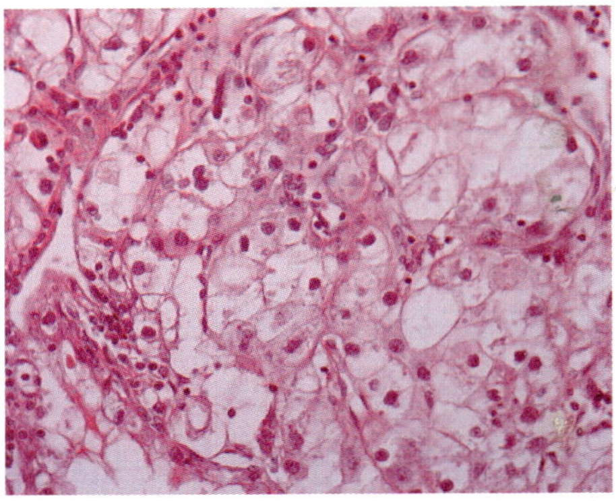

彩图16-7　透明细胞癌

肿瘤细胞圆形或多角形，胞质透明或嗜伊红色细颗粒状，呈片状、梁状或管状排列

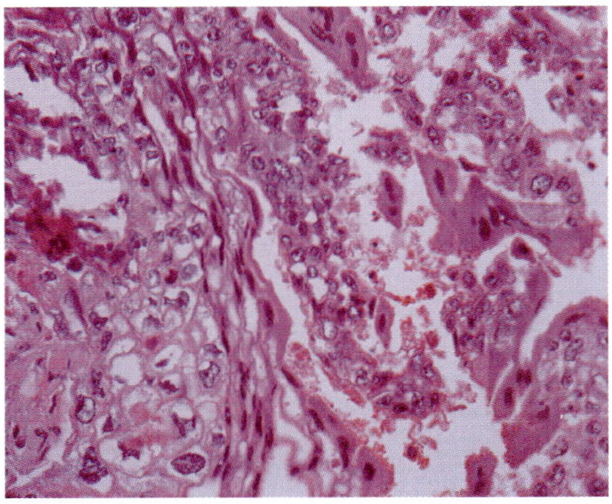

彩图16-8　绒毛膜上皮癌

癌组织由异型性很大的细胞滋养层细胞和合体滋养层细胞构成，无绒毛结构，无间质

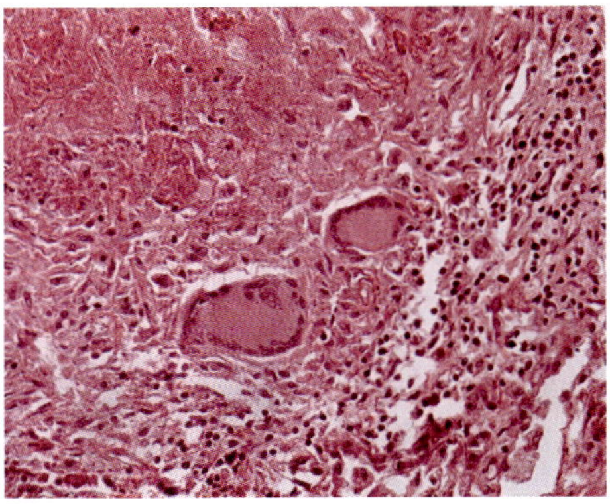

彩图17-1　结核结节

从中央到周边依次为干酪样坏死、朗汉斯巨细胞、上皮样细胞、淋巴细胞及成纤维细胞

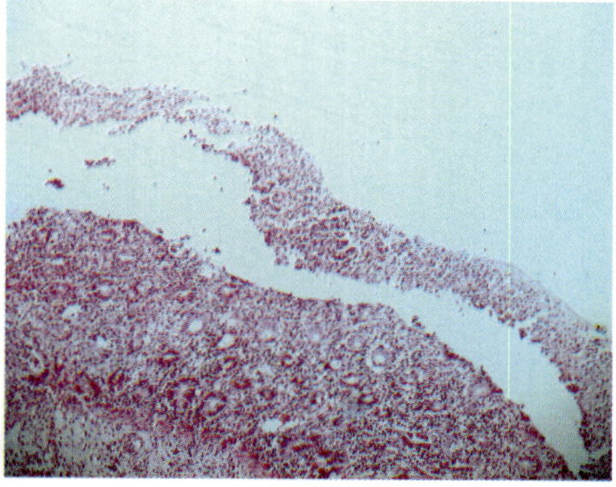

彩图17-2　急性细菌性痢疾

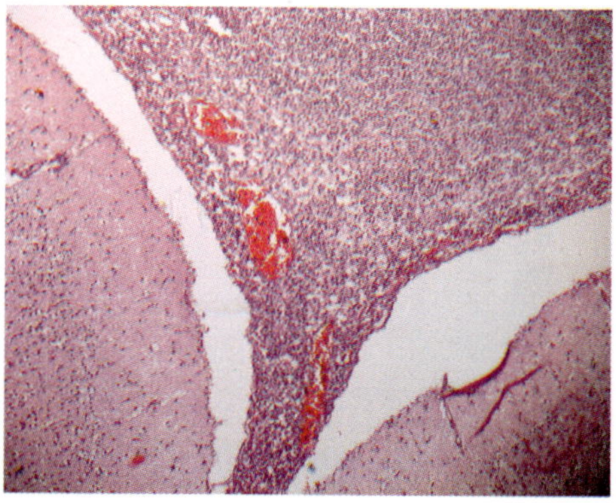

彩图17-3　流行性脑脊髓膜炎
蛛网膜下隙充血，有大量脓性物质蓄积

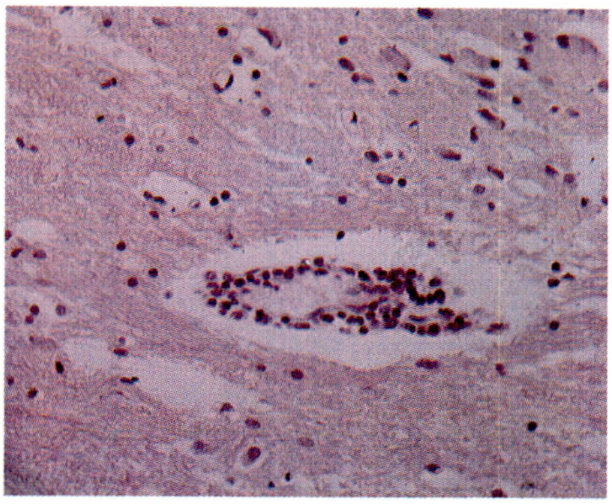

彩图17-4　流行性乙型脑炎
小血管扩张、充血，血管周围有多数淋巴细胞浸润，呈袖套状

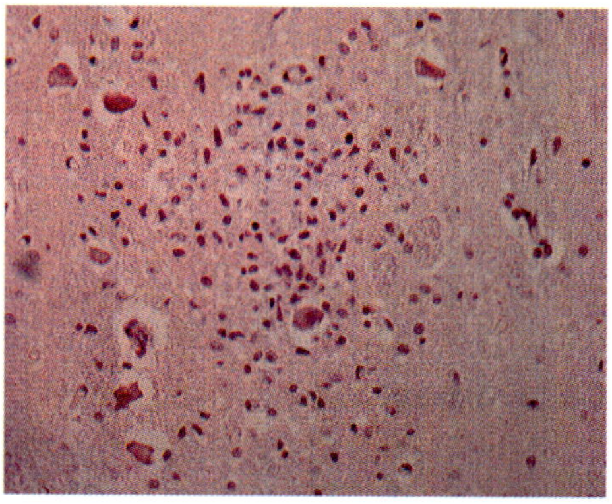

彩图17-5　胶质细胞增生